Anatomia do Dente

Anatomia do Dente
Miguel Carlos Madeira
Roelf J. Cruz Rizzolo

Sarvier, 1ª edição, janeiro de 1996
Sarvier, reimpressão, março de 1997
Sarvier, 2ª edição, revisada e ampliada, 2000
Sarvier, reimpressão, abril de 2001
Sarvier, 3ª edição, revisada e ampliada, 2004
Sarvier, 4ª edição, revisada e ampliada, 2005
Sarvier, 5ª edição, revisada e ampliada, 2007
Sarvier, reimpressão, fevereiro de 2009
Sarvier, 6ª edição, revisada e ampliada, 2010
Sarvier, 7ª edição, revisada e ampliada, 2014
Sarvier, reimpressão, outubro de 2014
Sarvier, 8ª edição, revisada e ampliada, 2016

Projeto Gráfico/Capa
CLR Balieiro Editores

Fotolitos/Impressão/Acabamento
Editora Santuário

sarvier

Sarvier Editora de Livros Médicos Ltda.
Rua dos Chanés 320 – Indianópolis
CEP 04087-031 Telefax (11) 5093-6966
E-mail: sarvier@sarvier.com.br
São Paulo – Brasil

Dados Internacionais de Catalogação na Publicação (CIP)
(Câmara Brasileira do Livro, SP, Brasil)

Madeira, Miguel Carlos
Anatomia do dente / Miguel Carlos Madeira, Roelf J. Cruz Rizzolo ; com desenhos de Paulo Henrique Ferreira Caria, Renata Solci Madeira Cruz e do próprio autor ; com fotografias de Horácio Faig Leite, José Américo de Oliveira. -- 8. ed. rev. e ampl.. -- São Paulo : SARVIER, 2016.

ISBN 978-85-7378-252-3

1. Dentes 2. Odontologia I. Rizzolo, Roelf J. Cruz. II. Caria, Paulo Henrique Ferreira. III. Cruz, Renata Solci Madeira. IV. Leite, Horácio Faig. V. Oliveira, José Américo de. VI. Título.

CDD-611.314
15-11295 NLM-WU 101

Índices para catálogo sistemático:

1. Anatomia dentária : Ciências médicas 611.314
2. Dentes : Anatomia : Ciências médicas 611.314

Anatomia do Dente

MIGUEL CARLOS MADEIRA

Professor Titular Aposentado da Faculdade de Odontologia do Campus de Araçatuba – UNESP. Ex-Professor de Anatomia e de Anatomia e Escultura Dental das Faculdades de Odontologia de Lins – UNIMEP – de Cascavel – UNIPAR – de Várzea Grande – UNIVAG – e de Santa Fé do Sul – FUNEC e do UNISALESIANO de Lins. Ex-Professor dos Cursos de Pós-Graduação e Graduação em Anatomia do Instituto de Biociências do Campus de Botucatu – UNESP – e da Faculdade de Odontologia do Campus de São José dos Campos – UNESP. Professor de Anatomia do UNITOLEDO de Araçatuba.

ROELF J. CRUZ RIZZOLO

Cirurgião-Dentista pela Faculdade de Odontologia de Bauru – USP. Mestre em Ciências pela Faculdade de Medicina de Ribeirão Preto – USP. Doutor em Medicina e Cirurgia pela *Facultad de Medicina de la Universidad Autónoma de Madrid* (Espanha). Livre-Docente em Anatomia Humana pela Faculdade de Odontologia do Campus de Araçatuba – UNESP. Professor Adjunto da Faculdade de Odontologia do Campus de Araçatuba – UNESP.

COM DESENHOS DE: **Paulo Henrique Ferreira Caria**
Renata Solci Madeira Cruz
e do próprio autor (Madeira)

COM FOTOGRAFIAS DE: **Horácio Faig Leite**
José Américo de Oliveira

8ª Edição
Revisada e Ampliada

sarvier

Sarvier Editora de Livros Médicos Ltda.
Rua dos Chanés 320 – Indianópolis
CEP 04087-031 Telefax (11) 5093-6966
E-mail: sarvier@sarvier.com.br
São Paulo – Brasil

Agradecimentos

Agradecemos ao Prof. Adjunto Paulo Henrique Ferreira Caria (Piracicaba, UNICAMP), pelos vários desenhos que ilustram os capítulos 1 e 3, ao Prof. Titular Horácio Faig Leite (São José dos Campos, UNESP) e ao Prof. Titular José Américo de Oliveira (Araçatuba, UNESP), pelas fotografias dos capítulos 1 e 2 e desenhos do capítulo 6.

Pela valiosa colaboração, os professores abaixo citados, que escreveram textos para a 1ª e 2ª edição desta obra, recebem nossos sinceros agradecimentos: Prof. Titular Mauro Airton Rulli (Araçatuba, UNESP, subcapítulo "Erupção dental") e Prof. Titular Luiz Altruda Filho (São Paulo, UNISA e UNICSUL, subcapítulo "Arcos dentais") e Prof. Titular Horácio Faig Leite (São José dos Campos, UNESP, subcapítulo "Pormenores que diferenciam dentes semelhantes", com ilustrações próprias, em parceria com os autores).

Estendemos nossos agradecimentos aos professores citados a seguir, que colaboraram na 4ª edição: Prof. Adjunto Alicio R. Garcia, pela revisão do texto sobre oclusão dental, e ao Dr. Alex Semenoff Segundo, pela revisão do texto sobre anatomia do periodonto.

Agradecemos também à artista plástica Renata Madeira Cruz, pelos trabalhos plásticos que abrem cada capítulo*.

* Capítulo 1 – Face 1. Linóleo, 5 x 9cm
Capítulo 2 – Face 2. Técnica mista, 8 x 5,5cm
Capítulo 3 – Face 3. Têmpera sobre papel, 21 x 15cm
Capítulo 4 – Face 4. Nanquim, 9,5 x 7cm
Capítulo 5 – Face 5. Xilogravura, 7,5 x 10,5cm
Capítulo 6 – Face 6. Grafite e aquarela sobre papel, 21 x 29,5cm

Apresentação da 8ª edição

Nestes 20 anos, de janeiro de 1996 a dezembro de 2015, o "Anatomia do Dente" tem sido revisado, corrigido, readequado, ampliado de modo a se tornar mais pedagógico, moderno e atual do ponto de vista científico. O resultado desse trabalho transparece na seguinte comparação: a 1ª edição não passava de 75 páginas, a 7ª edição tinha 169 páginas e a atual está ganhando mais algumas. As sucessivas revisões e ampliações resultaram em oito edições consecutivas, entremeadas com quatro reimpressões, o que significa uma nova tiragem e respectivo lançamento a cada 20 meses.

Antes da editoração desta edição, optamos por conservar os textos de todos os capítulos, porém com adequações e acréscimos de alguns parágrafos. As maiores mudanças ocorreram no Capítulo 6 – "Inervação dos dentes" – com um novo texto seguido de ilustração. O Capítulo 4 – "Anatomia interior dos dentes" – também foi contemplado com uma nova ilustração e o Capítulo 1 – "Generalidades sobre os dentes" – ganhou um pequeno novo texto. Os demais capítulos receberam pequenas correções ou ajustes.

Desse modo, a obra não se desviou do projeto inicial de oferecer uma anatomia dental que suprisse as necessidades dos estudantes de Odontologia e também continua com o mesmo propósito de constante aperfeiçoamento.

Do ponto de vista didático-pedagógico, mantivemos tanto os "guias de estudo", colocados antes de cada texto ou "bloco", à guisa de orientação para o estudo, quanto os oito roteiros de estudo dirigido sobre a anatomia dos dentes, como uma modalidade de estudo complementar, que propõe uma nova maneira de entender, recordar e consolidar um tema recém-estudado.

O conteúdo deste livro é integrado com o existente no site www.anatomiafacial.com. O leitor deve utilizar o site após ter estudado o assunto específico. A maior parte do material de estudo encontra-se no *link* "Aprendendo anatomia". Nesta página encontram-se os "Estudos dirigidos", que facilitam o aprendizado ao reforçar os aspectos relevantes dos vários assuntos.

MIGUEL CARLOS MADEIRA
mcmadeir@terra.com.br

ROELF J. CRUZ RIZZOLO
roelf@foa.unesp.br

Conteúdo

(1) Mauro Airton Rulli
(2) Horácio Faig Leite e Miguel Carlos Madeira
(3) Luiz Altruda Filho e Miguel Carlos Madeira

CAPÍTULO

1

Generalidades Sobre os Dentes

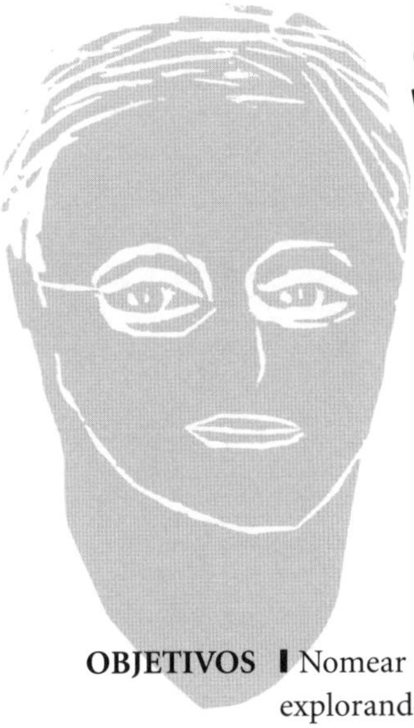

OBJETIVOS ❙ Nomear e caracterizar os aspectos anatômicos gerais dos dentes, explorando também seus aspectos funcionais básicos ❙ Definir designações genéricas básicas em Anatomia Dental, tais como: cúspide, fossa, fosseta, sulco, crista marginal, tubérculo, etc. ❙ Conceituar dente, sem deixar de se referir às suas partes constituintes e sua terminologia ❙ Considerando o plano geral de construção da coroa dental, detalhar as formas básicas e as direções das faces das coroas ❙ Citar e desenvolver explicação sobre os caracteres anatômicos presentes em todos os dentes permanentes ❙ Conceituar periodonto, sem deixar de se referir às fixações da gengiva livre e inserida e ao arranjo das fibras do ligamento periodontal ❙ Desenvolver explicação sobre as funções do ligamento periodontal e dos vasos, nervos e células periodontais ❙ Desenvolver explicação sobre o fenômeno da erupção dos dentes permanentes e a exfoliação dos dentes decíduos ❙ Responder corretamente às perguntas dos Guias de estudo 1 e 2 ❙

Aspectos anatômicos elementares dos dentes

Guia de estudo 1

Todos os "blocos de assuntos" deste e dos demais capítulos e subcapítulos até o final do livro são providos de "guias de estudo". É aconselhável segui-los, iniciando por este, para alicerçar seu aprendizado e para receber uma instrução mais personalizada.

1 Leia uma vez o bloco 1 (B1), logo abaixo.

2 Faça, por escrito, uma sinopse relativa às generalidades sobre os dentes considerados individualmente (aspectos anatômicos elementares, direção das faces da coroa e caracteres comuns).

3 Responda, escrevendo, às seguintes perguntas: Que relação pode ser feita entre os termos ligamento alveolodental e gonfose? Qual é a diferença entre colo e linha cervical? E entre coroa anatômica e coroa clínica? A face oclusal é considerada face livre, face de contato ou nenhuma das duas? E a borda incisal? O que é forame apical e onde se localiza? Onde se situa o terço cervical da coroa? Defina as seguintes saliências da coroa dental: cíngulo, crista marginal, ponte de esmalte, tubérculo e bossa. Defina as seguintes depressões da coroa dental: sulco principal, sulco secundário, fosseta e fossa. O que é cúspide e quais são as suas partes? Para que direções convergem as faces livres e as faces de contato dos dentes nos sentidos vertical e horizontal? Por quê? Estas convergências têm a ver com o tamanho maior das faces vestibular e mesial em relação, respectivamente, às faces lingual e distal (ver "Caracteres anatômicos comuns...")? Como é formada a área de contato e onde ela se localiza no dente? Quais são os espaços criados pela (em torno da) área de contato? A linha equatorial passa obrigatoriamente pela área de contato? Como pode ser resumida a diferença anatômica existente entre as faces mesial e distal em todos os dentes? O que significa bossa cervical e lobo de desenvolvimento? Por que a(s) raiz(es) do dente tende(m) a se desviar em direção distal? Conceitue variação anatômica dental.

4 Leia novamente e confira se o que escreveu está correto.

5 Em caso negativo, volte aos itens 1 a 4. Em caso positivo, vá ao item 6.

6 Leia de novo, agora mais atentamente. Neste início do estudo é necessário consultar com frequência o Glossário. Troque ideias ou argua seus colegas e professores para entender melhor o assunto. Examine dentes naturais e/ou modelos. Examine os seus próprios dentes na frente do espelho. Procure responder em voz alta as mesmas questões do item 3, sem consultar suas respostas escritas.

7 Leia novamente o bloco 1, agora realçando (grifando, se quiser) os detalhes que julgar mais importantes.

8 Desenvolva o estudo dirigido sobre "Generalidades sobre os dentes", à pág. 139 do "Apêndice".

9 Responda às 20 perguntas sobre "Generalidades em anatomia dental", às págs. 16, 17 e 18.

B1

Os dentes em conjunto desempenham as funções de mastigação, proteção e sustentação de tecidos moles relacionados, auxiliam na articulação das palavras e são um importante fator na estética da face.

Fixam-se nos ossos por meio de fibras colágenas, que constituem o **ligamento alveolodental** ou **ligamento periodontal***. Esta união da raiz do dente ao seu alvéolo* é denominada **gonfose***, um tipo específico de articulação fibrosa do corpo. O ligamento alveolodental resiste a forças da mastigação, atenuando os impactos mastigatórios que sofrem os dentes ao serem introduzidos nos alvéolos. As fibras do ligamento, ao se estirarem, transformam as forças de pressão sobre o dente em tração no osso, já que o dente está suspenso no alvéolo.

Os dentes compreendem os grupos dos incisivos, caninos, pré-molares e molares, cada um adaptado às funções mastigatórias de apreender, cortar, dilacerar e triturar os alimentos sólidos.

O homem, como animal difiodonte*, tem 20 dentes decíduos e 32 permanentes, expressos pelas seguintes fórmulas:

dentição* permanente $I\frac{2}{2}\ C\frac{1}{1}\ P\frac{2}{2}\ M\frac{3}{3} = \frac{16}{16} = 32$

dentição decídua $i\frac{2}{2}\ c\frac{1}{1}\ m\frac{2}{2} = \frac{10}{10} = 20$

* Chamada para o Glossário.

Os dentes decíduos são pouco calcificados em relação aos permanentes e, como tais, são brancos como o leite. Os permanentes, com maior índice de sais calcários, são brancos puxados para o amarelo. É a dentina* que confere cor ao dente; o esmalte* é praticamente incolor e transparente.

O matiz varia de pessoa para pessoa, sendo, via de regra, mais escuro nos idosos. Num mesmo arco dental o matiz varia de dente para dente (o canino é mais escuro que o incisivo) e nas porções de um mesmo dente (tonalidade mais escura no terço cervical* do que na borda* incisal). A cor do dente pode modificar-se por falha estrutural de seus tecidos, por absorção de substâncias químicas que chegam até os canalículos dentinários* ou por impregnação de substâncias estranhas, dentre elas a nicotina que o fumante insiste em aspirar, seja por irreflexão, seja por ignorância.*

O dente é formado por **coroa** e **raiz(es)**, unidas numa porção intermediária estrangulada chamada **colo***. Ele é composto, na maior parte, por dentina, que circunscreve a cavidade pulpar*. A dentina é recoberta, na coroa, pelo esmalte e na raiz, pelo cemento*. No colo, a junção cemento-esmalte* desenha uma linha sinuosa bem nítida – a **linha cervical***.

A coroa, assim descrita, é a **coroa anatômica***: parte do dente revestida pelo esmalte. Distingue-se da **coroa clínica***, que é a parte do dente exposta na cavidade da boca. A coroa clínica é mais curta que a coroa anatômica, enquanto o dente não completa a sua erupção*, e pode tornar-se mais longa se, após erupção e desgaste*, o nível da gengiva* ficar além da linha cervical. Nesse último caso, a coroa clínica pode incluir uma parte da raiz anatômica*.

Coroa

(Fig. 1-1)

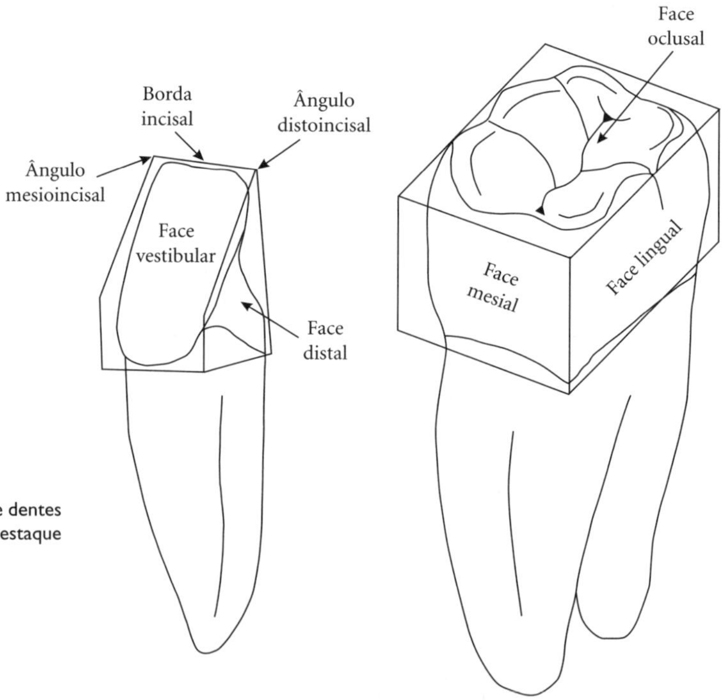

Figura 1-1 – Coroas de dentes incisivo e molar, com destaque para suas faces.

Uma coroa dental tem faces*, bordas e ângulos.

A face que se volta para o vestíbulo da boca, é a **face vestibular*** (V) e a que se volta para a língua, é a **face lingual*** (L). Ambas se opõem e são conhecidas como **faces livres***.

As **faces de contato***, também conhecidas como **faces proximais**, opostas entre si, são a **face mesial*** (M), a mais próxima do plano sagital mediano no ponto em que ele corta o arco dental*, e a **face distal*** (D), a mais distante do plano mediano.

A **face oclusal*** (O) é a superfície da coroa que entra em contato com as homônimas dos dentes antagonistas durante a oclusão*. Nos incisivos e nos caninos, as faces vestibular e lingual se encontram na **borda incisal**, que nesses dentes anteriores corresponde à face oclusal.

Duas faces da coroa encontram-se em um ângulo diedro*, arredondado, conhecido como **borda*** (ou margem). Olhando o dente por uma das faces, identificam-se as bordas que limitam essa face, como, por exemplo, as bordas mesial, distal, oclusal e cervical da face vestibular. Tomada isoladamente, a borda também pode levar o nome das faces que a delimitam, por exemplo: borda mesiovestibular, borda oclusolingual.

Três faces da coroa se encontram em um ângulo triedro*, ou simplesmente **ângulo**. Sua denominação será a combinação dos nomes das três faces que o compõem, por exemplo: ângulo mésio-ocluso-vestibular. Para simplificar, pode-se chamá-lo de ângulo mesial da face vestibular. Nas extremidades das bordas incisais estão os ângulos mesioincisal e distoincisal.

Raiz

A raiz do dente relaciona-se em tamanho e número com o tamanho da coroa; coroas pequenas, raízes únicas e pequenas. Quanto menor a coroa, menor a raiz. Dentes molares, de coroas grandes, têm duas ou três raízes.

As raízes dos dentes birradiculares* ou trirradiculares* saem de uma base comum – o **bulbo radicular***. Todas as raízes têm a sua extremidade livre conhecida por **ápice***, no qual há uma abertura denominada **forame apical***. Pode ser único ou múltiplo e nem sempre se localiza no extremo da raiz. O forame apical põe em comunicação a polpa*, contida na **cavidade pulpar***, com o periodonto*. Nele passam vasos e nervos.

As faces da raiz têm os mesmos nomes das faces correspondentes da coroa.

Terços*

(Fig. 1-2)

Com propósitos de descrição de uma porção específica do dente, ou para se localizar nela algum detalhe anatômico ou alteração patológica, o dente pode ser dividido em terços, por linhas imaginárias. Se as linhas forem horizontais, os terços da coroa serão: cervical*, médio e oclusal (incisal). Se as linhas forem verticais, os terços da coroa serão: mesial, médio e distal (dividem as faces vestibular ou lingual) ou vestibular, médio e lingual (dividem as faces mesial e distal). A raiz também é convencionalmente dividida em terços cervical, médio e apical. Nos dentes de raízes múltiplas, o terço cervical corresponde ao bulbo radicular.

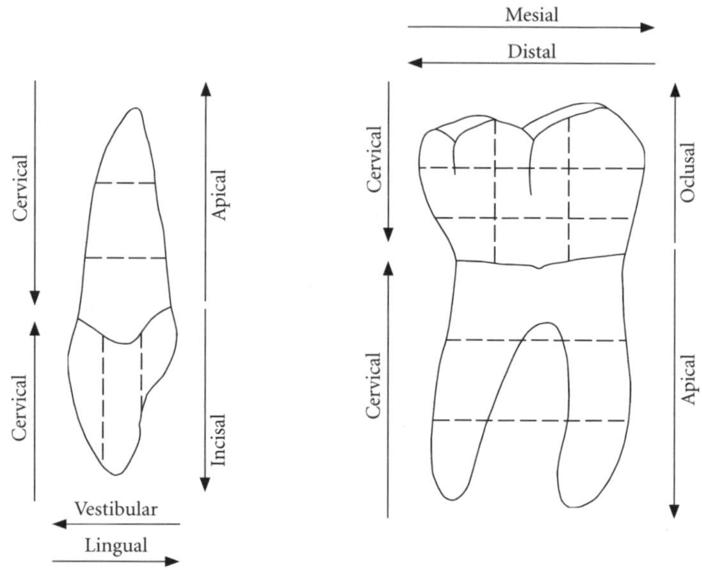

Figura 1-2 – Incisivo e molar com suas coroas e raízes divididas em terços. O terço situado entre dois outros é sempre chamado de terço médio.

"Método de dois dígitos" para identificar os dentes

Cada dente tem um número representativo que o identifica e o localiza no arco dental*. São dois algarismos, dos quais o primeiro se refere ao quadrante (um dos quatro hemiarcos) e o segundo à ordem do dente no quadrante.

Os quadrantes da dentição permanente recebem os números de 1 a 4 e os da dentição decídua, de 5 a 8. Os algarismos dos dentes são de 1 (incisivo central) a 8 (terceiro molar) para os permanentes, e 1 (incisivo central) a 5 (segundo molar) para os decíduos.

Dentes permanentes:

Superior direito	Superior esquerdo
18 17 16 15 14 13 12 11	21 22 23 24 25 26 27 28
48 47 46 45 44 43 42 41	31 32 33 34 35 36 37 38
Inferior direito	Inferior esquerdo

Dentes decíduos:

55 54 53 52 51	61 62 63 64 65
85 84 83 82 81	71 72 73 74 75

Terminologia e definição dos detalhes anatômicos da coroa dental

(Fig. 1-3)

Os elementos arquitetônicos da coroa, que são elevações e depressões, podem ser definidos da seguinte maneira:

Cíngulo* – saliência arredondada no terço cervical da face lingual de incisivos e caninos. Corresponde à porção mais saliente do lobo* lingual.

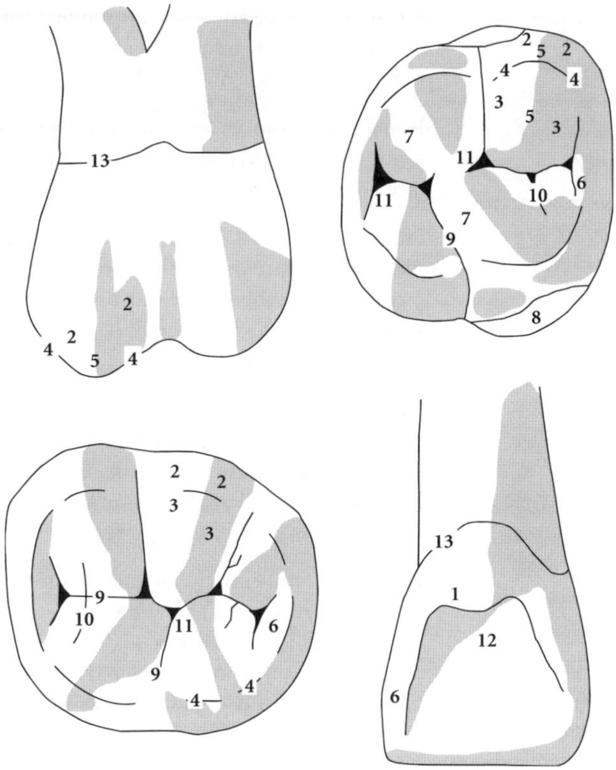

Figura 1-3 – Terminologia dos detalhes anatômicos da coroa dental.

1. Cíngulo
2. Vertente lisa
3. Vertente triturante ou oclusal
4. Aresta longitudinal
5. Aresta transversal
6. Crista marginal
7. Ponte de esmalte
8. Tubérculo
9. Sulco principal
10. Sulco secundário
11. Fosseta (fóssula) principal
12. Fossa
13. Linha cervical

Cúspide* – saliência em forma de pirâmide quadrangular, típica de pré-molares e molares. De suas vertentes* ou planos inclinados, duas estão nas faces livres, **vertentes lisas**, e duas na face oclusal, **vertentes triturantes** ou **oclusais**. As vertentes lisas estão separadas das triturantes por **arestas* longitudinais** (são as bordas inclinadas que formam o ângulo da cúspide, numa vista vestibular ou lingual). As vertentes lisas e triturantes mesiais são separadas das homônimas distais, em uma mesma cúspide, por **arestas transversais**. As vertentes e as arestas encontram-se no **vértice** da cúspide.

Crista marginal* – eminência linear romba situada nas bordas mesial e distal da face lingual de incisivos e caninos (vai do cíngulo aos ângulos incisais) e nas bordas mesial e distal da face oclusal de pré-molares e molares (estende-se das cúspides vestibulares às linguais). Evita que partículas de alimento que devem ser trituradas escapem da zona mastigatória e também protege a área de contato*, evitando impacção alimentar nela.

Ponte de esmalte* – eminência linear que une cúspides, interrompendo um sulco principal. Os melhores exemplos são aquelas do primeiro pré-molar inferior e do primeiro molar superior.

Tubérculo* – saliência menor que a cúspide, sem forma definida. O tubérculo de Carabelli do primeiro molar superior e o tubérculo molar do primeiro molar inferior decíduo são constantes. Tubérculos arredondados pequenos ocorrem com certa frequência na face oclusal de terceiros molares e ocasionalmente em outros dentes com localizações imprecisas.

Bossa* – elevação arredondada situada no terço cervical da face vestibular de todos os dentes permanentes e decíduos, entre os terços cervical e médio da face lingual de pré-molares e molares ou nas faces de contato de alguns dentes.

Sulco* principal* – depressão linear aguda, estreita, que separa as cúspides umas das outras. No seu trajeto, pode haver defeitos de desenvolvimento (fusão incompleta dos lobos) que provocam falta de coalescência do esmalte, traduzida por fendas também lineares denominadas **fissuras***. É local de fácil desenvolvimento de cárie.

Sulco secundário* – pequeno e pouco profundo, distribui-se irregularmente e em número variável nas faces oclusais, principalmente sobre as cúspides e na delimitação das cristas marginais. Torna a superfície mastigatória menos lisa, aumentando a eficiência da trituração, e serve para escoamento de alimento triturado.

Fossetas* – também denominadas **fóssulas.** Depressões encontradas na terminação do sulco principal (junto à crista marginal ou na face vestibular de molares) ou no cruzamento de dois deles. São as **fossetas principais.** No encontro de um sulco principal com um ou dois secundários, formam-se fossetas menores e menos profundas. São as **fossetas secundárias.** No fundo das fossetas principais podem surgir pequenas depressões irregulares ou pontos profundos no esmalte, conhecidas por **cicatrículas.** À semelhança das fissuras, são locais eletivos de cárie.

Fossa* – escavação ampla e pouco profunda da face lingual de dentes anteriores, particularmente dos incisivos superiores. É menos notável nos caninos e incisivos inferiores. Entre a fossa lingual e o cíngulo pode surgir uma depressão profunda, semelhante a uma fosseta, denominada **forame cego***.

Direção* das faces da coroa dos dentes nos sentidos* vertical e horizontal

A direção das faces opostas da coroa é a mesma em todos os dentes, obedecendo assim a um plano geral de construção. Elas não são paralelas, mas convergentes em uma determinada direção. A convergência é mais ou menos acentuada, segundo o dente considerado.

Direções convergentes das faces livres

Sentido vertical (Fig. 1-4) – no sentido vertical as faces vestibular e lingual convergem em direção incisal ou oclusal. Tal disposição é muito pronunciada nos incisivos e caninos em virtude do seu perfil triangular causado pelo grande diâmetro vestibulolingual perto do colo, que se reduz gradualmente até chegar a um ângulo agudo ao nível da borda incisal. Nos pré-molares e molares

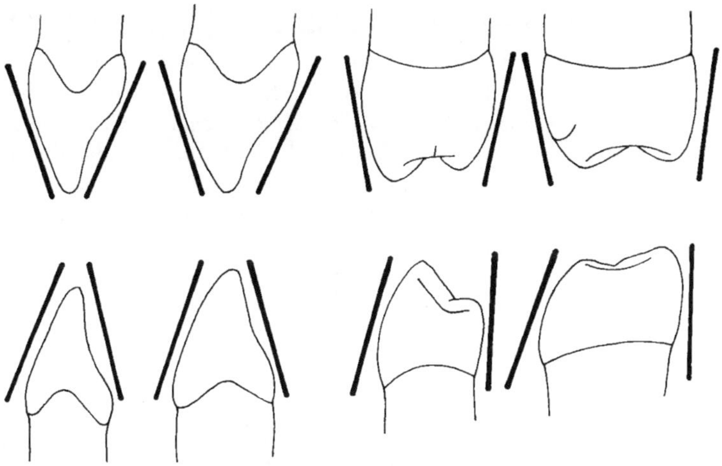

Figura 1-4 – Coroas dentais vistas pela face mesial. As barras paralelas às bordas vestibular e lingual ressaltam a convergência das faces livres para a oclusal ou incisal.

o perfil triangular se transforma em perfil trapezoidal, pela presença de uma borda oclusal, mas ainda assim a convergência das faces livres é na mesma direção.

Realmente, o diâmetro vestibulolingual de cada dente é sempre maior quando medido ao nível do terço cervical. É neste nível que se localiza a bossa vestibular de todos os dentes, bem como o cíngulo dos dentes anteriores. Na face lingual dos dentes posteriores, uma bossa lingual mal definida acentua a maior proeminência do terço médio.

Em uma estreita faixa ao nível do colo, a convergência das faces se faz em direção contrária (para a cervical), em razão do estrangulamento do próprio colo.

Sentido horizontal (Fig. 1-5) – no sentido horizontal, ambas as faces livres convergem ligeiramente na direção distal. Percebe-se isso examinando o dente por incisal ou oclusal. No grupo dos pré-molares, cujas faces livres são de pequena amplitude, há pouca convergência, a ponto de ser difícil identificá-la com precisão.

Em decorrência dessa disposição, deduz-se que a metade mesial do dente, medida no seu diâmetro vestibulolingual, é maior que a metade distal.

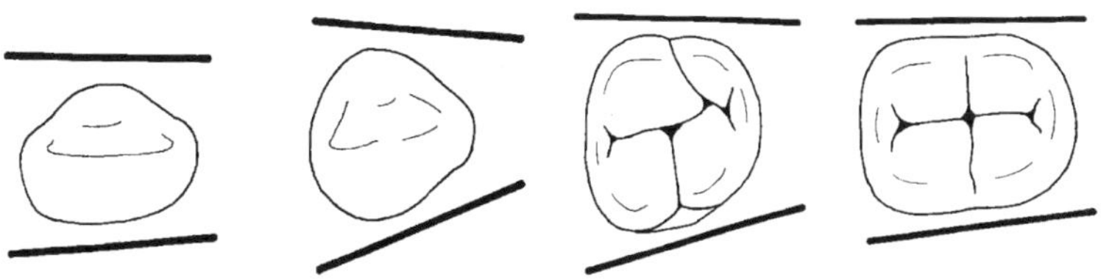

Figura 1-5 – Coroas dentais vistas por oclusal ou incisal. As barras paralelas às bordas vestibular e lingual ressaltam a convergência das faces livres para a distal. Os pré-molares não foram representados porque neles há pouca ou nenhuma convergência.

Direções convergentes das faces de contato

Sentido vertical (Fig. 1-6) – as faces mesial e distal convergem em direção cervical. Como consequência, o maior diâmetro mesiodistal está no terço incisal ou oclusal e o menor, no terço cervical. Como os dentes de um mesmo arco se tocam, numa relação de contiguidade, esse toque se dá pela maior proeminência mesial de um dente com a correspondente distal do vizinho (os incisivos centrais se tocam por suas mesiais). O local de toque é conhecido como **área de contato*** (Fig. 1-7).

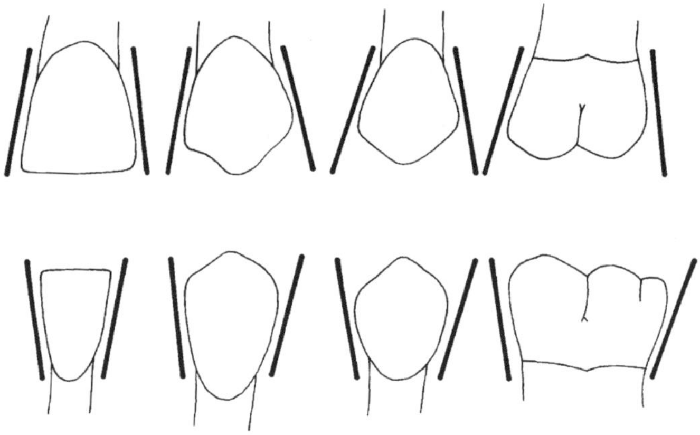

Figura 1-6 – Coroas dentais vistas por vestibular. As barras paralelas às bordas mesial e distal ressaltam a convergência das faces de contato para a cervical.

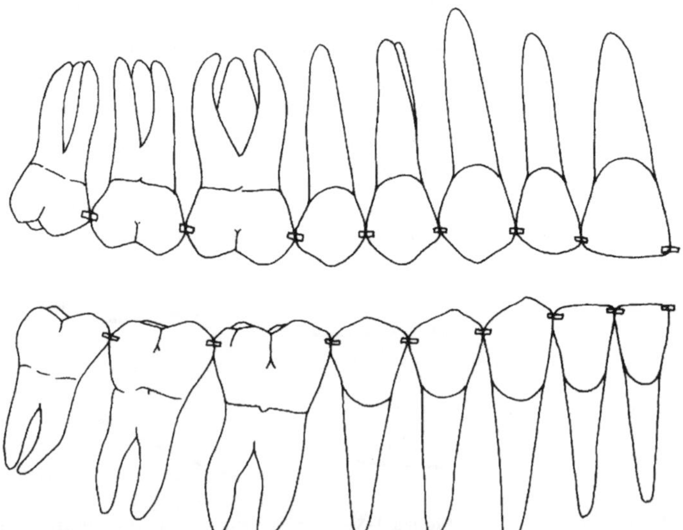

Figura 1-7 – Áreas de contato dos dentes de hemiarcos superior e inferior (distendidos) marcadas com pequeno retângulo.

As áreas de contato situam-se, pois, próximas à borda incisal ou à face oclusal, muito mais deslocadas para vestibular do que para lingual. Em dentes isolados, pode-se tentar visualizar a área de contato, que corresponde a uma pequena faceta de desgaste ocasionada pela semimobilidade dos dentes e o atrito entre eles nas oclusões* sucessivas durante a vida.

A área de contato cria quatro espaços em torno dela. No sentido vertical (olhando-se por vestibular ou por lingual), reconhece-se um pequeno espaço no lado oclusal da área de contato, o **sulco interdental***, e um grande espaço prismático no lado oposto, o **espaço interdental***, ocupado pela papila interdental* da gengiva* (Fig. 1-8).

A área de contato protege a papila interdental contra agressões mecânicas (impacção alimentar) durante a mastigação, o que equivale a afirmar que a ausência da área de contato deixa a papila desguarnecida, a ponto de causar lesões que se desdobram em alterações possíveis de se estenderem pelo periodonto.

No sentido horizontal (olhando por oclusal), chama a atenção um grande espaço em forma de V aberto para a lingual, denominado **ameia* lingual**, e um espaço bem menor do lado vestibular, a **ameia vestibular** (Fig. 1-9).

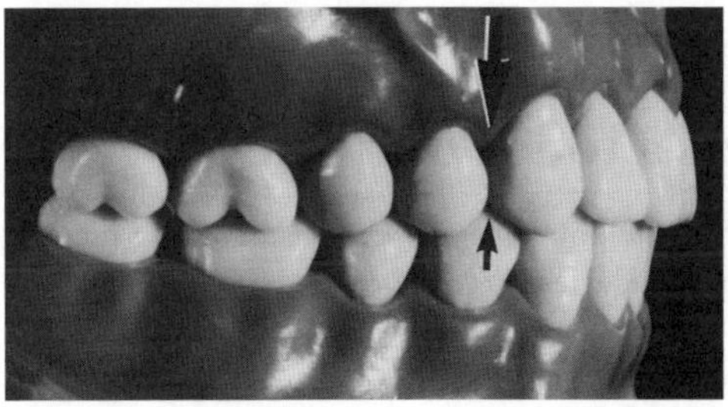

Figura 1-8 – Sulco interdental (seta menor) e espaço interdental (seta maior) determinados pelo contato normal de dentes de um mesmo arco.

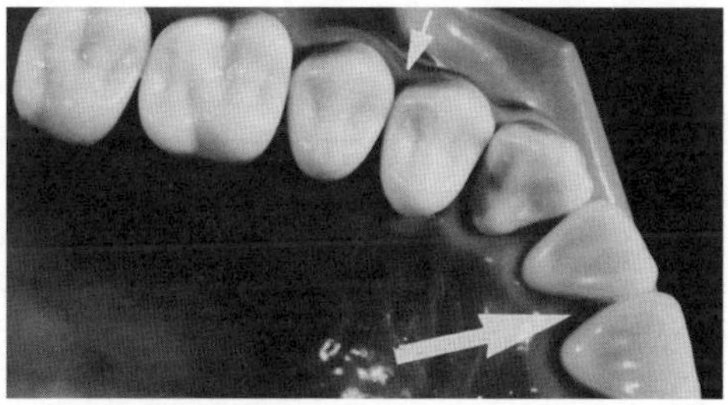

Figura 1-9 – Ameia vestibular (seta menor) e ameia lingual (seta maior) determinadas pelo contato normal de dentes de um mesmo arco.

Sentido horizontal (Fig. 1-10) – no sentido horizontal, as faces de contato mesial e distal convergem em direção lingual. Faz exceção o primeiro molar superior e também o segundo molar superior decíduo. Ambos têm a face lingual maior que a vestibular. Eventualmente, o segundo pré-molar inferior também exibe uma face lingual alargada, chegando mesmo a ser de tamanho maior que a face oposta.

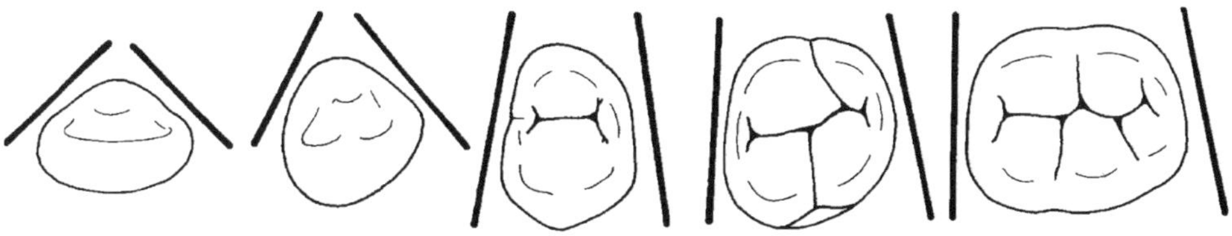

Figura 1-10 – Dentes vistos por oclusal ou incisal. As barras paralelas às bordas mesial e distal ressaltam a convergência das faces de contato para a lingual.

A convergência das faces de contato para a lingual faz surgir a ameia lingual, cuja abertura será proporcional ao grau de convergência das faces.

Nos dentes anteriores e no primeiro pré-molar inferior, as convergências nos sentidos vertical e horizontal combinadas, como se fossem uma convergência única na direção cervicolingual, deixam o terço cervical afilado em relação às demais porções do dente.

De acordo com o exposto, as maiores proeminências ou áreas mais elevadas da coroa ficam próximas da oclusal nas faces de contato e próximas da cervical nas faces livres. Se unirmos essas proeminências numa linha contínua que contorne toda a coroa, teremos a **linha equatorial*** da coroa, a qual será mais sinuosa quanto mais anterior for o dente (Fig. 1-11).

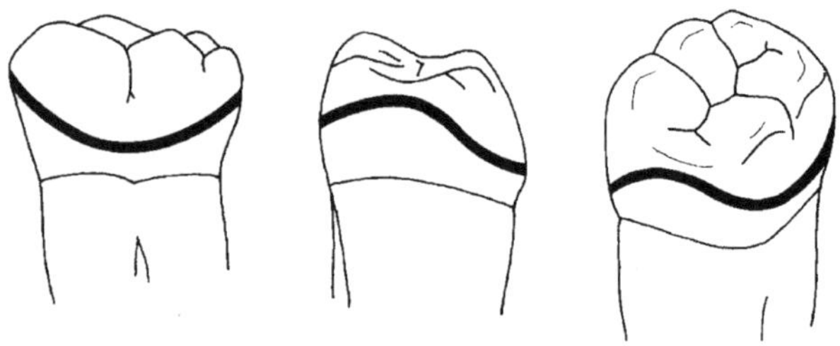

Figura 1-11 – Linha equatorial da coroa de um molar inferior vista por vestibular (à esquerda), por distal (no meio) e por um aspecto mesiolingual (à direita).

Caracteres anatômicos comuns a todos os dentes

Faces curvas – as faces da coroa de um dente são sempre curvas. Na maioria das vezes, convexas: há convexidades em todas as faces de todos os dentes. Mesmo superfícies descritas como planas, como a face vestibular de incisivos, são na realidade levemente convexas. Em algumas faces aparecem também concavidades alternando-se com as convexidades, como na lingual de dentes anteriores que tem cíngulo e fossa lingual e na oclusal de molares com fossetas e cúspides.

As faces dos dentes unem-se por bordas arredondadas. Por essa razão, não há limites precisos entre uma face e outra: quando se examina uma face, vê-se alguma parte da face vizinha. Bordas ou faces planas, quando encontradas, são consequências de desgastes* típicos ou atípicos.

Face vestibular maior que a lingual – em consequência da convergência das faces de contato para lingual, a face vestibular tem dimensões maiores do que a face lingual. Decorre desse fato que, se o dente for examinado por lingual, ver-se-ão partes de suas faces mesial e distal e o contorno vestibular ao fundo (Fig. 1-12).

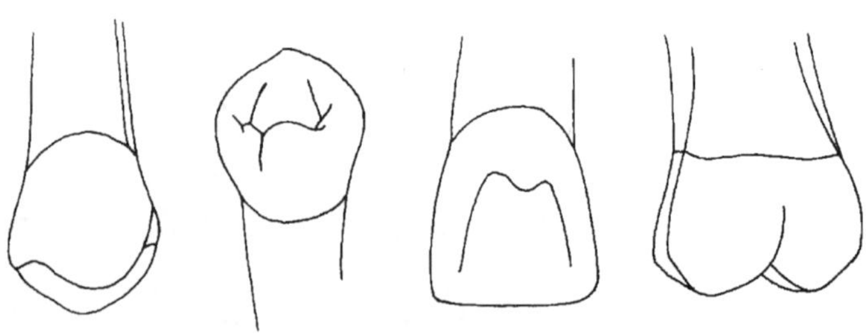

Figura 1-12 – Coroas dentais vistas pela face lingual, com o contorno da face vestibular ao fundo.

A única exceção na dentição* permanente é o primeiro molar superior e na dentição decídua, é o segundo molar superior. Em ambos o tamanho da face lingual predomina sobre o da vestibular.

Face mesial maior que a distal – em consequência da convergência das faces livres para a distal, a face mesial possui dimensões maiores do que a face distal em um dente sem desgaste ou pouco desgastado. Neste caso, a face mesial esconde o resto da coroa, mas a vista distal inclui partes das faces vizinhas (Fig. 1-13). Além disso, a face mesial é mais alta que a face distal.

O incisivo central inferior, que tem uma coroa simétrica, não exibe este caráter distintivo com exuberância. No primeiro pré-molar inferior, a face mesial é geralmente menos alta que a distal.

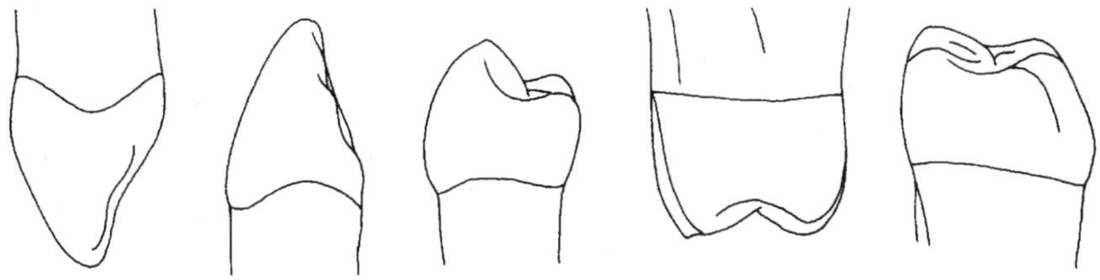

Figura 1-13 – Coroas dentais vistas pela face distal, com o contorno da face mesial ao fundo.

Face mesial plana e reta e face distal convexa e curva (Figs. 1-14 e 1-15) – por ser menor, com seus limites próximos um do outro, a face distal apresenta-se mais convexa, mais abaulada, tanto em visão frontal quanto de perfil. O abaulamento deixa a distal mais inclinada, de tal modo a formar com a raiz uma angulação que inexiste (ou é menor) no lado mesial. Não obstante, deve-se descontar a inclinação distal da raiz, que faz aumentar a angulação. Esta assertiva é comprovada quando se examina incisivos, caninos e molares por vestibular. Nos pré-molares este detalhe é menos marcado.

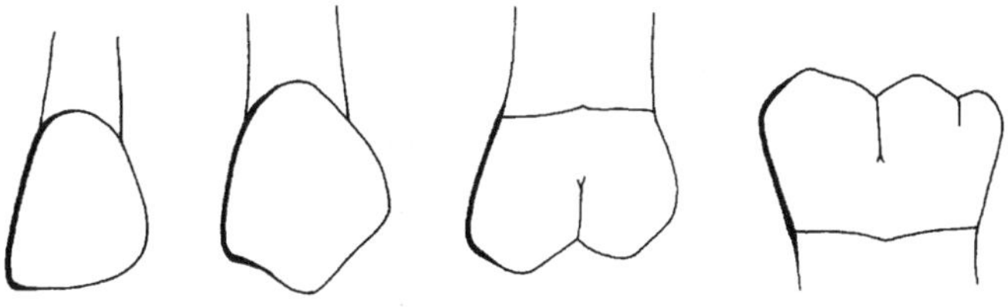

Figura 1-14 – Coroas dentais vistas pela face vestibular para mostrar a borda correspondente à face mesial (traço espesso) mais alta que a distal.

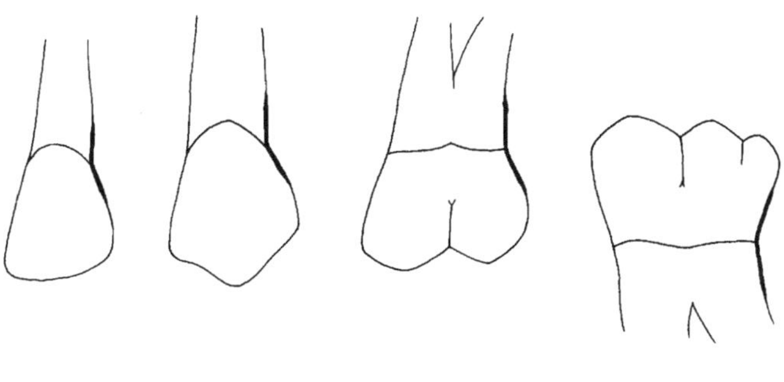

Figura 1-15 – Coroas dentais vistas pela face vestibular para mostrar a borda distal formando ângulo com o contorno da raiz (traço espesso). O ângulo correspondente do lado mesial é menos pronunciado.

Nos dentes anteriores, é notório o arredondamento do ângulo distoincisal, muito mais obtuso em comparação com o mesioincisal. Todos esses detalhes morfológicos concorrem para deixar a área de contato mais cervical na face distal.

Numa vista oclusal nota-se a maior dimensão da borda mesial (com exceção do primeiro pré-molar inferior), que a faz tender à retidão. A borda distal, menor, tende ao encurvamento (Fig. 1-5).

Linha cervical* – os diâmetros mesiodistal e vestibulolingual da coroa são maiores nos molares e menores nos incisivos. Quanto mais larga a face oclusal, maior base de sustentação deve ter a coroa em nível cervical. Consequentemente, a linha cervical apresenta-se mais ou menos curva, de acordo com a dimensão desse diâmetro. Nas faces de contato dos molares, ela é uma linha praticamente reta, torna-se um pouco curva (abertura ou concavidade voltada para a raiz) nos pré-molares e acentua sua curvatura nos caninos e incisivos. No incisivo central inferior é uma curva bem fechada, em forma de V. Em todos os dentes, a curvatura da linha cervical é mais acentuada no lado mesial do que no lado distal (Fig. 1-16), o que está relacionado com a altura da área de contato da coroa. A maior curvatura cervical dos dentes anteriores, os quais possuem menor suporte ósseo e, portanto, menor ancoragem em relação aos posteriores, permite que mais osso interdental seja acrescentado entre os dentes no sentido vertical para aumentar o poder de sustentação ou de fixação desses dentes em seus alvéolos.

Nas faces livres a curva (abertura voltada para a coroa) da linha cervical é tanto mais fechada quanto menor for a dimensão mesiodistal da coroa ao nível do colo. Também aqui é o incisivo inferior que possui a linha cervical mais encurvada.

Inclinação da face vestibular na direção lingual – como as faces livres convergem para a oclusal, deduz-se que a face vestibular se inclina para o lado lingual e a lingual se inclina para o lado vestibular. Das duas, a face que se inclina mais

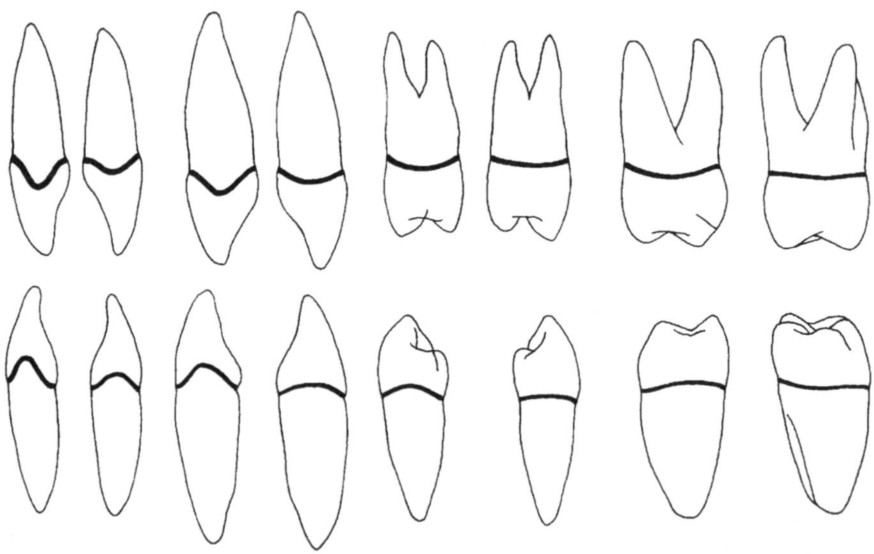

Figura 1-16 – Alguns dentes superiores e inferiores, para mostrar a linha cervical (traço espesso) com curvatura mais acentuada nos dentes anteriores e também no lado mesial em comparação com o distal (segundo Wheeler).

em relação ao eixo do dente é a vestibular, muito mais nos inferiores do que nos superiores. Os pré-molares e os molares mostram com exuberância essa inclinação.

A inclinação lingual começa na união do terço cervical com o terço médio da face vestibular, de modo que os dois terços incisais ou oclusais se inclinam e o terço cervical não. Desta maneira, a maior proeminência vestibular fica restrita ao terço cervical e é conhecida como **bossa* vestibular**.

A maior proeminência da face lingual de incisivos e caninos situa-se também no terço cervical, em virtude da localização do cíngulo. Nos dentes posteriores, a proeminência está no nível do terço médio ou entre os terços médio e cervical.

As proeminências descritas protegem a gengiva marginal. A borda livre da gengiva coloca-se nas imediações do colo. As bossas das faces livres nas proximidades da gengiva desviam dela os alimentos mastigados. Não há impacção; o bolo alimentar apenas tangencia a gengiva, sem ir de encontro direto a ela (Fig. 1-17). A gengiva situada entre as faces de contato de dois dentes vizinhos (papila interdental) é protegida pelas cristas marginais e áreas de contato.*

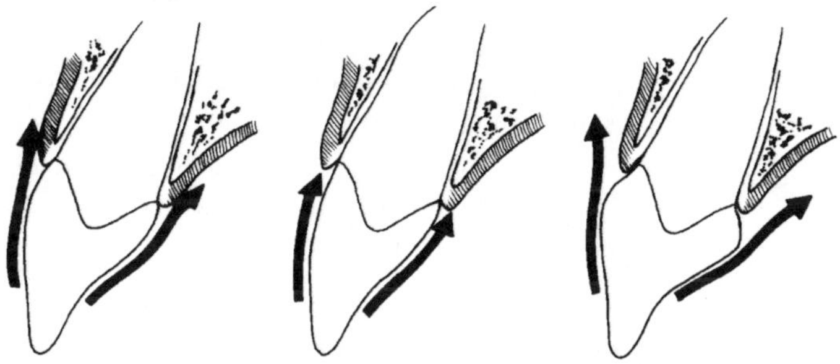

Figura 1-17 – Convexidade cervical das faces livres em um incisivo central superior visto por uma das faces de contato. Da esquerda para a direita: relação correta entre os contornos da coroa e da gengiva – a bossa vestibular e o cíngulo protegem a gengiva marginal e permitem que os alimentos a tangenciem (massageiem) durante a mastigação; contorno inadequado por falta de convexidades cervicais propicia a impacção alimentar; o excesso de convexidades cervicais desvia o alimento, não o deixando promover estimulação mecânica na gengiva.

Lobos* de desenvolvimento – são centros primários de formação do dente durante sua embriogênese, porções que depois se fusionam deixando sulcos como vestígios de sua independência. Os dentes têm quatro lobos, com exceção do primeiro molar inferior (e às vezes do segundo pré-molar inferior) que possui cinco (Fig. 1-18).

Os lobos e os sulcos são evidentes nos incisivos recém-erupcionados. Sua borda incisal é trilobada, isto é, apresenta três mamelões*, que continuam na face vestibular como discretas convexidades divididas por dois sulcos rasos. Após o desgaste natural dos dentes, a borda incisal perde as saliências e torna-se reta, mas a face vestibular mantém os vestígios dos lobos de desenvolvimento.

Os caninos e os pré-molares superiores também exibem lobos destacados.

O quarto lobo corresponde ao cíngulo dos dentes anteriores e à cúspide lingual dos pré-molares. Nos molares, cada cúspide representa a extremidade livre de um lobo.

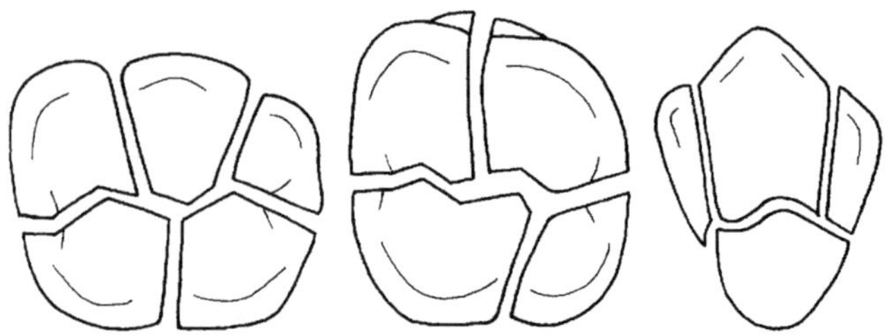

Figura 1-18 – Desenho esquemático representativo dos lobos de desenvolvimento.

Desvio distal da raiz – tomando-se um dente isoladamente, nota-se que sua(s) raiz(es) em geral se desvia(m) distalmente. O terço apical é o que mais se desvia.

Trata-se de um deslocamento do eixo longitudinal da raiz em relação ao eixo da coroa. Pode ocorrer em todas as direções, mas a prevalência maior é o desvio para a distal.

O menor desvio observa-se na raiz do incisivo central inferior e na raiz lingual dos molares superiores.

O desvio distal da raiz é explicado pela posição distalizada da artéria nutridora do dente durante a sua formação, com o crescimento da raiz em direção dessa artéria dental.

Variações* anatômicas – as formas dentais obedecem a um plano de construção, com um padrão morfogenético próprio, individual. Entretanto, as variações dessas formas são frequentes. Basta olhar para as pessoas e notar dentes com aspectos diferentes, não apenas de cor e tamanho, mas também de contorno, forma e estrutura.

Assim, o aparecimento de um tubérculo extra, de uma cúspide a mais ou a menos, de uma raiz supranumerária* são variações que não raro aparecem. Não se trata de anomalias* dentais, porque estas interferem com a função. As variações anatômicas não são disfuncionais; não atrapalham o funcionamento dos dentes.

Os dentes mais afetados por variações são os terceiros molares; elas acometem tanto a porção coronária quanto a radicular. O incisivo lateral superior também varia bastante quanto à forma; pode sofrer um processo de hipodontia, com a coroa diminuta, conoide e, consequentemente, diastemas* em ambos os lados. O segundo molar superior apresenta uma grande variedade de formas na sua coroa. Dos pré-molares, os inferiores são os mais inconstantes quanto à forma.*

Desenvolva o estudo dirigido "Generalidades sobre os dentes", no Apêndice deste livro.

Depois disso, responda às 20 perguntas listadas abaixo, sobre o que foi estudado até aqui. Como este início é fundamental para o entendimento do próximo capítulo, as perguntas ensejarão uma nova reflexão, e daí aprofundamento, sobre o assunto "generalidades em anatomia dental". Nos demais capítulos, não foram incluídas perguntas deste tipo.

Não leia agora, mas as respostas das perguntas 16 a 20 são dadas a seguir. As demais perguntas contêm indicações de onde procurar as respostas. Respostas das últimas perguntas: **16.** MV, DI, DL, DO, VO, LO. **17.** MV, ML, DV, DL, MO, VO, DO, LO. **18.** MOL. **19.** MOL. **20.** VOD.

1. Se a face oposta à face cervical (virtual), limitada pelas bordas vestibular, lingual, mesial e distal, é denominada oclusal, por que a mesma superfície dos dentes incisivos e caninos é conhecida pelo nome de borda incisal? Confira a Figura 1-2 antes de responder.
2. Como você já sabe o que é colo do dente e linha cervical (pergunta do Guia de estudo 1), responda: qual dos dois pode ser chamado de junção cemento-esmalte? E também: o colo fica na linha cervical ou a linha cervical fica no colo? Repare bem as Figuras 1-1, 1-2 e 1-3, bem como o terceiro parágrafo da página 4 e o Glossário, antes de responder.
3. Como você já sabe qual é a diferença entre coroa anatômica e coroa clínica (pergunta do Guia de estudo 1), responda: as coroas dentais da figura 1-7 são anatômicas ou clínicas? E as da Figura 1-8? Responda também: em pessoa idosa, com dentes desgastados e retração gengival, a coroa clínica é maior ou menor que a coroa anatômica?
4. Na notação de dentes permanentes e decíduos os números 18, 24, 32, 47, 51 e 74 representam quais dentes?
5. Qual é a diferença entre vertente e aresta de uma cúspide? Quais são as suas denominações? Se tiver dúvida, consulte o Glossário e reveja a Figura 1-3 e releia a página 7.
6. Sulcos e fissuras são sinônimos? Se tiver dúvida, confira definições na página 8.
7. Quanto à direção geral das faces das coroas dos dentes, responda: no sentido vertical, as faces livres convergem para a oclusal (ou incisal), para a cervical, para a mesial ou para a distal? E as mesmas faces no sentido horizontal? Se a convergência for para a distal, qual será a face mais larga: a mesial ou a distal?
8. E as faces de contato, convergem para que lado nos sentidos vertical e horizontal? Se a convergência for para a lingual, qual será a face mais larga: a vestibular ou a lingual? Se precisar de auxílio, examine as Figuras 1-4 a 1-6, lembrando que nos desenhos as bordas que limitam uma determinada face são chamadas de faces. Responda também: as áreas de contato (nas quais dois dentes de um mesmo arco se tocam) das faces de contato ficam mais próximas de vestibular ou de lingual? Ficam no terço incisal ou no terço cervical dessas faces? Na dúvida, veja as Figura 1-9 e 1-7, respectivamente.
9. Qual é a face mais alta, a mesial ou a distal? No incisivo central inferior (31) também? Qual face é maior, a vestibular ou a lingual? No 18 também? As cristas marginais de um dente molar, vistas pela face oclusal, estão próximas de quais bordas dessa face?
10. Em que local a face mesial dos dentes é mais larga? No terço oclusal (ou incisal), médio ou cervical? A resposta é fácil porque a bossa vestibular faz aumentar a dimensão vestibulolingual (VL) da coroa, assim como o cíngulo dos incisivos e caninos. Certo? Como se chama a porção mais saliente do lobo lingual dos incisivos? Responda esta também: para melhor se ver as cristas marginais de um incisivo é preciso examiná-lo por qual face?

11. Que diferença existe no contorno dos ângulos mesioincisal (MI) e distoincisal (DI) dos incisivos superiores? Em vista disso, o incisivo da Figura 1-14 é direito ou esquerdo?
12. O ângulo coronorradicular é mais fechado do lado distal por causa da (devido à) conformação inclinada e arredondada da face distal e por causa da inclinação da(s) raiz(es) para a distal. Assim sendo, os dentes das Figuras 1-14 e 1-15 são do lado esquerdo ou direito? E por falar em raízes, qual dente possui maior quantidade de cemento, o 16 ou o 46?
13. Ponte de esmalte, crista marginal, tubérculo, bossa e cúspide são saliências ou depressões? Se forem depressões quais são as saliências anatômicas da coroa dental, e vice-versa?
14. A linha equatorial na face vestibular tem sua concavidade voltada para a oclusal (ou a incisal) ou para a cervical? E na face mesial? Nem será preciso conferir, mas se for veja a Figura 1-11. A propósito, o primeiro dente (à esquerda) desta figura é o 36 ou o 46?
15. A curvatura da linha cervical é mais acentuada nos dentes anteriores ou nos posteriores? E também no lado mesial ou no distal? Figura 1-16, se for necessário.
16. Eleja o nome apropriado para os ângulos diedros específicos que são descritos a seguir. Escolha uma destas siglas para dar cada resposta correta: MV, ML, DV, DL, MO, VO, DO, LO, MI, DI, VI e LI.
    - o ângulo diedro do 37, em que a superfície mais próxima do plano mediano, aquele que corta o arco dental entre os dois incisivos centrais (deveriam se chamar incisivos mediais), une-se com a superfície mais próxima da bochecha: ________
    - a linha do 12, em que o lado adjacente ao canino se une com a borda cortante: ________
    - o ângulo diedro do 48, em que a superfície posterior da coroa se une com a superfície mais próxima da língua: ________
    - o ângulo diedro do 25, em que a superfície oclusal se une com a superfície adjacente ao 26: ________
    - o ângulo diedro do 14, em que a superfície de mastigação se une ao lado mais próximo da bochecha: ________
    - o ângulo diedro do 45, em que a superfície triturante se une com o lado que fica mais próximo da língua: ________
17. Cada dente molar tem quatro ângulos diedros dispostos ao longo de suas faces axiais e quatro ângulos diedros contornando a face oclusal. Portanto, esse dente tem oito ângulos diedros. Quais são eles? ________________

    ____
18. Que ângulo triedro se encontra na união destes ângulos diedros: ML, MO e LO? ________
19. Mencione o ângulo triedro de um pré-molar que seja mais anterior e mais próximo do plano mediano. ________
20. Pense em um canino. Qual é o nome do ângulo triedro formado pela união da superfície mais posterior, pela mais próxima dos lábios e pela superfície cortante. ________

Anatomia do periodonto

Guia de estudo 2

1 Leia uma vez o bloco 2 (B2), a seguir.
2 Responda, escrevendo, às seguintes perguntas: Como se divide o periodonto e quais são seus componentes? Quais são as diferenças entre gengiva livre e gengiva inserida? O que é sulco gengival e inserção epitelial e para que servem? Como a gengiva inserida faz a sua fixação? Como se chamam as fibras colágenas por meio das quais ela se fixa? O que é ligamento periodontal, como é constituído e para que serve? Como se dispõem as fibras do ligamento periodontal e por que se dispõem dessa maneira? De que maneira os vasos e nervos chegam ao periodonto? Quais são as funções nervosas dentro do periodonto, com detalhamento sobre a função proprioceptiva? Para o que mais serve o periodonto além de suas funções nutritiva, sensorial e mecânica? Como ou em que condições o cemento é depositado? Quais são as principais causas das moléstias periodontais? Defina erupção dental. Discorra sobre movimento eruptivo do dente, suas causas e suas direções. Qual é a diferença entre erupção ativa e erupção passiva? Descreva as posições dos germes dos dentes no interior da cripta óssea durante a fase pré-eruptiva. Existe rizogênese na fase pré-eruptiva? E na fase pré-funcional? Como é que a coroa dental consegue se movimentar, sair da cripta óssea e irromper na cavidade bucal? Ao atingir o plano oclusal, na fase pré-funcional, os movimentos eruptivos cessam? Qual é a hipótese mais aceita para explicar o mecanismo da erupção dental? O que é e como se processa a exfoliação dos dentes decíduos? Em que locais das raízes dos dentes decíduos anteriores e posteriores começa a reabsorção? Além da reabsorção radicular, que outros fatores concorrem para a queda do dente decíduo? O que é dente decíduo retido? Ele permanece em estado funcional para sempre? Quais são os fatores que podem determinar variações na época de irrupção dental? Quais são a sequência irruptiva e a cronologia da irrupção dos dentes decíduos e permanentes?
3 Leia novamente e confira se as respostas estão corretas. Consulte sempre o Glossário para completar ou ampliar seu entendimento.
4 Se as respostas estiverem erradas ou incompletas, volte aos itens 1 a 3. Se estiverem corretas, passe para o item 5.
5 Leia de novo, agora mais atentamente. Troque ideias com os colegas. Examine radiografias panorâmicas e periapicais para identificar componentes do periodonto. Examine sua própria gengiva na frente do espelho. Examine radiografias e crânios de crianças de várias idades.
6 Leia ainda uma vez mais o bloco 2 para destacar os detalhes que julgar mais importantes.

B2

Periodonto (*peri*, ao redor, em torno; *odonto*, dente) é o termo genérico referente aos tecidos de suporte do dente, que são o alvéolo* dental, o ligamento periodontal*, o cemento* e a gengiva* (Figs. 1-19 e 1-20). A gengiva é considerada o **periodonto de proteção**, já os demais tecidos de suporte são chamados de **periodonto de inserção**. O cemento, apesar de ser um tecido dental, funcionalmente participa do ligamento periodontal e, portanto, faz parte do periodonto.

O periodonto de proteção divide-se em gengiva livre e gengiva inserida. Entre elas, acentuando a sua divisão, há uma linha chamada ranhura gengival; muitas vezes não é observada a olho nu, diferente da junção mucogengival, divisão entre mucosa alveolar e gengiva inserida, que é sempre bem visível (Fig. 1-21).

A gengiva livre circunda os dentes em forma de colarinho. Nas faces de contato, esse colarinho forma a papila interdental*, que é mais afilada nos dentes anteriores e mais protuberante nos dentes posteriores, chamada de zona de *COL*; esta variação ocorre devido à diferença entre os pontos de contato. Entre o dente e a gengiva livre existe uma fenda chamada de **sulco gengival***, que, no seu interior, é rico em uma substância proteica chamada fluido gengival com funções de defesa.

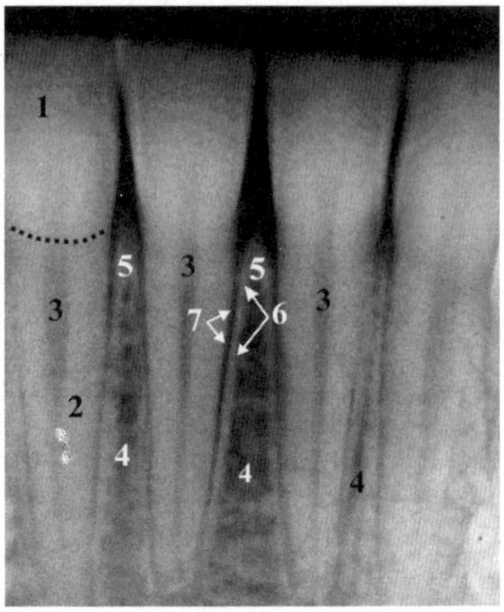

Figura 1-19 – Radiografia periapical da área de incisivos inferiores para mostrar raiz dental no interior de seu alvéolo e o espaço entre ambos, que é preenchido por ligamento periodontal, vasos e nervos.

1 Coroa
2 Raiz
3 Cavidade do dente (que aloja a polpa dental)
4 Septo interalveolar
5 Crista alveolar
6 Cortical alveolar (lâmina dura)
7 Espaço periodontal

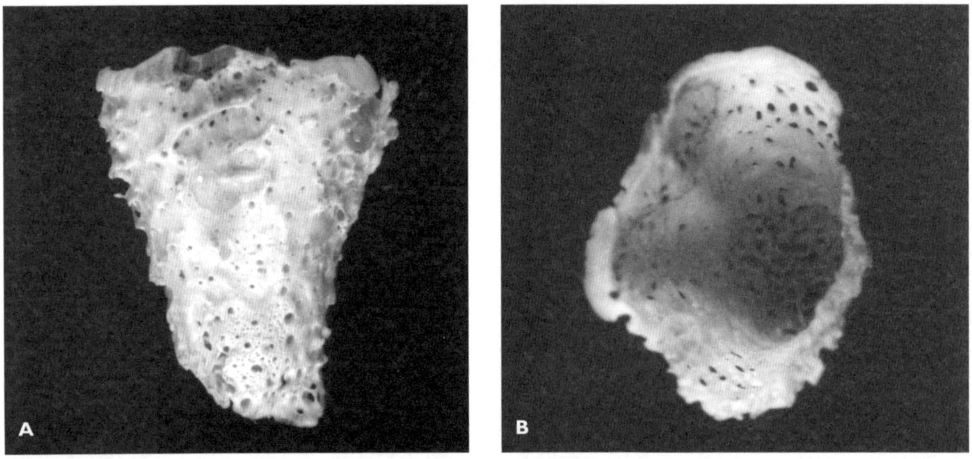

Figura 1-20 – Alvéolo dental (cortical óssea alveolar) de um terceiro molar inferior, quase intacto, removido de uma mandíbula seca. Notar a quantidade de forames, por onde passam vasos e nervos. **A**) Vista lateral (vestibular). **B**) Vista superior (oclusal).

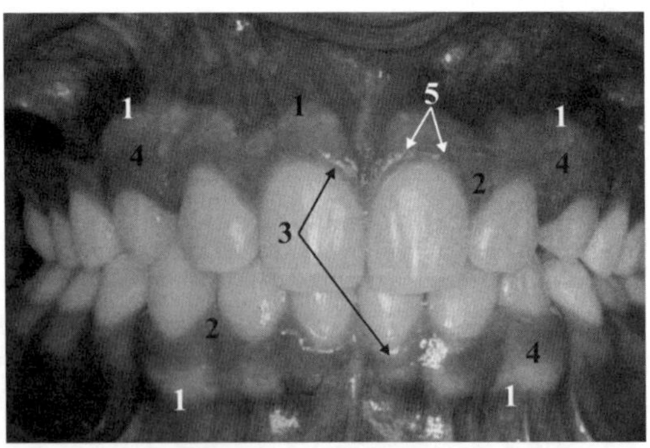

Figura 1-21 – Periodonto de proteção (gengiva) circundando o colo de dentes superiores e inferiores e cobrindo parte do processo alveolar. O sulco gengival seria denotado se tivesse sido introduzida uma sonda entre a gengiva livre e o dente.

1 Junção mucogengival
2 Papila interdental
3 Gengiva livre
4 Gengiva inserida
5 Ranhura gengival

Limitando a gengiva livre e estendendo-se sobre o processo alveolar, aparece uma espessa mucosa especializada, aderida ao dente e ao osso – a gengiva inserida.

As fibras gengivais são uma trama de fibras que ajudam na inserção do periodonto de proteção ao colo do dente (Figs. 1-22, 1-23 e 1-24). O epitélio da gengiva livre, no fundo do sulco gengival (0,5 a 2mm de profundidade) fixa-se a toda periferia do dente, nas proximidades da junção cemento-esmalte. É a **inserção epitelial**, que protege biológica e mecanicamente o fundo do sulco gengival, e que deve ser preservada intacta.

Figura 1-22 – Principais fibras alveolodentais e dentogengivais em uma vista vestibulolingual.

1 Fibras dentogengivais
2 Fibras circulares
3 Fibras crestodentais
4 Fibras horizontais
5 Fibras oblíquas
6 Fibras apicais

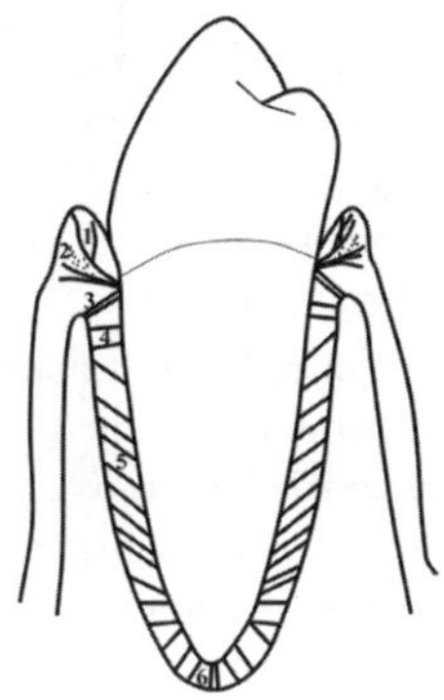

Figura 1-23 – Principais fibras alveolodentais e dentogengivais em uma vista mesiodistal.

1 Fibras circulares
2 Fibras transgengivais
3 Fibras transseptais
4 Fibras horizontais
5 Fibras oblíquas
6 Fibras apicais

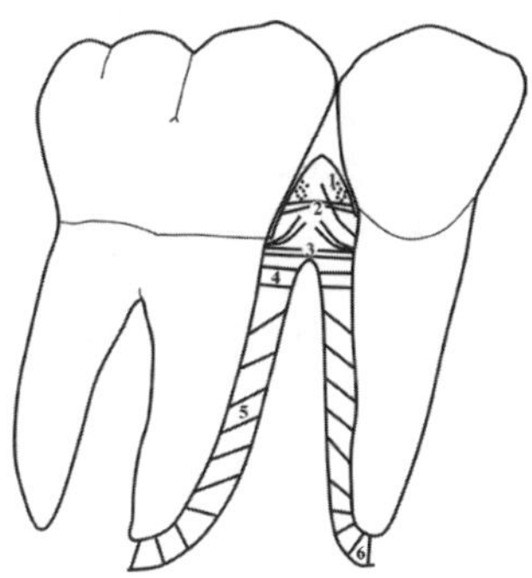

Figura 1-24 – Fibras gengivais circulares.

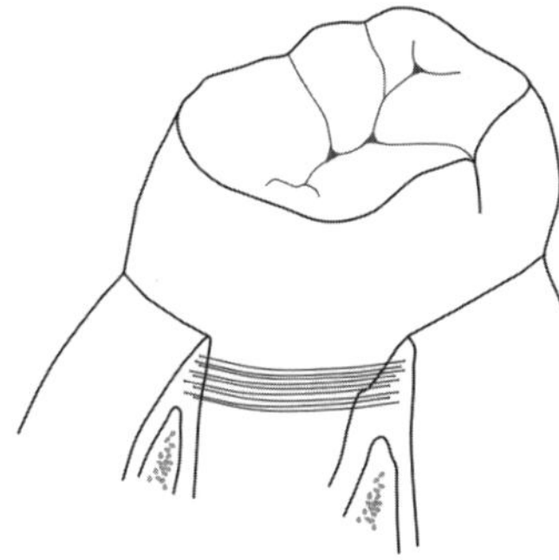

A gengiva inserida, além de sua fixação óssea por meio de fibras colágenas (fibras alveologengivais), fixa-se também no ponto da inserção epitelial da gengiva livre (no cemento, junto ao fundo do sulco gengival), com suas fibras dentogengivais, podendo muitas delas acompanhar o contorno do colo dental de maneira circular ou semicircular (Fig. 1-24). Grupos de fibras também unem um lado ao outro da papila interdental (fibras transgengivais) e um dente ao outro (transeptais ou interdentais).

Previamente às exodontias é necessário proceder à sindesmotomia, que é a separação do dente dos tecidos moles pela secção de fibras do ligamento periodontal. Sem isso, a gengiva será dilacerada no ato da extração.

O ligamento periodontal, também conhecido como ligamento alveolodental, é um tecido conjuntivo denso fibroso, não elástico. Ele é basicamente constituído por células, fibras e substância fundamental amorfa. Como o próprio nome diz, faz a ligação do cemento à cortical óssea alveolar, formando uma articulação fibrosa, a gonfose*, semelhante às sindesmoses (Figs. 1-22 e 1-23).

Os densos feixes de fibras colágenas do ligamento periodontal contidos no espaço periodontal (Fig. 1-19), estendem-se do cemento de toda a raiz do dente à superfície interna da cortical óssea alveolar. Suas duas extremidades são embutidas no osso e no cemento, ficando aderidas a eles. Estas fibras assim aderidas, por sofrerem mineralização nas extremidades, são chamadas de fibras de Sharpey e têm função importante na sustentação de todo o periodonto. Este fato pode ser comprovado nos dentes extraídos, nos quais as fibras podem ser vistas cobrindo a raiz, porque são rompidas junto ao osso. Essas fibras dispõem-se diagonalmente do alvéolo para o dente, apresentando, portanto, uma disposição oblíqua, deixando o dente suspenso no alvéolo. Como elas são onduladas, distendem-se sob tensão, permitindo assim uma certa mobilidade do dente, importante para manutenção, pois o protege após qualquer tipo de pressão indesejada.

As fibras colágenas inclinadas, uma vez distendidas, impedem que o dente invada ou penetre no osso. Ao atenuar os impactos mastigatórios, evitam que o ápice do dente seja aprofundado no alvéolo, durante a oclusão, de tal modo que os vasos dentais não sejam lesados ou ocluídos.

Assim, a força da oclusão é parcialmente absorvida pelo ligamento periodontal (e por um sistema de pressão hidráulica, formado por vasos que se dispõem em rede em torno da raiz). O restante dessa pressão mecânica se transforma em força de tração no osso. Tanto maior será a tração quanto mais vertical for a pressão sobre o dente, que tensiona o ligamento e traciona as paredes do alvéolo. Para melhor conhecer o destino dessa força mecânica, consultar o subcapítulo "Biomecânica do esqueleto facial", em um dos livros dos mesmos autores: "Anatomia da face" e "Anatomia facial com fundamentos de anatomia geral", ambos editados pela Sarvier, São Paulo.

Nas duas extremidades do alvéolo, o ligamento periodontal muda a sua direção oblíqua do alvéolo para o dente. No fundo, suas fibras irradiam-se a partir do ápice radicular e na borda livre são inclinadas ao contrário (do dente para a crista alveolar). Ambas limitam os movimentos extrusivos do dente (Figs. 1-22 e 1-23).

Abaixo dessas fibras crestodentais encontram-se as fibras horizontais, que formam uma espécie de ligamento entre o cemento cervical e a crista alveolar.

As fibras mais superficiais são as transeptais, que conectam os colos de dentes adjacentes acima do septo interdental.

No meio dos feixes ligamentosos e em sulcos das paredes do alvéolo (para se protegerem de pressões exageradas) correm artérias, veias, vasos linfáticos e nervos provenientes de ramificações dos ramos dentais e peridentais. Estes últimos são intraósseos e alguns de seus ramos chegam ao espaço periodontal após passar pela cortical óssea alveolar, que é toda perfurada por pequenos forames. Vasos periodontais e vasos gengivais comunicam-se entre si ao ultrapassarem o denso ligamento circular formado pelas fibras horizontais do ligamento periodontal.

Os nervos periodontais são sensitivos para a dor, mas principalmente para a propriocepção e pressão. Alguns nervos (vasos também) podem penetrar na polpa através de forames suplementares frequentemente existentes no terço apical da raiz, que dão acesso a canais secundários* ou pulpoperiodontais.

As terminações nervosas proprioceptivas do periodonto, comuns em outras articulações, trabalham em conjunto com receptores aferentes semelhantes dos músculos da mastigação, seus tendões e da articulação temporomandibular, dando eficiência e precisão aos movimentos mandibulares. A cada oclusão*, o "banco de memória proprioceptiva" que temos no cérebro é realimentado, para que haja a exata repetição dos movimentos realizados. Não havendo esse reforço, por oclusões sucessivas, a "memória periodontal" se esgota. Um fator que determina a necessidade desse reforço para restabelecer a precisão do movimento mastigatório é a alteração da oclusão devido a atritos e desgastes, erupção contínua, movimentos dentais, cáries, restaurações e fraturas. Pessoas desdentadas mastigam normalmente e têm uma boa noção da posição espacial da mandíbula durante sua movimentação, porque os impulsos proprioceptivos estão presentes nos músculos e articulações. Mas a exatidão ou precisão de seus movimentos é prejudicada com a perda do periodonto. Terminações táteis também são abundantes, o suficiente, por exemplo, para se detectar a espessura de um fio de cabelo colocado entre os dentes.

Além de suas funções mecânica, sensorial e nutritiva, o periodonto estimula a formação de células que irão formar fibras colágenas (fibroblastos), osso (osteoblastos) e cemento (cementoblastos). Estes dois últimos tipos de células ficam enfileirados, formando camada junto ao alvéolo ou junto à raiz do dente. Os fibroblastos, bem como as células de defesa, ficam dispersos entre as fibras do ligamento periodontal.

Osso e cemento crescem de maneira semelhante; novas camadas são adicionadas às previamente existentes. As camadas de cemento acelular e celular são depositadas mais lentamente do que as de osso e predominantemente na região apical, engrossando o ápice e alongando a raiz. Com o passar do tempo, a largura do espaço periodontal tende a diminuir. Esta diminuição, ditada pela idade, pode também ocorrer devido a requisitos funcionais; por exemplo, o cemento engrossa em razão de uma produção exagerada (hipercementose) no dente fora de função (sem estímulo mecânico).

Por outro lado, o osso pode sofrer reabsorções. Mas o cemento não. Na movimentação ortodôntica, para corrigir a posição do dente, em que o osso sob pressão é reabsorvido e sob tração é depositado, a espessura do cemento não se modifica, nem no lado da pressão nem no lado da tração.

As fibras do ligamento periodontal também sofrem contínua reconstrução. Os fibroblastos são muito ativos na manutenção dessas fibras e na substituição de velhas por novas.

Moléstias periodontais têm início com a organização de um biofilme de micro-organismos decorrente de má higiene. Estas condições provocam a gengivite, que é a irritação e a inflamação da gengiva. A inflamação no periodonto de proteção pode evoluir para a inserção epitelial e propagar-se a outros tecidos de suporte do dente, causando a periodontite. Esta doença inflamatória destrói o ligamento periodontal e o osso alveolar, a partir da região cervical em direção apical (pode também se espalhar a partir da polpa, pelo forame apical).

O início de uma lesão periodontal pode também ocorrer ante o trauma oclusal, contato prematuro*, excessiva pressão mastigatória, maloclusão*, posição muito inclinada do dente no arco, perda do ponto de contato. O periodonto também pode ser lesado na presença de restaurações deficientes com falta ou excesso de material, cáries, escovação excessiva que provoca abrasão dental e retração gengival e tudo isso deve ser prevenido.*

O conhecimento atual da doença periodontal preocupa-se antes com o ser humano, em um âmbito mais abrangente. Ao profissional promotor de saúde cabe compreender a sua dinâmica, sendo os primeiros passos a dedicação ao conhecimento anatômico, pedra fundamental para a construção de um saber.

Erupção dental

Mauro Airton Rulli

(Figs. 1-25, 1-26, 1-27, 1-28 e 1-29)

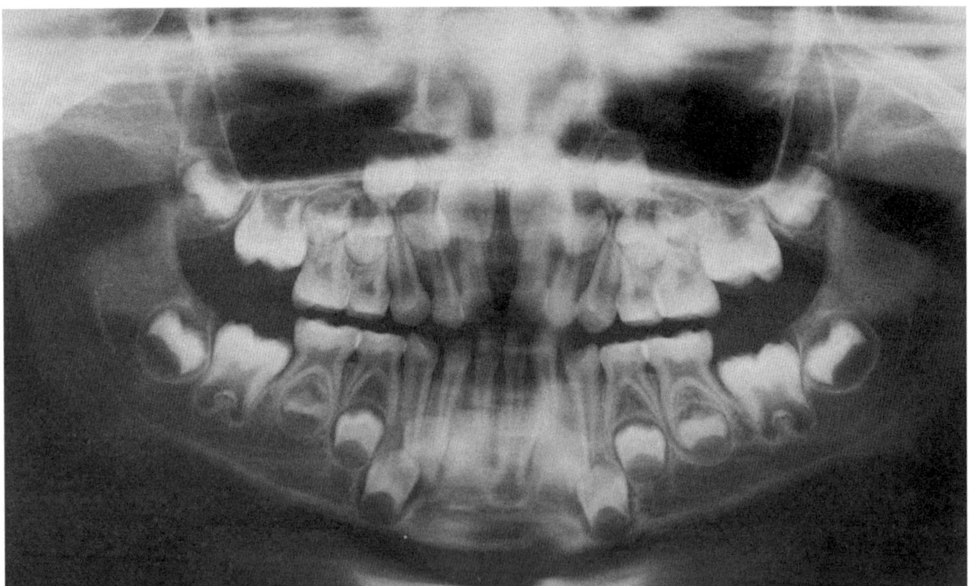

Figura 1-25 – Radiografia panorâmica de uma criança de 5 anos com todos os dentes decíduos em uso. Os primeiros molares permanentes e os incisivos centrais inferiores estão em início de erupção, com suas raízes em formação. Os germes dos demais dentes permanentes encontram-se em suas criptas alveolares (Gentileza do Dr. Célio Percinoto).

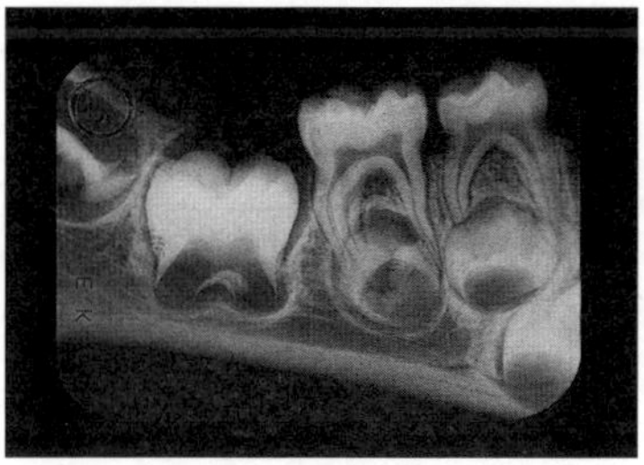

Figura 1-26 – Radiografia periapical de dentes inferiores de uma criança de 5 anos. Comparar com a mesma área da figura 1-25 para observar o estado de desenvolvimento similar (Gentileza do Dr. Horácio Faig Leite).

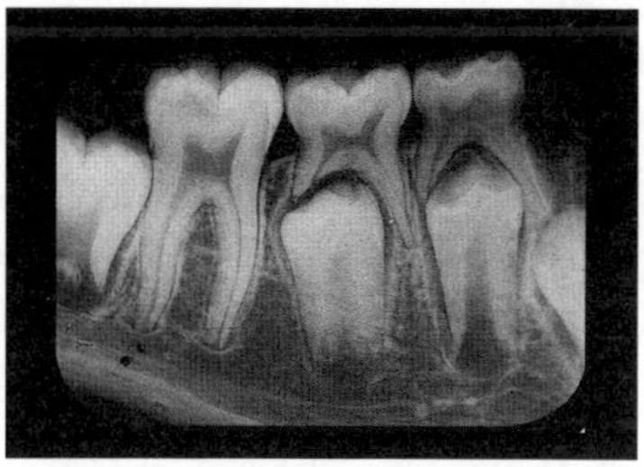

Figura 1-27 – Radiografia periapical de dentes inferiores de uma criança de 9-10 anos, com o primeiro molar permanente quase que totalmente formado e já alcançando o plano de oclusão. Notar os pré-molares em erupção, com parte das raízes calcificadas, e os molares decíduos em processo de rizólise.

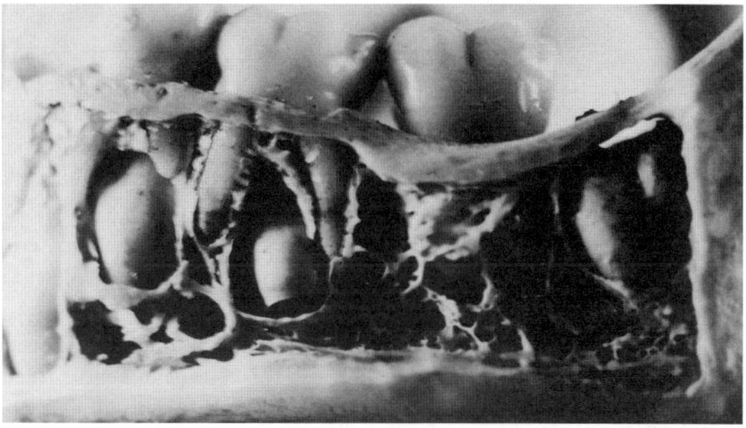

Figura 1-28 – Mandíbula de criança de aproximadamente 8 anos preparada especialmente para mostrar o estado de desenvolvimento similar ao da figura 1-27, se bem que um pouco mais atrasado (Gentileza do Dr. Horácio Faig Leite).

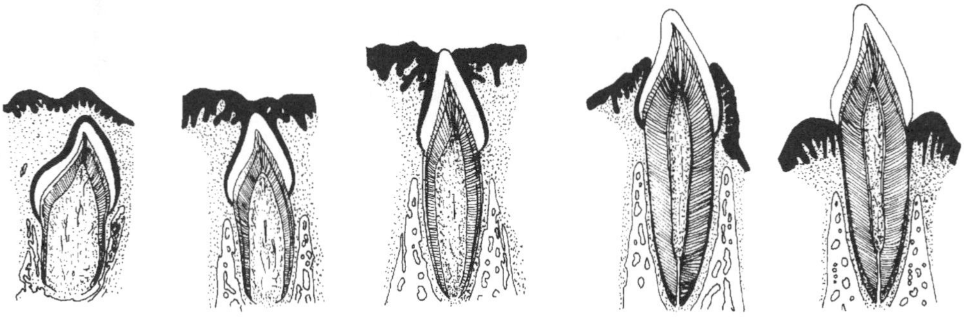

Figura 1-29 – Aspectos histológicos da erupção de um dente. Notar no segundo desenho a fusão do epitélio reduzido do esmalte (traço preto contornando a coroa) com o epitélio bucal e, na sequência, a emergência do dente na cavidade bucal e a formação da inserção epitelial (adaptado de Brescia).

A erupção* é o processo migratório que conduz os dentes, tanto decíduos quanto permanentes, desde seu local de desenvolvimento intraósseo, penetrando pela mucosa gengival, até alcançarem e manterem sua posição funcional no arco dental.

Convém esclarecer, desde logo, que a emergência ou irrompimento do dente, isto é, o aparecimento da coroa dental na cavidade bucal, é apenas um dos eventos do complexo processo da erupção.

A direção do movimento do dente, durante a erupção, é resultante do crescimento dental, do crescimento do osso alveolar e do crescimento do osso de suporte, isto é, da maxila ou da mandíbula. Qualquer desequilíbrio no desenvolvimento destas estruturas pode alterar o sentido da movimentação eruptiva, inclusive ao ponto de provocar a inclusão do dente, ou seja, impedir sua erupção.

Na erupção dental, o movimento prevalente é o axial* ou vertical para a oclusal, mas ocorre também movimentação do dente em todos os planos. Assim, pode haver inclinação para a mesial, distal, vestibular ou lingual, giroversão* ou deslocamento no plano horizontal, para que seja atingida a posição funcional.

O movimento dos dentes em relação à mandíbula ou maxila é denominado **erupção ativa**, enquanto a exposição gradual da coroa dental no meio bucal, decorrente da retração da gengiva devida ao deslocamento da aderência epitelial em direção apical, é chamada **erupção passiva**.

Desde que a posição funcional do dente seja passível de sofrer ajustes, embora pequenos, durante toda a sua existência, para que seja mantido constante relacionamento com seus vizinhos e antagonistas, a erupção deve ser considerada como um processo contínuo.

A época do irrompimento de um dente varia amplamente, portanto, apenas aqueles casos que fogem muito da ampla faixa normal de variação podem ser considerados anormais. De modo geral, ocorre mais cedo nas meninas do que nos meninos e o atraso é mais frequente que a aceleração.

O desenvolvimento e a erupção dos dentes são facetas do crescimento somático e, em decorrência, podem ser afetados por fatores sistêmicos; somente nos casos de crescimento somático deficiente, causado por distúrbio endócrino, deve-se esperar atraso generalizado do irrompimento dos dentes. Dentre as glândulas endócrinas, a hipófise e a tireoide são as que exercem maior controle sobre o desenvolvimento e irrompimento dentais. Fatores locais, como, por exemplo, a falta de espaço no arco dental ou a presença de cistos, podem atrasar e até mesmo impedir a erupção.

A erupção dos dentes permanentes ou decíduos pode ser dividida nas seguintes fases sucessivas: pré-eruptiva, pré-funcional e funcional.

A **fase pré-eruptiva** compreende a movimentação do germe dental* nas etapas iniciais do seu desenvolvimento, no interior do osso em crescimento, a fim de se colocar numa posição adequada ao movimento para a oclusal. O término da fase pré-eruptiva ocorre quando a coronogênese termina e inicia-se a rizogênese*, estando o germe dental confinado, quase inteiramente, em uma cripta* óssea. Inicialmente, os germes dos dentes decíduos e permanentes ocupam uma cripta óssea comum, mas quando a morfogênese da coroa do decíduo está quase concluída, há crescimento de uma lâmina óssea interveniente que possibilita ao dente permanente ficar em sua própria cripta.

Ao final desta fase, em raras ocasiões, o epitélio reduzido do órgão do esmalte pode sofrer alterações que resultam na formação de um cisto, denominado cisto de erupção, que se dispõe circundando a coroa dental, às vezes causando aumento volumétrico gengival perceptível e atrasando o irrompimento.

Os dentes permanentes que possuem predecessores decíduos executam movimentação complexa antes de alcançarem a posição propícia à erupção. Assim, os germes dos incisivos e caninos permanentes iniciam seu desenvolvimento em posição e ao nível da região coronária do germe do dente decíduo; entretanto, no final da fase pré-eruptiva, tais dentes localizam-se ainda em posição lingual, mas agora ao nível da região apical de seus predecessores decíduos. Os pré-molares iniciam seu desenvolvimento em posição lingual e ao nível da região da coroa dos molares decíduos; mais tarde, ficam situados entre as raízes divergentes desses molares e, no final da fase pré-eruptiva, estão localizados abaixo das raízes dos molares decíduos. Deve-se ressaltar, contudo, que tais alterações de posicionamento também são devidas, em parte, ao crescimento em altura dos ossos de suporte, que nessa fase é muito rápido.

A **fase pré-funcional** vai desde o início da rizogênese até o posicionamento do dente no plano oclusal. Quando se inicia a formação da raiz ou raízes, a coroa dental começa a ser impulsionada em direção à mucosa gengival. O primeiro indício morfológico de que um dente vai movimentar-se para a oclusal é a inteira reabsorção* do teto de sua cripta óssea. É nesta fase que ocorre o irrompimento do dente; assim, a coroa faz seu aparecimento no meio bucal quando a raiz ainda não está completamente formada e antes que o osso alveolar tenha atingido suas dimensões funcionais. Daí a maior suscetibilidade para o mau posicionamento nesta etapa da erupção.

Enquanto o dente se movimenta para a superfície, o tecido conjuntivo situado entre o epitélio reduzido do órgão do esmalte e o epitélio gengival vai desaparecendo. Quando a borda incisal ou as cúspides se aproximam da mucosa gengival, o epitélio reduzido do órgão do esmalte e o epitélio gengival fusionam-se. A continuação do movimento eruptivo determina a ruptura do epitélio fusionado sobre a borda incisal ou topo da cúspide, e o dente irrompe no meio bucal.

A **fase funcional** compreende o período em que, após atingirem o plano oclusal, os dentes continuam tendo movimentos para se ajustarem entre si. Estes ocorrem prevalentemente na direção oclusomesial, e é graças ao deslocamento mesial que os pontos de contato entre dentes vizinhos são mantidos. O movimento oclusal, aliado a um depósito de cemento apical, compensa o desgaste oclusal funcional, com a finalidade de manter a relação adequada dos arcos dentais entre si.

A velocidade da erupção é muito mais rápida antes do que após o contato oclusal, podendo, entretanto, acelerar-se novamente após a perda do antagonista*, até possibilitando pequena extrusão além do plano oclusal, isto é, uma sobre-erupção.

Trauma agudo intenso pode resultar na parada da erupção ativa se, durante a fase funcional, o ligamento periodontal for seriamente lesado, com ocorrência de reabsorção radicular e aposição óssea no espaço periodontal levando à anquilose, isto é, a fusão da raiz dental com o osso alveolar, o que impedirá a movimentação dental para a oclusal.*

Muitas foram as hipóteses aventadas para explicar o mecanismo da erupção, no entanto, nenhuma delas conseguiu ainda apresentar argumentação que possa, sem restrição experimental, torná-la plenamente aceita. Todas as estruturas envolvidas na odontogênese e na constituição do complexo dentoalveolar já foram, em uma época ou outra, apontadas como o agente que gera a força capaz de impulsionar o dente em direção oclusal.

Atualmente, o ligamento periodontal é tido como a estrutura capaz de gerar a força eruptiva principal, sendo que nos dentes de crescimento contínuo, como os dos roedores, os fibroblastos do ligamento periodontal são os principais responsáveis pela geração da força eruptiva principal.

Exfoliação* dos dentes decíduos

Consiste na eliminação fisiológica desses dentes, em consequência da reabsorção de suas raízes, antes de sua substituição pelos sucessores permanentes.

Admite-se que as células multinucleadas de reabsorção possam diferenciar-se no tecido conjuntivo como resposta à pressão exercida pelo dente permanente em crescimento e em movimento para a oclusal. Entretanto, a reabsorção radicular pode acontecer mesmo no caso de ausência do germe do dente permanente devido a fatores supervenientes como a sobrecarga oclusal.

A pressão faz-se inicialmente sobre o osso que separa o alvéolo do dente decíduo e a cripta do dente permanente e depois sobre a raiz dental. Devido à posição do germe do dente permanente, a reabsorção dos incisivos e dos caninos decíduos começa ao nível do terço apical da face lingual; o germe do dente permanente segue uma direção oclusal e vestibular. Quando o dente permanente está localizado perfeitamente abaixo do decíduo, a reabsorção deste se faz em planos transversais e o dente erupciona na posição ocupada pelo dente decíduo; nesses casos, o decíduo é exfoliado antes de aparecer o dente de substituição, enquanto nos outros casos, o dente permanente pode fazer sua erupção, embora o dente decíduo continue em seu lugar. Nos molares decíduos, a reabsorção das raízes começa nas superfícies radiculares voltadas para o septo interradicular, pois os germes dos pré-molares, de início, encontram-se entre as raízes dos molares decíduos.

Em condições normais, a reabsorção radicular e a lise do tecido pulpar são indolores e assintomáticas; iniciam-se pela pressão do dente permanente, mas também sofrem influência da debilitação dos tecidos de sustentação do dente decíduo, causada pela reabsorção radicular e pela migração da aderência epitelial do dente decíduo em direção apical, aumentando a coroa clínica. As forças mastigatórias aumentam com o crescimento dos músculos da mastigação, e os hábitos alimentares tornam-se mais vigorosos, de modo que devido à destruição do periodonto de inserção elas são transmitidas ao osso como pressão, coadjuvando a queda do dente decíduo.

O processo de queda apresenta períodos de grande atividade e de repouso relativo; durante os períodos de repouso relativo, além de não haver reabsorção, pode ocorrer reparação por aposição de cemento e/ou osso.

Remanescentes dos dentes decíduos podem escapar à reabsorção e permanecer na boca durante certo tempo; isso ocorre com maior frequência com os molares decíduos que têm um diâmetro maior que o do pré-molar de substituição; todavia esses resíduos serão reabsorvidos progressivamente.

Outro fator de permanência do dente decíduo por maior tempo é a ausência do germe do dente permanente de substituição; nesse caso, denomina-se o dente decíduo de dente retido; às vezes, eles ficam durante longo tempo em bom estado funcional, mas, comumente, as suas raízes são reabsorvidas pela sobrecarga mastigatória e eles acabam exfoliados.

Em algumas oportunidades, o trauma oclusal pode determinar a anquilose* do dente decíduo em vez de sua queda; nesses casos, o dente para de fazer sua erupção ativa e permanece em uma determinada altura, ficando posteriormente abaixo dos seus vizinhos que continuaram sua erupção vertical.*

É importante ressaltar, sobretudo para aplicação clínica, que a queda precoce do dente decíduo pode acelerar a erupção do sucessor permanente se o espaço for mantido, caso contrário, poderá haver atraso ou erupção ectópica, isto é, fora de sua posição normal.

Sequência irruptiva dos dentes (cronologia da irrupção dental)

O termo irrupção*, que é o ato de irromper, aparecer de repente, invadir, romper, surgir, emergir é apenas um dos eventos do complexo processo da erupção. Corresponde ao surgimento da coroa dental no meio bucal. Irrupção e erupção são termos habitualmente usados como sinônimos, porém o último, como foi dito anteriormente, constitui um longo processo de três fases (pré-eruptiva, pré-funcional e funcional). É na fase pré-funcional da erupção ou movimento eruptivo, que vai desde o início da rizogênese* até o posicionamento do dente no plano oclusal, que ocorre a ruptura da mucosa gengival pela emergência do dente.

A criança fica incomodada com a perfuração da mucosa para o aparecimento dos primeiros dentes na boca, como se fossem corpos estranhos a trazer desconforto. O acontecimento é comemorado pela família, que acompanha atentamente o desenvolvimento da criança: "já tem dentinho!".

A primeira parte da coroa dos incisivos a transpor a mucosa é a borda incisal, e nos dentes cuspidados, o ápice da cúspide.

Para o dentista, é importante predizer corretamente a época da irrupção, mas há eventualidades como, por exemplo, a exfoliação seguida da queda precoce ou tardia do dente decíduo, que acelera ou retarda a emergência dos permanentes sucedâneos. Outro exemplo são as variações na época da irrupção, que podem simplesmente ocorrer em membros de uma mesma família e até entre os lados direito e esquerdo de um mesmo indivíduo. Mas, na realidade, não há tanta fortuidade assim – há fatores previsíveis que podem interferir com a época da irrupção, adiantando-a ou atrasando-a. É o caso do gênero (irrupção relativamente antecipada nas meninas, com exceção dos pré-molares), do clima (também mais cedo nos países tropicais), do biótipo ou tipo físico (mais tarde nos obesos) e também doenças (processos infecciosos agudos), alimentação e grupo racial, que contribuem para adiantar ou atrasar o tempo da irrupção. Portanto, estabelecer uma idade exata para a aparição de cada dente não é recomendável; é melhor que a estimativa da idade seja aproximada ou dentro de um limite de variações.

Algumas idades-chave, também aproximadas, podem ser fixadas como referenciais nesse longo e complexo processo da erupção dental. O primeiro dente a irromper é o incisivo central inferior decíduo, entre 7 e 8 meses. A dentição decídua completa-se aos 2,5 anos no máximo. Aos 5 anos de idade iniciam-se as reabsorções radiculares (ou rizólise ou exfoliação), que ocorrem nos decíduos. Nesta mesma idade, a criança já tem 48 dentes; explica-se: são os 20 decíduos visíveis e 28 permanentes em forma de germes (os terceiros molares, em formação, nesta idade não são visíveis – sua calcificação começa no 9º ano) que se desenvolvem e crescem apinhados no interior dos maxilares em crescimento, sendo que as coroas dos incisivos permanentes situam-se lingualmente às raízes dos decíduos homônimos, e as coroas dos pré-molares, entre as raízes dos molares decíduos. Aos 6 anos tem início a dentição mista, com a aparição do primeiro molar inferior permanente, que não substituirá nenhum dente decíduo, mas aumentará o número de dentes visíveis. Entre 10 e 12 anos já não há mais dentes decíduos na boca: a dentição mista é substituída pela permanente, definitiva. Com 13 anos, a criança já possui 28 dentes em função; para completar a dentição permanente ficam faltando os terceiros molares, os quais surgem lá pelos 19 anos, podendo variar até dois anos para baixo ou para cima.

Para mais clareza, podem-se construir duas tabelas sobre a cronologia da irrupção. A primeira, logo abaixo, é bastante genérica e demonstra a ordem de aparição dos dentes decíduos e permanentes, mas ainda sem explicitar datas.

Ordem (sequência) irruptiva dos dentes*	
Decíduos	**Permanentes**
Incisivo central inferior	Primeiros molares
Incisivo central superior	Incisivos centrais
Incisivos laterais	Incisivos laterais
Incisivo lateral superior	Canino inferior
Primeiros molares	Primeiros pré-molares
Caninos	Segundos pré-molares
Segundos molares	Canino superior
	Segundos molares
	Terceiros molares

* Os dados desta tabela, bem como da outra a seguir, foram obtidos com base em tabelas de diferentes autores, com seus diferentes métodos de estudo e possibilidades da interferência de diferentes fatores de variação.

A partir da tabela acima, pode-se especificar, em uma segunda tabela, a data de irrupção que se espera para cada dente. Deve-se ressaltar que sua construção é destituída de rigor científico e, portanto, os dados não são exatos. Foi baseada nas múltiplas tabelas existentes, que resultaram de apurações muitas vezes com metodologias distintas e sem considerar fatores gerais e individuais de variação, que levam à diversidade dos dados. Houve a intenção de divulgar datas médias, fáceis de serem lembradas, no lugar de períodos etários dentro de limites mínimo e máximo e muitos números quebrados.

Cronologia da irrupção dos dentes decíduos (em meses) e permanentes (em anos)					
Dentição decídua	**Superior**	**Inferior**	**Dentição permanente**	**Superior**	**Inferior**
Incisivo central	10	7,5	Incisivo central	7	6,5
Incisivo lateral	12	13	Incisivo lateral	8	7,5
Canino	18	19	Canino	11	10
			Primeiro pré-molar	10	10,5
			Segundo pré-molar	11	11,5
Primeiro molar	16	16	Primeiro molar	6	6
Segundo molar	26	25	Segundo molar	12,5	12
			Terceiro molar	19	19

CAPÍTULO

2

Anatomia Individual dos Dentes

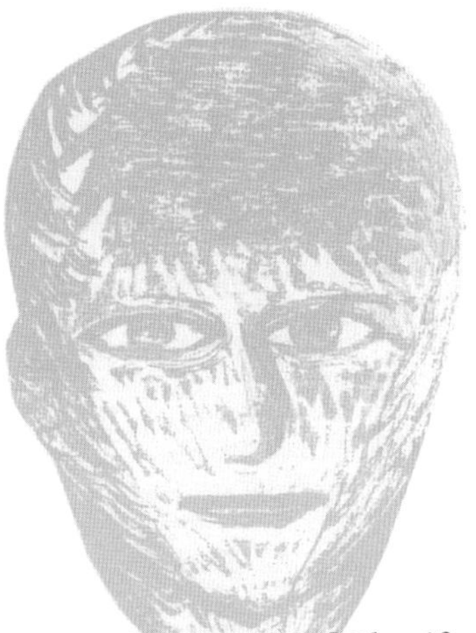

OBJETIVOS ❙ Identificar e descrever os acidentes anatômicos de cada um dos dentes permanentes e decíduos típicos ❙ Descrever cada uma das faces da coroa de cada dente permanente, indicando com precisão seus detalhes anatômicos ❙ Descrever a(s) raiz(es) de cada dente permanente ❙ Descrever coroa e raiz(es) de cada dente decíduo, estabelecendo comparações com os dentes homônimos permanentes ❙ Relacionar os fatores que determinam diferenças anatômicas de coroa e raiz entre dentes semelhantes ou de um mesmo grupo dental, por exemplo, entre primeiro e segundo molar superior, entre caninos superior e inferior ❙ Analisar as características diferenciais de dentes naturais, extraídos, para identificá-los (pelo sistema de dois dígitos numéricos que os localizam no arco), com um mínimo de 80% de acerto ❙ Responder corretamente às perguntas dos Guias de estudo 3, 4, 5 e 6 ❙

Descrição anatômica dos dentes permanentes

Guia de estudo 3

1 Leia uma vez o bloco 1, examinando as figuras, e de preferência com dentes secos à mão. Leia também as páginas 62 a 67.
2 Responda, escrevendo, às seguintes perguntas: Qual é o significado da borda incisal serrilhada dos incisivos recém-erupcionados? Por que essa condição não existe no homem adulto? Que diferença existe no contorno dos ângulos e mesioincisal e distoincisal? A área de contato fica mais próxima de qual deles? A face lingual do incisivo central superior possui sulcos e fossetas? Descreva-a e desenhe-a. Qual é a forma do contorno da face mesial do incisivo superior e em que local ela é mais larga? O desgaste da borda incisal dos incisivos superiores fica do lado lingual ou vestibular? Por quê? O primeiro dente da Fig. 2-1 é direito (11) ou esquerdo (21)? E o segundo? Explique quais são as diferenças do contorno da face vestibular do incisivo central e do lateral superior (faça desenhos). Descreva a face lingual do incisivo lateral superior. Faça uma comparação entre as raízes do incisivo central e do lateral superior e destaque as diferenças existentes. O primeiro dente da Fig. 2-4 é direito (12) ou esquerdo (22)? E o segundo? Identifique quanto ao lado também os dentes das Figs. 2-35 e 2-36. Compare as faces linguais dos incisivos superiores com as dos incisivos inferiores e explique que diferenças há. O que significa a coroa do incisivo lateral inferior estar "torcida" em relação à raiz (considere o eixo vestibulolingual da coroa e explique a posição do cíngulo ou do ângulo distoincisal)? Explique quais são as diferenças do contorno da face vestibular do incisivo central e do lateral inferior (faça desenhos). Descreva a conformação da raiz do incisivo inferior. O primeiro dente da Fig. 2-8 é direito (42) ou esquerdo (32)? E o segundo? Identifique quanto ao lado também os dentes das Figs. 2-38 e 2-40. Quais são os contornos da face vestibular do canino superior e do inferior? Desenhe-os. Pelo aspecto incisal percebe-se uma diferença entre as metades mesial e distal da face vestibular. Qual é ela? Esta diferença ocorre somente nos caninos superiores? Tente reproduzi-la em um desenho. Compare a raiz do canino superior com a do inferior e cite as diferenças encontradas. Descreva a face lingual do canino superior e desenhe-a. O primeiro dente da Fig. 2-9 é direito (13) ou esquerdo (23)? E o segundo? O primeiro dente da Fig. 2-11 é direito (43) ou esquerdo (33)? E o segundo? Identifique também os dentes das Figs. 2-41 e 2-42.
3 Leia novamente e confira se suas respostas estão corretas (confira também, com os colegas ou com o professor, a identificação dos dentes das fotos).
4 Em caso negativo, volte ao item 1. Em caso positivo, vá ao item 5.
5 Complemente suas respostas procurando informações em outros livros. Examine a maior quantidade possível de dentes naturais (no crânio ou isolados) e de modelos industrializados. Compare-os com as figuras do livro. Discuta as questões de estudo com seus colegas. Esculpa em cera (agora ou quando chegar ao último capítulo) dentes incisivos e caninos.
6 Leia o bloco 1, agora mais atentamente.
7 Leia novamente o texto, agora grifando e destacando os detalhes que julgar mais importantes.
8 Desenvolva os estudos dirigidos sobre dentes incisivos e sobre caninos, que se iniciam à página 142, no Apêndice.

B1

A anatomia exterior dos dentes deve ser muito bem conhecida. O estudo simplesmente teórico não basta. O aluno precisa estudar a descrição detalhada do dente com exemplares deles nas mãos. Além de dentes naturais, macromodelos de gesso ou resina e modelos de arcos dentais ajudam a entender os aspectos que se quer ensinar. O desenho e a escultura em cera são também valiosos meios de aprendizagem da anatomia dental, além de desenvolverem a habilidade psicomotora.

As descrições feitas a seguir são para dentes sem desgaste. O desgaste altera a forma; as cúspides, por exemplo, têm vértices agudos quando erupcionam, mas logo se arredondam com o desgaste mastigatório.

A respeito disso, o Dr. Hiromi Yonezawa faz algumas observações, que aqui são transcritas: "No dia a dia da prática clínica, a anatomia dental apresenta variações segundo motivos mais diversos. A descrição é clássica somente em raros adolescentes, onde não houve a triste lesão cariosa e consequentemente a intervenção profissional.

Entre os motivos que modificam a anatomia do dente podemos citar:

1. *A antropotipologia concorre para definir algumas variáveis. Os indivíduos longilíneos e dolicocéfalos apresentam dentes em que, na relação comprimento/largura, o comprimento predomina, com cúspides mais altas e vertentes mais íngremes. Os brevilíneos, braquicefálicos, apresentam uma relação comprimento/largura cuja diferença não se faz tão pronunciada como no biótipo anterior: cúspides baixas, vertentes menos íngremes. A miscigenação dos grupos étnicos, muito intensa no Brasil, dificulta um pouco a distinção das características próprias de cada raça ou biótipo.*
2. *Outra variável, também perceptível, refere-se a hábitos alimentares e mastigatórios (se bilateral, unilateral ou predominância de um dos lados). Nas famílias, cuja alimentação se baseia em massas, percebe-se pouco desgaste dos dentes no decorrer da vida. Em se tratando de Brasil, o regionalismo alimentar se faz notar.*
3. *Não devemos esquecer que no curso da vida uma parcela da população acaba perdendo alguns elementos dentais, fato esse que se transforma em etiologia de hábitos unilaterais, o que acarretará na alteração da anatomia pela solicitação contínua de um dos lados. A extração de um elemento causará a mudança da forma dental também pela migração ou inclinação. Na doença periodontal, perda óssea alveolar e consequente cirurgia, a topografia dente/osso alveolar/gengiva sofre drástica alteração em relação à anatomia descrita em livros.*
4. *Nos indivíduos com predominância de respiração bucal, os atos mastigatório e de deglutição são perturbados pela necessidade de respiração, e a mastigação não se desenvolve, com consequente desgaste fisiológico diminuído. O número de movimentos mastigatórios por bolo alimentar é menor e a falta de fricção do alimento na gengiva enseja a doença periodontal seguida de perda óssea e mudança na relação dente/osso alveolar/gengiva.*
5. *A iatrogenia* em dentística restauradora e prótese dental no decorrer da vida também pode alterar sobremaneira a anatomia dental.*

É importante avaliar se o desgaste dental apresentado pelo paciente no momento em que está sentado na cadeira profissional é compatível com a sua idade, se é uniforme em ambos os hemiarcos ou se se apresenta mais pronunciado em um dos hemiarcos. Procurar possíveis causas das anormalidades presentes, e destas observações orientar para tentar corrigir certos hábitos mastigatórios e, se houver reconstrução protética, adequar o trabalho à anatomia dental.*

Havendo de considerar que se um paciente se apresenta no consultório com 35 anos de idade, com o passar do tempo, somará anos e não regredirá. No curso de 10 anos, por exemplo, quando o paciente estiver com 45 anos, a relação dente/osso alveolar/gengiva também estará alterada. A prótese deverá ter uma anatomia dental que procure 'acompanhar' o desgaste natural que os demais dentes naturais sofrerão no decorrer dos anos. Não poderá ter uma anatomia 'estática' de 35 anos. Os dentes naturais deverão sofrer recontorneamento anatômico para não acelerar a reabsorção óssea alveolar."

▪ Incisivo central superior (11 ou 21)

(Figs. 2-1, 2-2 e 2-3)

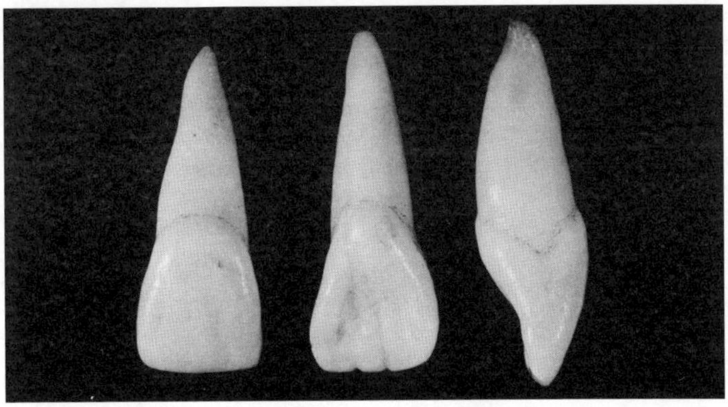

Figura 2-1 – Incisivo central superior. Da esquerda para a direita, três exemplares vistos pelas faces vestibular, lingual e mesial, respectivamente.

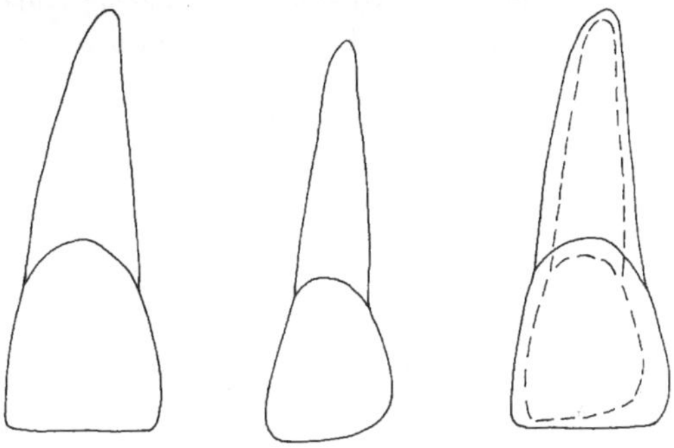

Figura 2-2 – Incisivos central e lateral superiores vistos por vestibular. O terceiro desenho é a superposição do primeiro (linha cheia) ao segundo (réplica em linha interrompida), para melhor comparação.

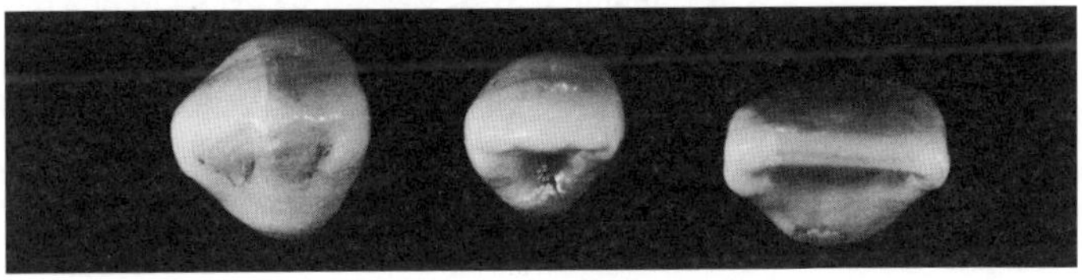

Figura 2-3 – Canino e incisivos lateral e central superiores vistos pela borda incisal.

Dente absolutamente indispensável na estética facial e o mais importante na articulação das palavras para a emissão de sons línguo e labiodentais.

Como todos os incisivos, tem forma de cunha ou de chave de fenda, para cortar alimentos. Sua face vestibular apresenta dois sulcos rasos de disposição cervicoincisal, consequência da fusão dos lobos de desenvolvimento. Como nos demais incisivos recém-erupcionados, ele exibe borda incisal serrilhada, pela presença de três mamelões*, os quais são pequenas eminências que, à semelhança dos sulcos vestibulares, constituem vestígios da separação dos lobos de desenvolvimento. Depois que os incisivos completam a erupção e adquirem uma posição funcional, o uso e a atrição* provocam o gradual desaparecimento dessas saliências.

Face vestibular – vista por esta face, a coroa é estreita no terço cervical e larga no terço incisal. Isso significa que as bordas mesial e distal convergem na direção cervical. Mas a borda mesial é mais retilínea e continua em linha com a superfície mesial da raiz. A borda distal é mais convexa, mais inclinada, e ao encontrar a superfície distal da raiz o faz em ângulo.

Na borda incisal, o ângulo mesioincisal é mais agudo do que o ângulo distoincisal, que é mais obtuso ou arredondado. Se o mesioincisal for um pouco arredondado, o distoincisal será mais ainda. O desgaste excessivo faz desaparecer o arredondamento dos ângulos.

Por causa da inclinação da face distal e do arredondamento do ângulo distoincisal, a área de contato distal situa-se mais cervicalmente (entre os terços médio e incisal) do que a área de contato mesial, que se situa bem próximo ao ângulo mesioincisal.

Face lingual – é mais estreita do que a precedente em virtude da convergência das faces mesial e distal para a lingual. Seu terço cervical mostra uma saliência arredondada bem desenvolvida chamada cíngulo. Em seus terços médio e incisal observa-se uma depressão – a fossa lingual – de profundidade variável, dependendo das elevações que a circundam. Limitando a fossa lingual, as cristas marginais mesial e distal também variam em proeminência em diferentes dentes. As cristas marginais são espessas próximo ao cíngulo e vão perdendo espessura à medida que se aproximam dos ângulos incisais. Com isso, a fossa lingual vai perdendo profundidade ao se aproximar da borda incisal.

Cristas marginais elevadas dão ao incisivo central superior uma forma de pá. Esta forma é mais comum entre os povos amarelos. Japoneses e seus descendentes, por exemplo, não raro, exibem cristas marginais extremamente desenvolvidas na superfície lingual da coroa.

O cíngulo tem, às vezes, uma extensão que invade a fossa lingual. Sulcos, fossetas ou forame cego não são comuns nesta face do dente.

Faces de contato – as vistas mesial e distal deste dente ilustram o seu aspecto de cunha. As faces vestibular e lingual convergem acentuadamente na direção incisal. Ambas as faces têm uma inclinação lingual, de modo que a borda incisal e o ápice da raiz ficam centrados no eixo longitudinal do dente. Como em todos os incisivos, sua face vestibular é convexa, porém, os terços médio e incisal são planos.

Por este ângulo de observação pode-se ver o bisel* da borda incisal, que avança pela face lingual, quando há desgaste.

O diâmetro vestibulolingual é grande no terço cervical, diminuindo 1mm ou menos junto à linha cervical.

Raiz – tem forma grosseiramente cônica, mas, na realidade, sua secção transversal é triangular com ângulos arredondados, porque é mais larga na vestibular do que na lingual. Corresponde a uma vez e um quarto do comprimento da coroa. O ápice costuma ser rombo e não se desvia muito para a distal.

▪ Incisivo lateral superior (12 ou 22)

(Figs. 2-2, 2-3 e 2-4)

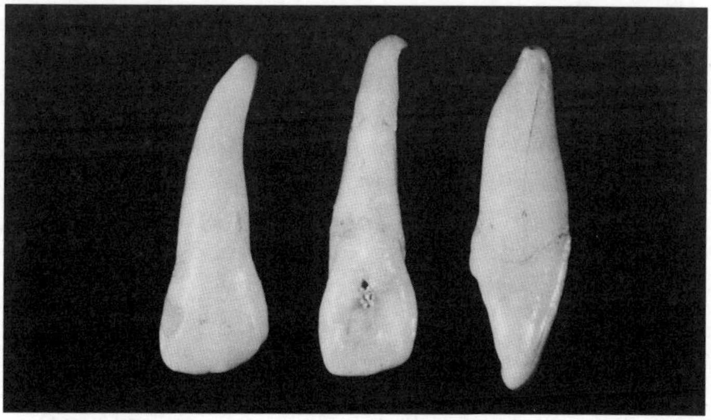

Figura 2-4 – Incisivo lateral superior. Três exemplares vistos pelas faces vestibular, lingual e mesial.

Pela sua forma, lembra o incisivo central. No entanto, é menor em todas as dimensões, com exceção do comprimento da raiz.

Incisivos laterais superiores variam muito quanto à forma, mais do que qualquer outro dente. Ocasionalmente, as variações são tão grandes que são consideradas anomalias* de desenvolvimento, tais como: forma pontiaguda da coroa, presença de tubérculos pontiagudos como parte do cíngulo, sulco lingual profundo abrangendo cíngulo e parte da raiz, coroas e raízes torcidas e outras malformações.*

Face vestibular – por ser mais estreita que a do incisivo central, a coroa do incisivo lateral tem convexidade mais acentuada no sentido mesiodistal. As bordas mesial e distal são mais convergentes e os ângulos mésio e distoincisal, mais arredondados, principalmente este último. Isto torna a borda incisal bem inclinada para a distal. As áreas de contato são mais distantes de incisal do que no incisivo central.

Face lingual – tem os mesmos elementos arquitetônicos do incisivo central, porém, com cristas marginais geralmente mais salientes e fossa lingual mais profunda. O cíngulo, apesar de alto e bem formado, é mais estreito. Entre o cíngulo e a fossa lingual surge frequentemente uma depressão em forma de fosseta, o forame cego.

Faces de contato – são muito parecidas com as do incisivo central, mas a menor dimensão vestibulolingual ao nível do terço cervical faz com que a linha cervical seja de curva mais fechada. A borda incisal coincide com o longo eixo do dente.

Raiz – é proporcionalmente mais longa que a do central. Corresponde a uma vez e meia o comprimento da coroa. Na realidade, o comprimento da raiz se equivale em ambos os dentes. Comparando ainda com a raiz do incisivo central, ela é mais afilada, mais achatada no sentido mesiodistal e seu terço apical é mais desviado para a distal.

▪ Incisivo central inferior (31 ou 41)

(Figs. 2-5, 2-6 e 2-7)

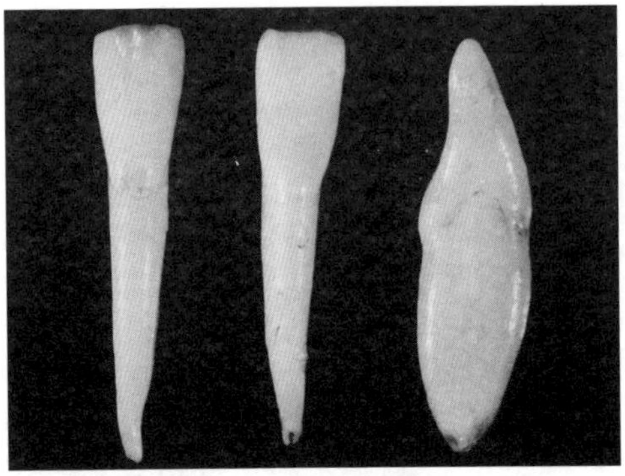

Figura 2-5 – Incisivo central inferior. Três exemplares vistos pelas faces vestibular, lingual e mesial.

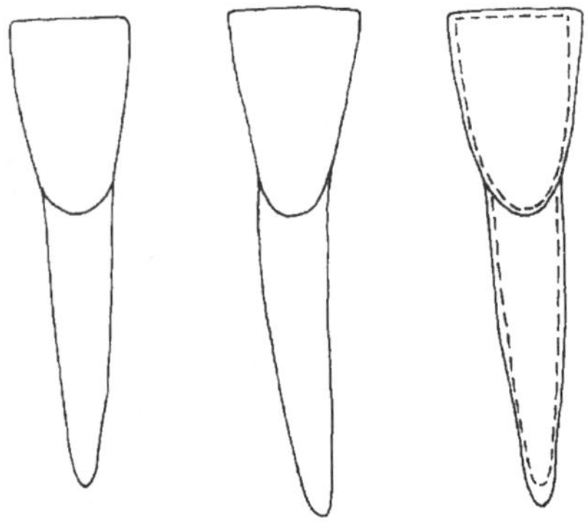

Figura 2-6 – Incisivos central e lateral inferiores vistos por vestibular. O terceiro desenho é a superposição do primeiro (réplica em linha interrompida) ao segundo (linha cheia), para melhor comparação.

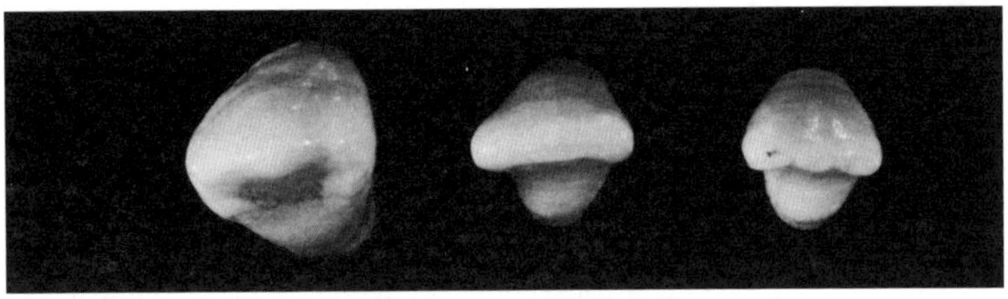

Figura 2-7 – Canino e incisivos lateral e central inferiores vistos pela borda incisal.

É o menor e mais simétrico dente da dentição permanente humana. Seus elementos anatômicos, como sulcos e cristas, são os menos evidentes.

Face vestibular – sua largura corresponde a dois terços da largura da mesma face do incisivo central superior. É convexa no terço cervical, mas torna-se plana nos terços médio e incisal.

As bordas mesial e distal encontram a borda incisal em ângulos quase retos, muito pouco ou nada arredondados. As áreas de contato estão no mesmo nível, muito próximas desses ângulos. O desgaste da borda incisal provoca a inclinação desta para a mesial, isto é, há maior desgaste próximo ao ângulo mesioincisal, numa oclusão normal. As bordas mesial e distal convergem para o colo, mas não muito acentuadamente; elas tendem ao paralelismo mais do que em qualquer outro incisivo.

Face lingual – a face lingual, levemente côncava, é menor que a vestibular em razão da convergência das faces de contato para a lingual e para a cervical, o que lhe dá um contorno tendendo para triangular. O cíngulo é baixo e as cristas marginais são dificilmente perceptíveis. Isto faz com que a fossa lingual seja apenas uma leve depressão.

Faces de contato – as faces mesial e distal são triangulares, ou seja, relativamente espessas no terço cervical com perda de espessura à medida que as faces vestibular e lingual convergem para a borda incisal. Esta borda está deslocada para a lingual em relação ao longo eixo do dente. Os dois terços incisais da coroa aparecem, então, inclinados para o lado lingual em relação à raiz.

As faces mesial e distal são planas, ou quase planas, nos terços médio e cervical e convexas no terço incisal. Nelas, a linha cervical descreve uma curva bem fechada, que se estende incisalmente até um terço do comprimento da coroa e é mais fechada ainda no lado mesial.

Por esse ângulo de observação pode-se ver o contorno arredondado da borda incisal. Após o desgaste, identifica-se uma forma de bisel* (semelhante a um cinzel) na borda incisal, que se estende pela face vestibular.

Raiz – a raiz é retilínea, sem inclinação para qualquer lado, e muito achatada mesiodistalmente. Isso a torna larga no sentido vetibulolingual, com sulcos longitudinais evidentes, sendo o distal o mais profundo dos dois. Num corte transversal, a raiz mostra-se oval, com dimensão vestibular maior do que a lingual.

▪ Incisivo lateral inferior (32 ou 42)

(Figs. 2-6, 2-7 e 2-8)

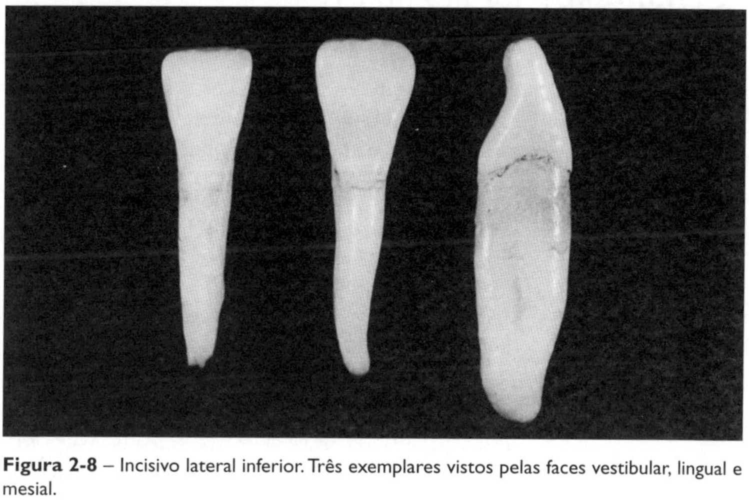

Figura 2-8 – Incisivo lateral inferior. Três exemplares vistos pelas faces vestibular, lingual e mesial.

É muito parecido com o incisivo central inferior, mas ligeiramente maior em todas as dimensões da coroa e da raiz. Até a borda incisal é um pouco mais larga.

Face vestibular – vista por vestibular, a coroa do incisivo lateral difere da do central por apresentar as bordas mesial e distal mais inclinadas (mais convergentes), o que lhe dá um aspecto tendente a triangular. Além disso, a borda mesial é ligeiramente mais alta que a distal; o desgaste acentua essa diferença, provocando grande inclinação no sentido cervical, de mesial para distal. O ângulo distoincisal é mais arredondado e obtuso. Todos esses detalhes fazem com que a área de contato distal esteja um pouco mais deslocada para a cervical em relação à área de contato mesial.

Face lingual – por esta vista são observados os mesmos aspectos citados na vista vestibular.

Faces de contato – a diferença mais significativa entre ambos os incisivos inferiores é a projeção lingual do ângulo distoincisal. A borda incisal não está em perfeita linha reta, isto é, não corta o diâmetro vestibulolingual em ângulos retos. Ao contrário, ela é girada distolingualmente, de tal forma que o ângulo distoincisal fique em posição mais lingual que o ângulo mesioincisal. Este detalhe pode ser mais bem observado pela vista incisal do dente. O cíngulo também acompanha essa rotação, pois sua maior proeminência fica ligeiramente distal em relação ao longo eixo do dente. A rotação da borda incisal corresponde à curvatura do arco dental.

Raiz – comparando-se com a raiz do central, ela é mais longa, mais robusta, com sulcos mais profundos, principalmente o distal, e é geralmente desviada para a distal.

Desenvolva o "Estudo dirigido sobre incisivos superiores" e o "Estudo dirigido sobre incisivos inferiores", no Apêndice deste livro.

▪ Canino superior (13 ou 23)

(Figs. 2-3, 2-9 e 2-10)

É o mais longo dos dentes. A coroa tem o mesmo comprimento da coroa do incisivo central superior, mas a raiz é bem mais longa. A forma da coroa dá ao canino um aspecto de força e robustez.

Face vestibular – visto por vestibular, difere dos incisivos por ter uma coroa de contorno pentagonal e não quadrangular. Isto se deve à presença de uma cúspide na borda incisal, que a divide em duas inclinações. O segmento mesial da aresta* longitudinal é mais curto e menos inclinado. O maior e mais pronunciado segmento distal torna o ângulo distoincisal mais arredondado e mais deslocado para a cervical do que o ângulo mesioincisal.

As bordas mesial e distal convergem para o colo; a convergência da borda distal é mais acentuada. A borda mesial é mais alta e mais plana do que a borda distal, que é mais baixa e mais arredondada. As áreas de contato estão em níveis diferentes; a posição da área de contato distal é mais cervical (no terço médio).

A face vestibular tem no centro uma elevação longitudinal em forma de crista que termina na ponta da cúspide. É acompanhada de cada lado por sulcos rasos, que dão um aspecto trilobado à face, sendo que o lobo central é o mais proeminente.

A cúspide está alinhada com o longo eixo do canino, isto é, o eixo passa pelo ápice da raiz, corta todo o dente e alcança o vértice da cúspide.

Toda a face vestibular é bastante convexa. Quando vista por incisal, seu contorno convexo mesiodistal mostra uma particularidade própria dos caninos (superior e inferior): a metade mesial é mais convexa, mais proeminente e mais projetada para a vestibular do que a metade distal.

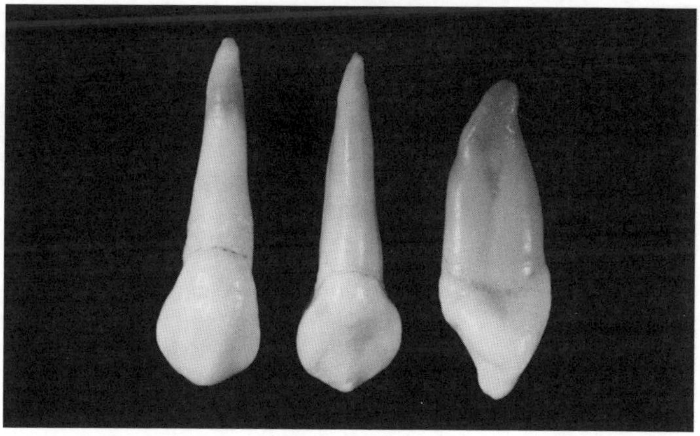

Figura 2-9 – Canino superior. Três exemplares vistos pelas faces vestibular, lingual e mesial.

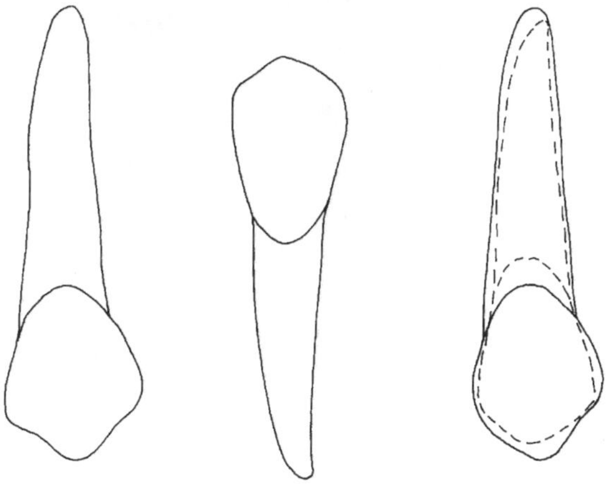

Figura 2-10 – Caninos superior e inferior vistos por vestibular. O terceiro desenho é a superposição do primeiro (linha cheia) ao segundo (em posição invertida e linha interrompida), para melhor comparação.

Face lingual – tem a mesma silhueta da face vestibular, mas é mais estreita, principalmente no terço cervical, devido à convergência pronunciada das faces de contato para a lingual e para a cervical. As cristas marginais e o cíngulo são bem desenvolvidos no canino superior. O cíngulo é especialmente robusto, lembrando uma pequena cúspide. Frequentemente, está unido à cúspide por uma crista cervicoincisal, semelhante àquela da face vestibular. Quando presente, esta crista lingual divide a fossa lingual, que já é rasa, em uma mesial e outra distal, mais rasas ainda. Algumas vezes, a face lingual é lisa, sem a presença de crista ou de fossas.

Faces de contato – as faces mesial e distal são triangulares, lisas e convexas em todos os sentidos. A face mesial é maior e mais plana. Comparando com os incisivos, o canino é bem mais espesso vestibulolingualmente; a linha cervical tem uma curva mais aberta e a borda vestibular é mais convexa. Quando desgastada, a borda incisal mostra um plano inclinado em direção lingual.

Raiz – é cônica, fortíssima. Longa (pode chegar ao dobro do comprimento da coroa) e reta, raramente se desvia acentuadamente para a distal. Seccionada transversalmente, tem aspecto oval, com maior diâmetro vestibular. É sulcada longitudinalmente nas superfícies mesial e distal.

▪ Canino inferior (33 ou 43)

(Figs. 2-7, 2-10 e 2-11)

Em comparação com o canino superior, o canino inferior tem a coroa mais longa e estreita. Na realidade, ela habitualmente é só um pouco mais longa, mas a sua reduzida dimensão mesiodistal dá-lhe a aparência de coroa bem alta.

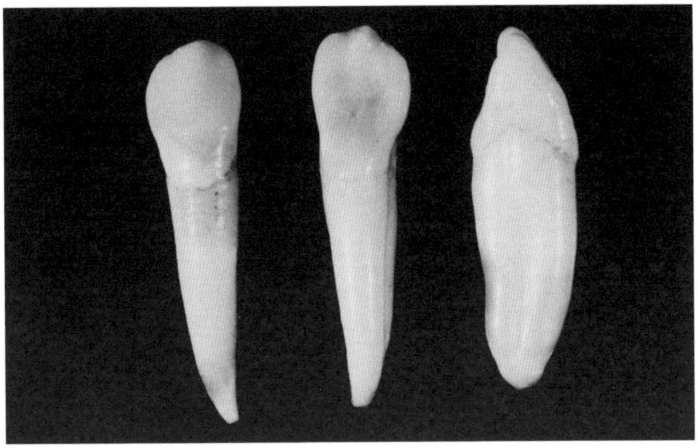

Figura 2-11 – Canino inferior. Três exemplares vistos pelas faces vestibular, lingual e mesial.

Face vestibular – por ser um dente mais estreito que o canino superior, sua face vestibular é mais convexa, mas não tem a crista cervicoincisal tão marcada. Os sulcos de desenvolvimento são apenas vestigiais. A borda mesial é mais alta que a distal, mais retilínea, e continua alinhada com a superfície mesial da raiz. A borda distal, mais inclinada e curva, forma um ângulo com a superfície distal da raiz. Como o dente é mais estreito, a convergência dessas bordas para a cervical é menor em relação ao canino superior.

Tal como no homônimo superior, a coroa não tem simetria bilateral, porque o segmento mesial da aresta longitudinal da cúspide é menor e menos inclinado (quase horizontal) que o distal. Os ângulos mesioincisal e distoincisal e as áreas de contato se dispõem como no canino superior.

Dividindo-se a face vestibular ao meio, nota-se que a metade distal é mais larga e prolonga-se no sentido distal. Por outro lado, a metade mesial é mais robusta e se projeta vestibularmente, como no canino superior. Verifica-se esse detalhe posicionando corretamente o dente, de tal modo que a linha de visão coincida com o longo eixo, a partir do vértice da cúspide.

Face lingual – em contraste com o canino superior, nem o cíngulo nem as cristas marginais são bem marcados. Também não há crista que una o cíngulo à cúspide. Sua forma acompanha, assim, a dos incisivos inferiores, com uma fossa lingual pouco escavada.

Faces de contato – por esta vista, a borda vestibular é menos convexa que a do canino superior. O diâmetro vestibulolingual também é menor.

O vértice da cúspide está centrado sobre a raiz. Quando há desgaste, percebe-se por esta vista um plano inclinado invadindo a face vestibular a partir da cúspide. A propósito, os desgastes acentuados tornam a borda incisal quase reta e o dente fica parecendo um incisivo lateral superior pelo aspecto da coroa.

Raiz – é 1 ou 2mm mais curta que a do canino superior e bastante achatada no sentido mesiodistal. Suas superfícies mesial e distal são sulcadas longitudinalmente, particularmente a distal. A raiz inclina-se frequentemente para a distal, ou pelo menos seu terço apical.

A prevalência de caninos inferiores birradiculares gira em torno de 5%. Quando esta variação ocorre, a raiz vestibular é ligeiramente maior que a lingual e o ponto de bifurcação* está geralmente no terço médio.*

Desenvolva o "Estudo dirigido sobre caninos", no Apêndice deste livro.

▪ Primeiro pré-molar superior (14 ou 24)

(Figs. 2-12, 2-13 e 2-14)

Guia de estudo 4

1 Leia uma vez o bloco 2. Leia também as páginas 68 a 71.

2 Esclareça, escrevendo, os seguintes quesitos ou questões: Ao se comparar a face vestibular do canino superior com a do primeiro pré-molar superior, quais são as diferenças que se podem notar? O vértice da cúspide lingual dos pré-molares superiores está mais deslocado para mesial ou para lingual? Em qual destes dois lados a aresta longitudinal dessa cúspide é mais alta? Comente sobre o volume e a altura das cúspides dos pré-molares superiores; o que isso tem a ver com a posição do sulco central? Compare a face oclusal do primeiro com a do segundo pré-molar superior e exponha o resultado dessa comparação; transfira esse resultado para um desenho. Descreva a porção radicular do primeiro pré-molar superior. Cite sete características diferenciais entre o primeiro e o segundo pré-molar superior. Os três dentes da Fig. 2-12 são direito (14) ou esquerdo (24)? Os dentes de cima da Fig. 2-13 são direito (14) ou esquerdo (24)? E os dois de baixo? O primeiro dente da Fig. 2-15 é direito (15) ou esquerdo (25)? E o segundo? Identifique, quanto ao lado, também os dentes das Figs. 2-44 e 2-46. Faça uma explanação sobre a inclinação lingual da face vestibular dos pré-molares inferiores. O que acontece com o vértice da cúspide vestibular em consequência dessa inclinação? O mesmo ocorre com a mesma cúspide dos pré-molares superiores? Quais são as peculiaridades da face lingual do primeiro pré-molar inferior em relação ao segundo? Por que geralmente se formam duas fossetas na face oclusal do primeiro pré-molar inferior? De qual delas parte um sulco em direção lingual? Descreva e desenhe a face oclusal do segundo pré-molar inferior. Descreva a raiz do pré-molar inferior. O primeiro dente da Fig. 2-16 é direito (44) ou esquerdo (34)? E o segundo? Os dois dentes de cima da Fig. 2-17 são direitos (44) ou esquerdos (34)? E os dois de baixo? O segundo dente da Fig. 2-21 é direito (45) ou esquerdo (35)? Identifique também os dentes das Figs. 2-47 (não é nada fácil), 2-48 e 2-49.

3 Leia novamente e confira se o que escreveu está certo (confira com os colegas ou com o professor a identificação dos dentes).

4 Em caso negativo, volte ao item 1. Em caso positivo, vá ao item 5.

5 Examine detidamente dentes e modelos. Compare-os com figuras de livros. Discuta as questões de estudo com seus colegas e, se necessário, argua seu professor. Esculpa em cera dentes pré-molares, se for o caso.

6 Leia novamente o bloco 2, agora realçando os detalhes que julgar mais importantes.

7 Desenvolva os estudos dirigidos sobre pré-molares superiores e inferiores, que se iniciam à página 150, no Apêndice.

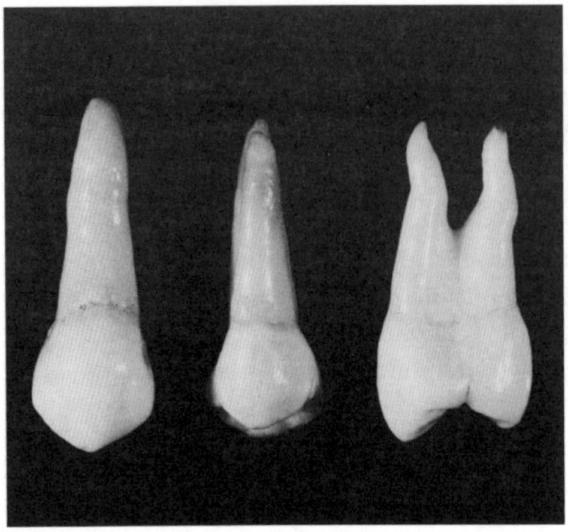

Figura 2-12 – Primeiro pré-molar superior. Três exemplares vistos pelas faces vestibular, lingual e mesial.

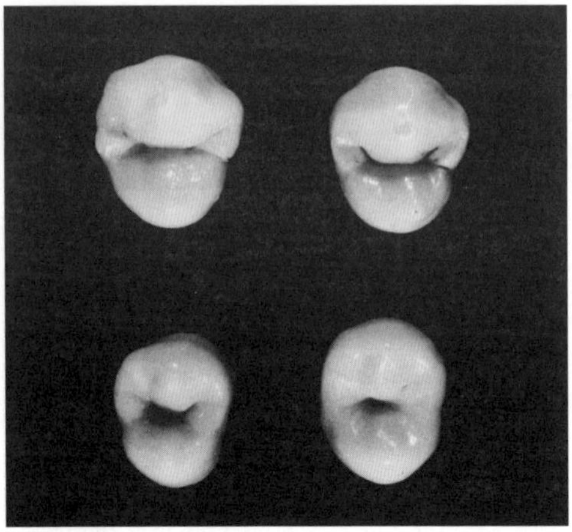

Figura 2-13 – Dois primeiros pré-molares superiores (acima) e dois segundos pré-molares superiores (abaixo), vistos pela face oclusal.

Figura 2-14 – Primeiro e segundo pré-molares superiores vistos por mesial. O terceiro desenho é a superposição do primeiro (réplica em linha interrompida) ao segundo (linha cheia), para melhor comparação.

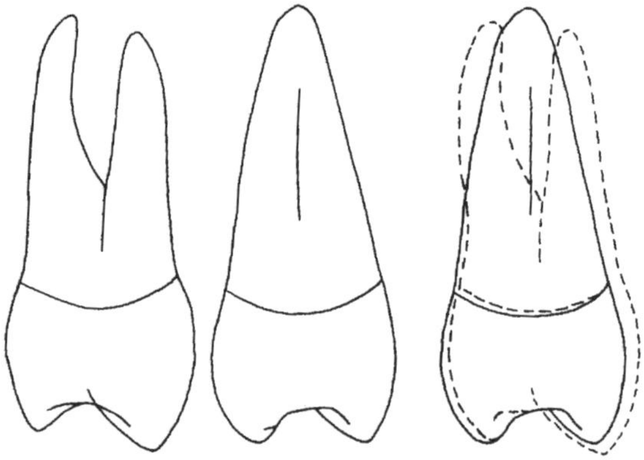

B2

Face vestibular – esta face é semelhante à do canino superior, apesar de ser um quarto menor e ter seus sulcos e convexidades menos desenvolvidos. A única grande diferença no formato é o segmento mesial da aresta longitudinal da cúspide, mais longo que o segmento distal da mesma cúspide. No canino, dá-se o contrário. Aliás, em ambos os caninos e em todos os outros pré-molares dá-se o contrário.

Sobre o comprimento dos segmentos da aresta longitudinal no primeiro pré-molar, há controvérsia entre os autores. A razão disso é porque é difícil determinar a extremidade do segmento distal da aresta longitudinal, olhando-se por vestibular. Aresta e face distal continuam-se ininterruptamente em linha curva, dando a impressão inexata que a primeira invada a face distal, prolongando-se até o meio dela, na área de contato. Ora, se o segmento distal fosse maior, a ponta da cúspide deveria estar mais deslocada para a mesial, mas não é o que acontece.

Face lingual – tem o mesmo contorno da face vestibular, mas é mais lisa, convexa e menor em todas as dimensões. Por ser menor, o contorno da face vestibular pode ser visualizado pelo aspecto lingual.

O segmento distal da aresta* longitudinal da cúspide lingual é maior que o mesial. Desse modo, o vértice da cúspide acha-se deslocado para a mesial em relação ao ponto médio da coroa. Esta é uma característica diferencial forte do primeiro pré-molar superior.

Faces de contato – as bordas vestibular e lingual das faces de contato são quase paralelas, mas ainda assim convergem para a oclusal. A borda lingual é mais convexa e inclinada; nela, a maior projeção lingual situa-se no terço médio. Na borda vestibular, a maior projeção fica entre os terços cervical e médio.

As cúspides, vistas pelas faces de contato, ficam com seus vértices projetados dentro do contorno das raízes, isto é, a distância de um vértice da cúspide ao outro é menor do que a maior distância vestibulolingual da raiz. A cúspide vestibular, além de ser a mais volumosa, é cerca de 1mm mais alta.

A linha cervical, de ambos os lados, mostra-se em curva bem aberta. Ao seu nível, no lado mesial, há uma depressão característica; ela ocupa o terço cervical da coroa e invade parte da raiz. A face distal é toda convexa, não tendo depressão no terço cervical. Outra diferença marcante entre as faces mesial e distal é a presença constante do prolongamento do sulco principal da face oclusal, que cruza a crista marginal mesial. Sulco similar no lado distal é muito raro.

Face oclusal – tem forma pentagonal porque a borda vestibular é nitidamente dividida em mesiovestibular e distovestibular. Pode apresentar-se menos angular, de forma oval, com maior largura vestibular. As bordas mesial e distal convergem para a lingual, já que a face lingual é menor que a vestibular.

Pela vista oclusal tem-se uma melhor ideia da forma, tamanho e posição das cúspides. Ligando-as, veem-se as cristas marginais mesial e distal. A mesial (interrompida por um sulco) é reta vestibulolingualmente; a distal é convexa. O deslocamento mesial do vértice da cúspide lingual em relação à linha central do dente pode ser visto nitidamente por oclusal. Isto faz com que o segmento distal da aresta longitudinal seja mais longo que o mesial. Contrariamente, na cúspide vestibular, um ligeiro deslocamento da extremidade desta cúspide para a distal resulta em um segmento mesial um pouco maior que o distal.

Devido ao tamanho desproporcional das duas cúspides, o sulco que as separa se encontra ligeiramente deslocado para a lingual. É retilíneo e termina no encontro da crista marginal de cada lado em fossetas principais mesial e distal. Nelas terminam também sulcos que margeiam as cristas marginais, de disposição vestíbulo-oclusal e línguo-oclusal. Por ser a fosseta formada pela reunião de três sulcos, autores da língua inglesa a denominam "fossa triangular". Sulcos secundários*, sobre as vertentes* triturantes das cúspides, são escassos ou mesmo raros.

Raiz – o primeiro pré-molar superior geralmente tem duas raízes cônicas de inclinação distal, sendo uma vestibular, maior, e outra lingual, menor. Algumas vezes se apresentam fusionadas, com uma linha demarcatória bem nítida entre elas, podendo ou não haver bifurcação* apical. São cerca de 3 a 4 milímetros mais curtas que a raiz do canino superior. Em 2% dos casos, a raiz vestibular é dividida em duas, tornando o dente trirradicular*.

▪ Segundo pré-molar superior (15 ou 25)

(Figs. 2-13, 2-14 e 2-15)

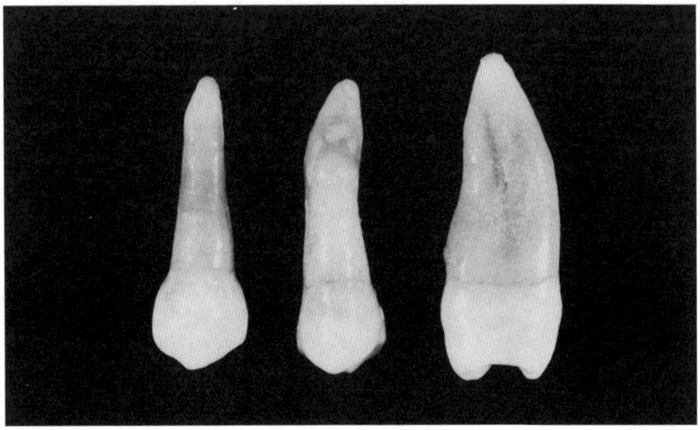

Figura 2-15 – Segundo pré-molar superior. Três exemplares vistos pelas faces vestibular, lingual e mesial.

A coroa é similar à do primeiro pré-molar, mas é menor em todos os sentidos, além de ter os elementos descritivos (elevações e depressões) menos marcados. Seus ângulos, mais arredondados, dão às faces vestibular e lingual um aspecto ovoide e não angular.

É um dente mais simétrico, no qual as cúspides são aproximadamente do mesmo tamanho (a vestibular ainda é ligeiramente maior); os segmentos das arestas longitudinais não têm predomínio de extensão um sobre o outro; o vértice da cúspide lingual não está tão deslocado para a mesial; não há sulco interrompendo a crista marginal mesial e nem há depressão no terço cervical da face mesial.

Face oclusal – o contorno da face oclusal é oval ou circular e não pentagonal. O sulco primário é central e não deslocado para a lingual como no primeiro pré-molar. O vértice da cúspide lingual encontra-se alinhado com o ponto médio da coroa. A diferença entre as cristas marginais é menos acentuada. O diâmetro mesiodistal do lado lingual não é muito menor do que do lado vestibular (são quase iguais).

Uma característica marcante do segundo pré-molar superior é a pequena extensão do sulco principal no centro da coroa. As fossetas mesial e distal estão mais próximas entre si. Às vezes, estão tão próximas que o sulco passa a ser muito curto, a ponto de se transformar em uma fosseta central. Outra característica é a presença de muitos sulcos secundários, que dão à face oclusal uma aparência enrugada.

Raiz – a raiz única (90% dos casos) é muito achatada mesiodistalmente, com profundos sulcos longitudinais que dão à sua secção transversal a forma de um haltere. Quando não muito profundos, a secção é oval. O terço apical desvia-se distalmente na maioria das vezes.

O comprimento das raízes de ambos os pré-molares superiores se equivale.

▪ Primeiro pré-molar inferior (34 ou 44)

(Figs. 2-16, 2-17, 2-18, 2-19 e 2-20)

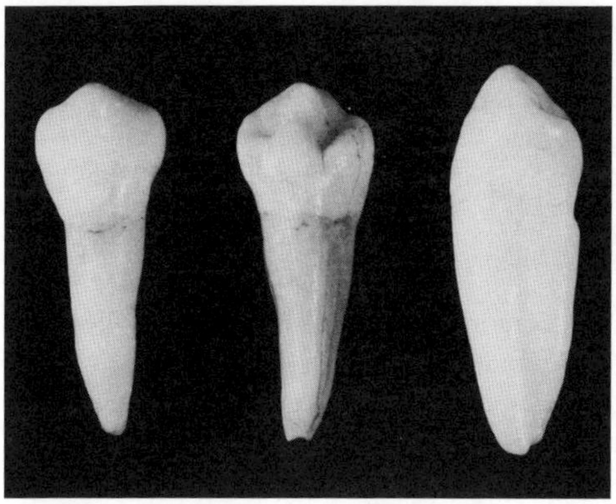

Figura 2-16 – Primeiro pré-molar inferior. Três exemplares vistos pelas faces vestibular, lingual e mesial.

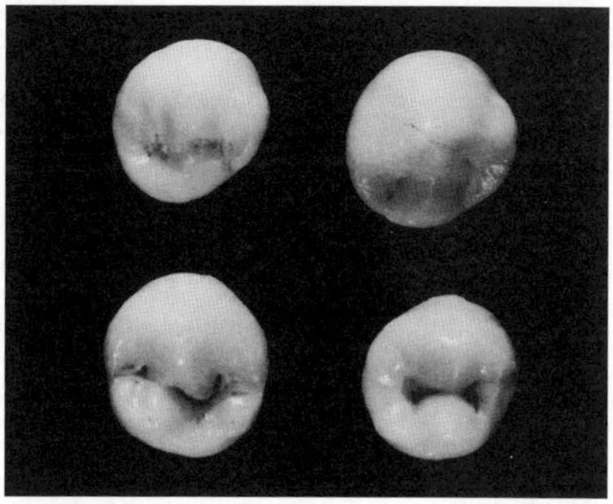

Figura 2-17 – Dois primeiros pré-molares inferiores (acima) e dois segundos pré-molares inferiores (abaixo), vistos pela face oclusal.

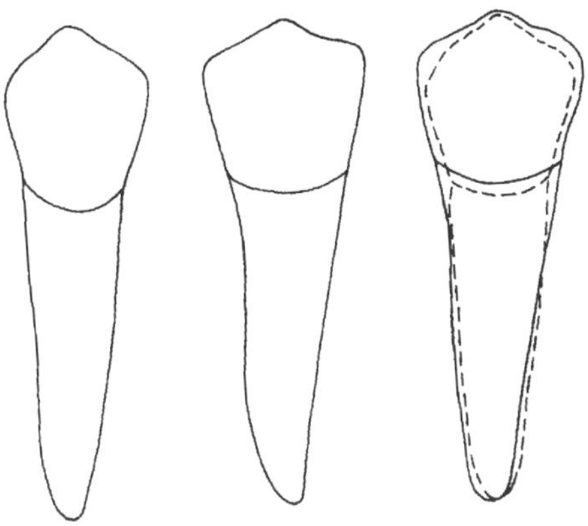

Figura 2-18 – Primeiro e segundo pré-molares inferiores vistos por vestibular. O terceiro desenho é a superposição do primeiro (réplica em linha interrompida) ao segundo (linha cheia), para melhor comparação.

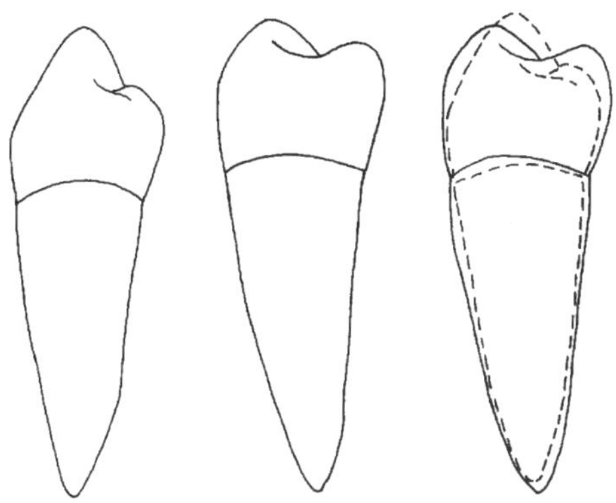

Figura 2-19 – Primeiro e segundo pré-molares inferiores vistos por mesial. O terceiro desenho é a superposição do primeiro (réplica em linha interrompida) ao segundo (linha cheia), para melhor comparação.

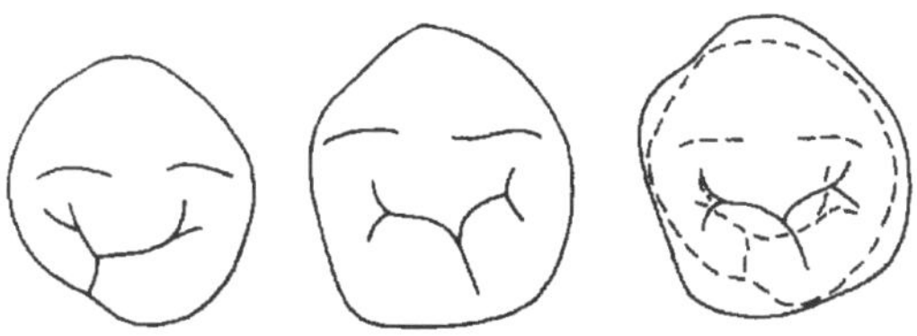

Figura 2-20 – Primeiro e segundo pré-molares inferiores vistos por oclusal. O terceiro desenho é a superposição do primeiro (réplica em linha interrompida) ao segundo (linha cheia), para melhor comparação.

Face vestibular – a face vestibular lembra a do canino, se bem que é menos alta. É bilateralmente simétrica, com a cúspide situada sobre o longo eixo do dente, o que equivale dizer que os segmentos mesial e distal da aresta longitudinal são de mesmo tamanho. Não raro, há assimetria e, então, o segmento mesial é um pouco menor e menos inclinado; consequentemente, o vértice da cúspide se desvia para a mesial.

As áreas de contato mesial e distal estão em um mesmo nível, entre os terços oclusal e médio. Ocasionalmente, a área de contato distal está em posição um pouco mais oclusal. A partir dessas áreas, as faces mesial e distal convergem com acentuada obliquidade para o colo.

A face vestibular é lisa, convexa e inclinada para a lingual.

Face lingual – é bem menor que a vestibular devido à acentuada convergência das faces mesial e distal em direção linguocervical e às pequenas dimensões da cúspide lingual. Desse modo, pelo aspecto lingual do dente vê-se quase toda a face oclusal, e isto é ainda facilitado pelo fato de toda a coroa ser inclinada para a lingual. O único acidente anatômico da face lingual é um pequeno sulco proveniente da fosseta mesial da face oclusal, poucas vezes ausente. Ele separa a cúspide lingual da crista marginal mesial.

Faces de contato – observando-se o dente por mesial ou por distal, nota-se a forte convexidade da face vestibular, sua inclinação para a lingual e a saliência do terço cervical, que é a bossa vestibular. Com a inclinação lingual, o vértice da cúspide vestibular coincide com o longo eixo do dente (cai sobre o eixo vertical da raiz). A face lingual não se inclina muito, sendo quase vertical.

A crista marginal mesial é mais cervical em posição (mais baixa) do que a distal e também mais inclinada da vestibular para a lingual.

Face oclusal – o aspecto oclusal do dente é ovoide, com polo maior na vestibular. As bordas mesial e distal convergem para a lingual.

A cúspide vestibular domina a face oclusal; seu vértice se encontra no centro dessa face.

As cúspides vestibular e lingual são quase sempre unidas por uma ponte de esmalte*, que limita de cada lado uma fosseta. A fosseta distal é maior que a mesial e fica em uma posição mais lingual em relação à fosseta mesial, que é mais deslocada para a vestibular.

Algumas vezes, a ponte de esmalte é cruzada por um sulco central mesiodistal em forma de arco com concavidade vestibular. É o sulco principal, em cujas extremidades se encontram as fossetas mesial e distal.

Raiz – é achatada mesiodistalmente e oval em secção transversal. Sulcos longitudinais pouco profundos e às vezes quase imperceptíveis marcam a superfície mesial da raiz. Entretanto, um entre quatro dentes apresenta um sulco mesial profundo, em forma de fenda, que não raro promove até bifurcação apical.

Vista por vestibular, a raiz encurva-se um pouco para a distal.

▪ Segundo pré-molar inferior (35 ou 45)

(Figs. 2-17, 2-18, 2-19, 2-20 e 2-21)

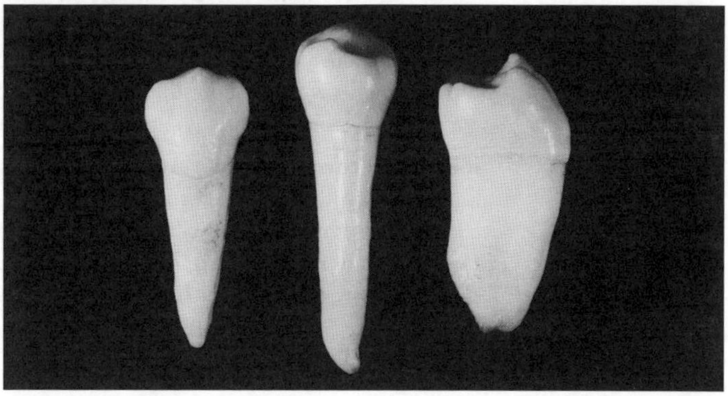

Figura 2-21 – Segundo pré-molar inferior. Três exemplares vistos pelas faces vestibular, lingual e mesial.

A coroa deste dente é mais volumosa que a do primeiro pré-molar inferior, e notabiliza-se por possuir uma cúspide lingual de proporções bem maiores. As diferenças anatômicas entre as coroas dos pré-molares inferiores são bem maiores do que as dos superiores.

Face vestibular – iniciando uma comparação com seu vizinho mesial, nota-se que as faces vestibulares são semelhantes, mas no segundo pré-molar inferior a cúspide vestibular é menos pontiaguda, com sua aresta longitudinal mais horizontalizada. As bordas mesial e distal são menos convergentes para o colo. A área de contato mesial fica em um nível ligeiramente mais alto.

Tal como no primeiro pré-molar, a face vestibular inclina-se para a lingual, principalmente os seus terços médio e oclusal.

Face lingual – essa é mais larga no segundo pré-molar, podendo ser tão larga quanto a face vestibular. A cúspide lingual é central ou um pouco deslocada para a mesial. Há constante depressão entre a cúspide e a crista marginal distal.

A cúspide lingual é, muitas vezes, dividida em duas cúspides subsidiárias: uma mesial, maior, outra distal, menor. O sulco que as separa é, portanto, mais distal. Ele avança sobre a face lingual em pequena extensão.

Faces de contato – das faces de contato, a mesial é mais alta e larga. Como a cúspide lingual é proporcionalmente maior neste dente, a convergência das bordas vestibular e lingual para a oclusal é menos aguda do que no primeiro pré-molar inferior.

O vértice da cúspide vestibular cai alinhado ao centro do dente. Em consequência, depreende-se que a face vestibular tem grande inclinação para a lingual. O vértice da cúspide lingual fica alinhado com a superfície lingual da raiz.

Face oclusal – a face oclusal tem um contorno circular por causa das grandes dimensões da cúspide e da face lingual. Mesmo assim, as bordas mesial e distal com as respectivas cristas marginais tendem a convergir para a lingual.

Os padrões morfológicos da face oclusal são muito variáveis e a combinação deles já permitiu catalogá-los em 242 formas diferentes. As duas formas gerais mais comuns são a bicuspidada* e a tricuspidada*.

Na primeira, um sulco divisório mesiodistal, em forma de arco aberto para a vestibular (ocasionalmente retilíneo), corre entre as duas cúspides. Da metade distal deste sulco parte uma depressão rasa em direção lingual. Às vezes, o sulco é interrompido por uma ponte de esmalte como aquela do primeiro pré-molar inferior, sendo então substituído por duas fossetas.

Na forma tricuspidada, um sulco lingual, partindo do sulco mesiodistal, separa nitidamente a cúspide mesiolingual, maior, da cúspide distolingual, menor. Na união de ambos os sulcos surge uma fosseta central.

Raiz – é aproximadamente cônica; oval em secção transversal; com sulcos longitudinais muito pouco pronunciados.

Vista por vestibular, a raiz exibe um desvio distal.

Desenvolva o "Estudo dirigido sobre pré-molares superiores" e o "Estudo dirigido sobre pré-molares inferiores", no Apêndice deste livro.

▪ Primeiro molar superior (16 ou 26)

(Figs. 2-22, 2-23, 2-24 e 2-25)

Guia de estudo 5

1 Leia uma vez o bloco 3, examinando as figuras e, de preferência, com dentes à mão para acompanhar a leitura. Leia também as páginas 72 a 74.

2 Responda ou esclareça os seguintes quesitos ou questões: Faça um resumo da anatomia do primeiro molar superior. A borda mesial da face vestibular dos molares superiores é mais alta ou mais baixa que a borda distal? É mais reta ou mais curva? E a cúspide mesiovestibular é maior ou menor que a distovestibular? Qual é a menor cúspide dos molares superiores? Em quais deles essa menor cúspide pode estar ausente? Olhando para uma das faces de contato, qual borda aparece mais inclinada, a vestibular ou a lingual? Por que (se não sabe, releia "Arcos dentais")? Olhe agora uma coroa de molar superior pela face mesial e perceba que o contorno da distal não pode ser visto; agora olhe pela distal e repare no fundo o contorno da mesial. Por que isso? Descreva e desenhe a face oclusal do primeiro e do segundo molar superior. Pelo aspecto oclusal, qual cúspide é mais proeminente ou se projeta mais para a vestibular, a cúspide mesiovestibular ou a distovestibular? E ainda: a borda lingual é maior ou menor que a borda vestibular no primeiro e no segundo molar (lembre-se destes aspectos quando esculpir)? Descreva a porção radicular do primeiro molar superior e desenhe-a por vestibular e por mesial. Quais são as características do terceiro molar superior em relação ao primeiro e ao segundo? O primeiro dente da Fig. 2-22 é direito (16) ou esquerdo (26)? E o segundo? E o terceiro? Os dois dentes de cima da Fig. 2-23 são direitos (16) ou esquerdos (26)? E os dois debaixo são direitos (17) ou esquerdos (27)? O primeiro dente da Fig. 2-26 é direito (17) ou esquerdo (27)? E o segundo? E o terceiro? O primeiro dente da Fig. 2-27 é direito (18) ou esquerdo (28)? E o segundo? E o terceiro? E os dois de cima da Fig. 2-28? Identifique também os dentes das Figs. 2-50 a 2-52. Como se apresentam os sulcos mesiovestibular e distovestibular da face vestibular do primeiro molar inferior e o que eles separam? Quantos sulcos tem a face vestibular do segundo molar inferior? Por quê? Quando se diz que o lado mesial é maior e mais reto, isto pode ser confirmado em uma vista vestibular, oclusal ou em ambas? Pelo aspecto oclusal, qual das faces pode ser vista, a vestibular ou a lingual? Por quê? E qual delas tem um contorno mais encurvado (principalmente no primeiro molar), a vestibular ou a lingual? Descreva detalhadamente e desenhe a face oclusal do primeiro e do segundo molar inferior. Descreva e desenhe pela vestibular e pela mesial a porção radicular do primeiro molar inferior. Quais são as características do terceiro molar inferior em relação ao primeiro e ao segundo? O primeiro dente da Fig. 2-29 é direito (46) ou esquerdo (36)? E o segundo? E o terceiro? E os dois de cima da Fig. 2-30? O primeiro dente da Fig. 2-33 é direito (47) ou esquerdo (37)? E o segundo? E o terceiro? E os dois de baixo da Fig. 2-30? O primeiro dente da Fig. 2-34 é direito (48) ou esquerdo (38)? E o segundo? E os dois de baixo da Fig. 2-28? Identifique também os dentes das Figs. 2-53 e 2-54.

3 Leia novamente o bloco 3 e compare suas explicações com o texto para constatar se estão corretas. Se não estiverem, corrija-as ou complemente-as. Confira também as identificações dos dentes das figuras. Esculpa em cera dentes molares.

4 Leia mais uma vez, com atenção redobrada e com dentes (naturais ou não) ao lado e distinga os detalhes mais importantes.

5 Desenvolva os estudos dirigidos sobre molares superiores e inferiores, que se iniciam à página 155, no Apêndice.

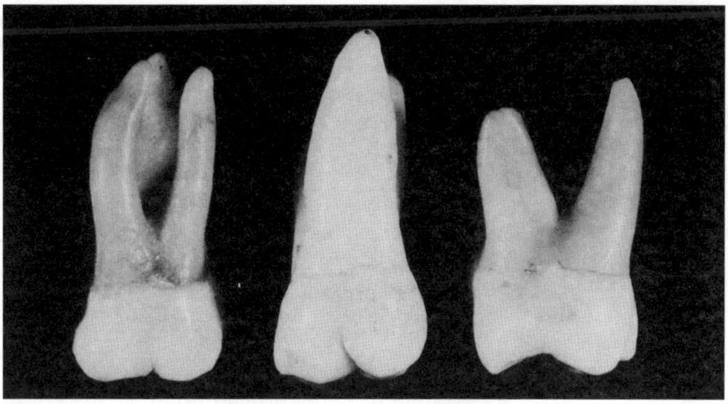

Figura 2-22 – Primeiro molar superior. Três exemplares vistos pelas faces vestibular, lingual e mesial.

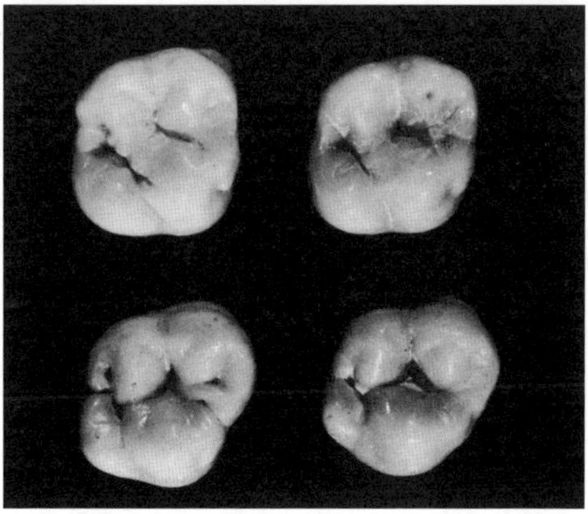

Figura 2-23 – Dois primeiros molares superiores (acima) e dois segundos molares superiores (abaixo), vistos pela face oclusal.

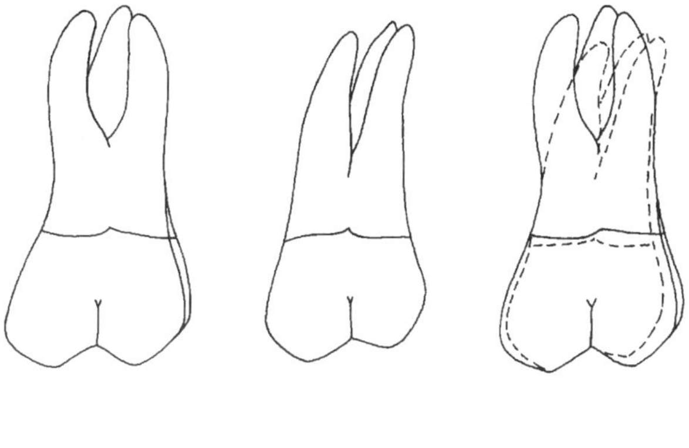

Figura 2-24 – Primeiro e segundo molares superiores vistos por vestibular. O terceiro desenho é a superposição do primeiro (linha cheia) ao segundo (réplica em linha interrompida), para melhor comparação.

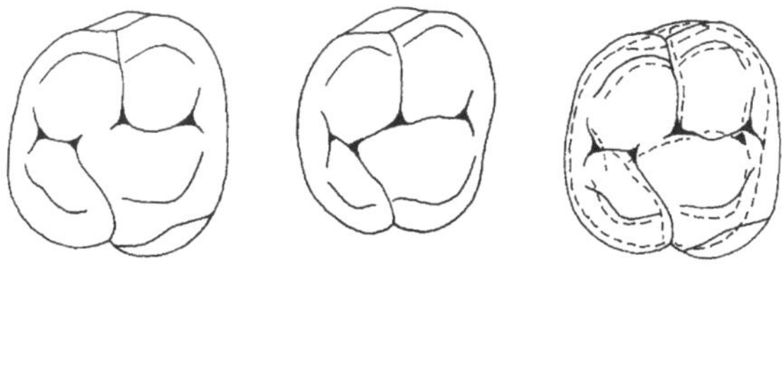

Figura 2-25 – Primeiro e segundo molares superiores vistos por oclusal. O terceiro desenho é a superposição do primeiro (linha cheia) ao segundo (réplica em linha interrompida), para melhor comparação.

B3

A coroa do primeiro molar é da mesma altura da coroa dos pré-molares do mesmo arco, mas é duas vezes mais larga.

Face vestibular – seu contorno é trapezoidal de grande base oclusal. Os lados mesial e distal do trapézio convergem a partir das áreas de contato em direção cervical. A área de contato mesial fica entre os terços médio e oclusal e a distal no terço médio. Consequentemente, a borda mesial é mais alta, além de ser mais reta, menos convexa.

Na borda oclusal, a cúspide mesiovestibular é mais alta e mais larga do que a cúspide distovestibular. Um sulco vestibular se estende entre as cúspides até o terço médio da coroa, local onde termina em fosseta ou de forma imperceptível.

Na base menor do trapézio, a linha cervical é pouco arqueada e caracteriza-se por uma pequena projeção pontiaguda em direção ao espaço entre as duas raízes vestibulares.

Face lingual – sua silhueta é a mesma da vestibular, com a diferença de que é maior. Contrariando a regra geral, o primeiro molar superior tem a face lingual da coroa mais larga que a vestibular.

Das duas cúspides visíveis por esta face, a mesiolingual é maior e a distolingual, menor. O sulco que as separa inicia-se na face oclusal e, com a forma de um arco de concavidade distal, alcança o centro da face lingual. A partir daí, ele continua reto em direção cervical, como uma depressão rasa e larga, até a depressão similar longitudinal da raiz lingual.

Como característica deste dente, a face lingual mostra na sua metade mesial (junto à cúspide mesiolingual) um tubérculo que foi descrito pela primeira vez pelo dentista austríaco Carabelli. O tubérculo de Carabelli, assim chamado, varia muito em forma e tamanho, podendo ser uma quinta cúspide bem formada, um tubérculo de tamanho razoável, uma pequena elevação que quase não se nota ou até mesmo uma depressão vestigial. De qualquer modo, é discernível bilateralmente em 60% dos casos e adquire o tamanho de uma verdadeira cúspide em 10 a 15% das pessoas.

Faces de contato – são retangulares; mais largas vestibulolingualmente do que altas cérvico-oclusalmente. A face distal é convexa e a mesial achatada, quase plana. A face mesial é maior em todas as dimensões e isto permite que, em uma vista distal, o contorno da face mesial seja distinguido. As bordas vestibular e lingual convergem para a oclusal. Enquanto a borda lingual é uniformemente convexa do colo até a face oclusal, a vestibular é convexa cervicalmente e daí continua como uma linha reta até a oclusal.

Face oclusal – seu contorno é losângico; os ângulos agudos são o mesiovestibular e o distolingual, e os ângulos obtusos são o mesiolingual e o distovestibular. Desta maneira, a longa diagonal estende-se de mesiovestibular a distolingual e a curta, de mesiolingual a distovestibular.

A cúspide mesiolingual é a maior de todas, seguida em tamanho pela seguinte ordem: mesiovestibular, distovestibular e distolingual. As cúspides mesiais são, pois, maiores. É maior, em todos os sentidos, a metade mesial do dente. Obviamente, a crista marginal mesial é também mais longa e mais alta que a distal. A cúspide distolingual é arredondada, em contraste com as demais, que são típicas pirâmides de base quadrangular.

Um arranjo irregular de sulcos principais em forma de H maiúsculo separa as quatro cúspides. Essa forma pode ser assim decomposta: as duas cúspides mesiais são separadas por um sulco de direção mesiodistal, que vai da fosseta mesial à fosseta central; as duas cúspides vestibulares são separadas por um sulco, já mencionado, que vai da face vestibular à fosseta central; ambos os sulcos se encontram na fosseta central em ângulo reto. As duas cúspides linguais são separadas por um sulco curvo, já mencionado, que vai da face lingual à fosseta distal ao lado da crista marginal distal ou além dela; este último sulco é ligado à fosseta central por um sulco que acompanha a longa diagonal e que, de tão raso, em alguns dentes nem se nota. Ele é assim raso porque passa transversalmente sobre uma ponte de esmalte que liga a cúspide mesiolingual à distovestibular. O sulco apenas aprofunda a parte central da ponte de esmalte, sem chegar a interrompê-la. Na realidade, ela é que interrompe o sulco.

Raiz – o primeiro molar superior tem um bulbo radicular* que se divide em três raízes, nas posições mesiovestibular, distovestibular e lingual. A raiz lingual é a maior e mais longa de todas; tem forma cônica e diverge muito das outras (e do próprio eixo do dente) devido a sua inclinação lingual. Ela é sulcada longitudinalmente nos dois terços cervicais de sua superfície lingual. Não se desvia para a distal.

As raízes vestibulares são achatadas mesiodistalmente e a raiz mesiovestibular é bem mais larga do que a distovestibular. Elas divergem muito pouco do eixo do dente e são mais ou menos paralelas entre si. O terço apical dessas raízes muitas vezes se curva um em direção ao outro (aspecto de chifres de touro), outras vezes ambos se desviam um pouco para a distal.

As três raízes não se fusionam. Estão sempre bem separadas uma das outras.

▪ Segundo molar superior (17 ou 27)

(Figs. 2-23, 2-24, 2-25 e 2-26)

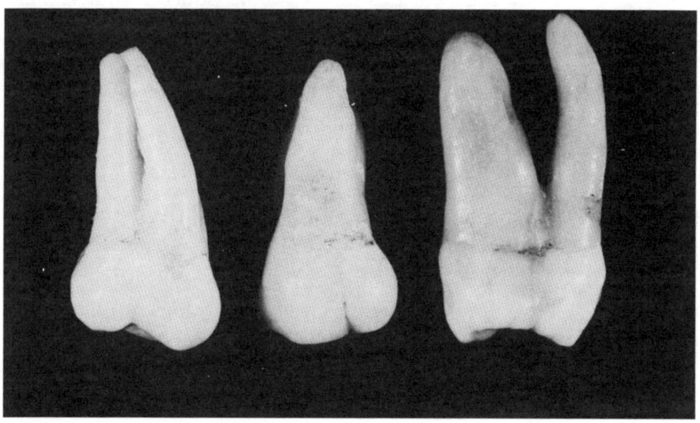

Figura 2-26 – Segundo molar superior. Três exemplares vistos pelas faces vestibular, lingual e mesial.

É menor que o primeiro molar em todas as dimensões. Quando visto por vestibular, nota-se que a cúspide distovestibular é muito menor do que a mesiovestibular; no primeiro molar ela é apenas menor. A grande diferença de tamanho faz com que a borda oclusal se incline cervicalmente de mesial para distal. O sulco que separa essas cúspides é menor e raramente termina em fosseta.

Face lingual – a cúspide distolingual é mais reduzida em tamanho do que aquela do primeiro molar. Esta redução pode ser muito grande e não raramente há completo desaparecimento dela. Neste caso, o dente será tricuspidado, com a cúspide mesiolingual deslocando-se para o centro da face lingual.

O sulco lingual, que separa as cúspides linguais (quando a cúspide distolingual falta ele não existe), é mais curto e menos profundo. Não há tubérculo de Carabelli.

Faces de contato – são basicamente da mesma forma encontrada no primeiro molar, com a diferença de que não há tubérculo de Carabelli presente.

Face oclusal – comparando-se com o primeiro molar, nota-se na face oclusal sensível modificação ditada pelo contorno: por ser a cúspide distolingual bem menor, a borda lingual desta face é menor que a borda vestibular. Portanto, as bordas mesial e distal convergem para a lingual e não para a vestibular. Nos casos em que falta a cúspide distolingual, a convergência é muito mais acentuada e a face oclusal passa a ter um contorno triangular. No segundo molar, a convergência das faces livres para a distal é também mais acentuada.

Os sulcos principais da face oclusal são basicamente os mesmos descritos para o primeiro molar, com a diferença de que o sulco que une a fosseta central à fosseta distal, passando transversalmente sobre a ponte de esmalte, é bem mais profundo. Ele divide realmente a ponte de esmalte que, por sua vez, não é tão elevada. Nos dentes tricuspidados o arranjo dos sulcos deixa de ter a forma de um H e passa a ter a de um T, pela ausência do sulco lingual.

De 5 a 10% dos casos o segundo molar tem a "forma de compressão", em que as cúspides mesiolingual e distovestibular, que já eram ligadas pela ponte de esmalte, unem-se formando uma só. Resulta daí que a face oclusal terá uma forma ovalada longa, com o maior eixo indo de mesiovestibular para distolingual.

Raiz – as três raízes são um pouco menores, mais curtas e menos divergentes do que as do primeiro molar. As raízes vestibulares são paralelas, muito próximas, e se inclinam para a distal (não ocorre o aspecto de "chifres de touro"). Coalescência de duas raízes não é incomum, principalmente da mesiovestibular com a lingual.

▪ Terceiro molar superior (18 ou 28)

(Figs. 2-27 e 2-28)

Este dente tem aspectos morfológicos muito variáveis, mais do que qualquer outro dente. As modificações geralmente levam a uma simplificação na coroa e na raiz, pela diminuição do número de cúspides e raízes. No todo, é o menor dos molares.

A forma da coroa lembra aquela do segundo molar tricuspidado, com a face oclusal de contorno triangular. Quando a cúspide distolingual está presente, é

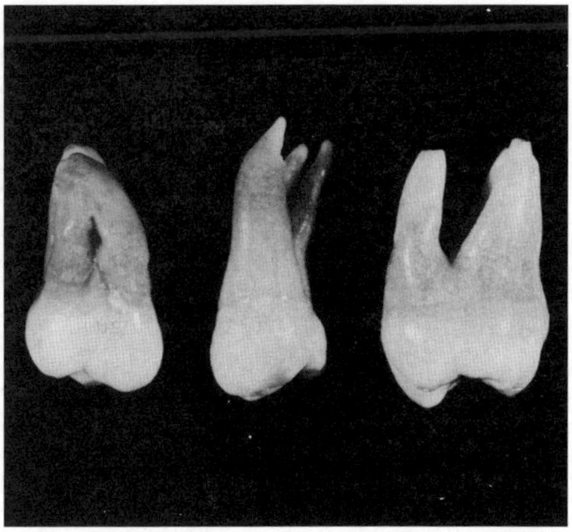

Figura 2-27 – Terceiro molar superior. Três exemplares vistos pelas faces vestibular, lingual e mesial.

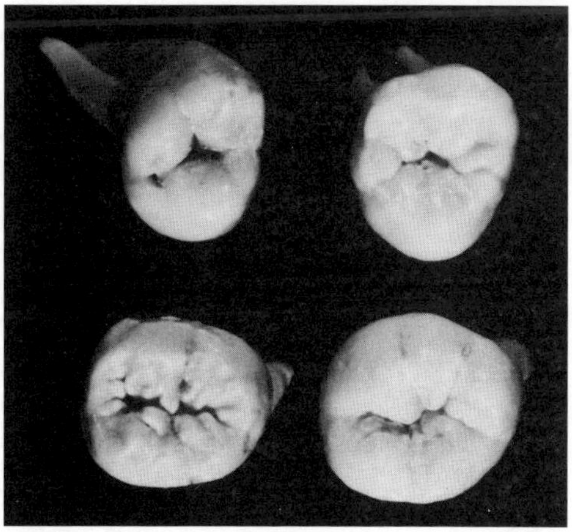

Figura 2-28 – Dois terceiros molares superiores (acima) e dois terceiros molares inferiores (abaixo), vistos pela face oclusal.

muito pequena. Sua face oclusal costuma ser caracterizada por numerosos sulcos secundários, que lhe dão uma aparência enrugada.

As formas do terceiro molar superior são tão variáveis que em alguns exemplares é difícil identificar exatamente as suas cúspides. Algumas vezes, a complexidade da morfologia reside no aumento do número de cúspides e no confuso sistema de sulcos. Há casos de uma simplificação tão acentuada que a coroa fica reduzida a um pequeno cone.

Normalmente, a face distal do terceiro molar é mais convexa do que as dos outros molares superiores e, como característica diferencial, não se observa nela desgaste referente à área de contato. Outras características da coroa do terceiro molar que a distinguem são as frequentes manchas brancas (hipocalcificação) e a aparência levemente enrugada causada pela presença de diminutas cristas verticais lado a lado, que deixam as faces livres e de contato menos lisas.

As raízes são as mesmas em número e em situação, como nos outros molares superiores. Ainda que possam se apresentar separadas, é muito comum a coalescência de duas raízes ou mesmo das três, formando, nesse caso, uma massa única que se afila em direção apical. Evidências dessas coalescências estão presentes em forma de sulcos longitudinais.

Desenvolva o "Estudo dirigido sobre molares superiores", no Apêndice deste livro.

▪ Primeiro molar inferior (36 ou 46)

(Figs. 2-29, 2-30, 2-31 e 2-32)

É o maior dente da boca. Sua coroa é alongada (lembra um paralelepípedo), em contraste com a coroa dos molares superiores, que não tem predominância de dimensões (como no cubo).

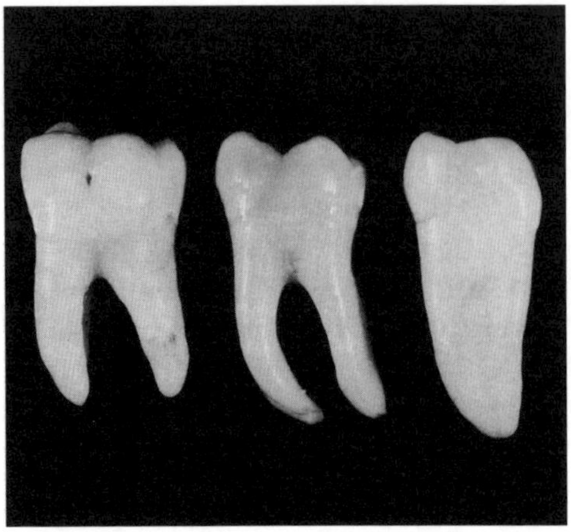

Figura 2-29 – Primeiro molar inferior. Três exemplares vistos pelas faces vestibular, lingual e mesial.

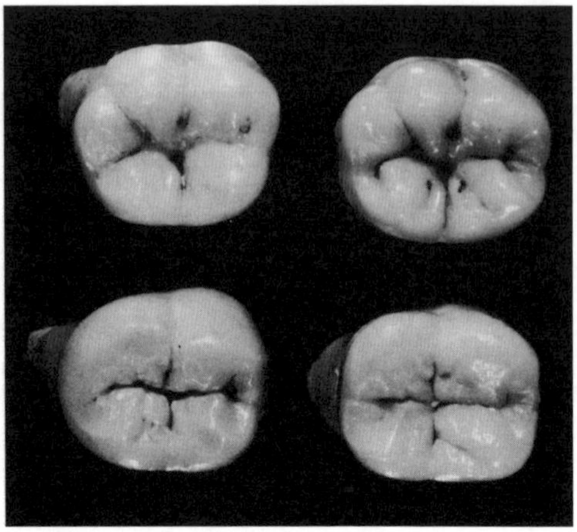

Figura 2-30 – Dois primeiros molares inferiores (acima) e dois segundos molares inferiores (abaixo), vistos pela face oclusal.

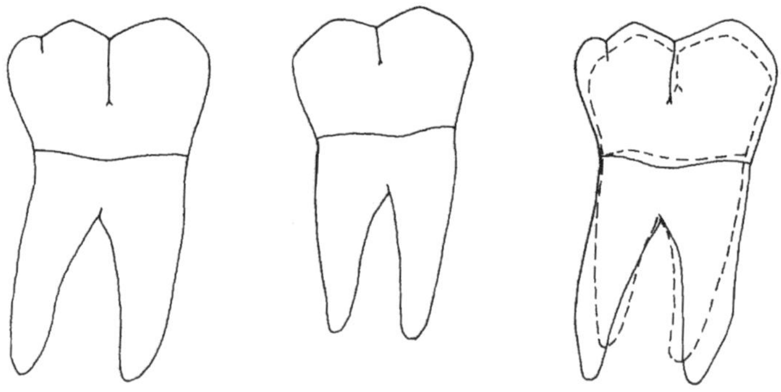

Figura 2-31 – Primeiro e segundo molares inferiores vistos por vestibular. O terceiro desenho é a superposição do primeiro (linha cheia) ao segundo (réplica em linha interrompida), para melhor comparação.

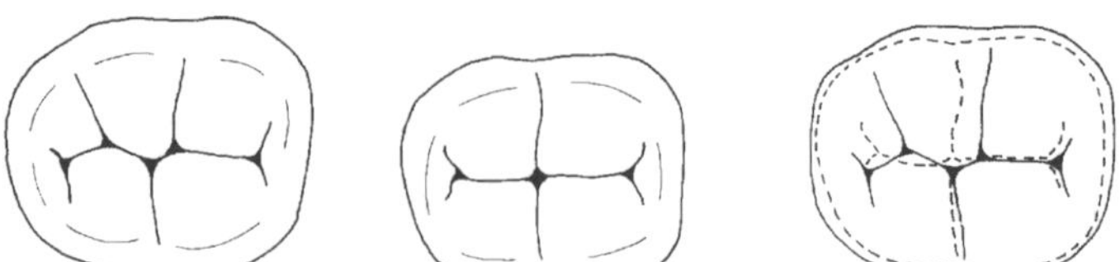

Figura 2-32 – Primeiro e segundo molares inferiores vistos por oclusal. O terceiro desenho é a superposição do primeiro (linha cheia) ao segundo (réplica em linha interrompida), para melhor comparação.

Face vestibular – tem um contorno trapezoidal de grande base oclusal. A base menor coincide com a linha cervical, que é praticamente reta, mas manda uma ponta de esmalte na direção da bifurcação das raízes. Os elementos descritivos mais importantes desta face ficam por conta das três cúspides mesiovestibular, vestibular mediana e distovestibular, separadas por sulcos verticais. O sulco mesiovestibular é mais profundo e mais longo do que o sulco distovestibular e frequentemente termina numa fosseta no centro da face vestibular.

A cúspide mesiovestibular é a mais volumosa e mais alta, seguida em tamanho pela vestibular mediana e, finalmente, pela distovestibular, que é a menor das três. Isto significa que a borda oclusal é inclinada de mesial para distal. Portanto, a borda mesial é mais alta do que a distal, com a área de contato na junção dos terços médio e oclusal, além de ser mais retilínea. A borda distal, mais arredondada, tem a área de contato no terço médio. Ambas convergem bastante para o colo.

A face vestibular é muito convexa no terço cervical (bossa vestibular). Os dois terços restantes são mais planos e muito inclinados para a lingual.

Face lingual – tem o contorno semelhante ao da face vestibular, mas é menor porque as faces mesial e distal convergem para a lingual. As cúspides mesiolingual e distolingual projetam-se na borda oclusal. O sulco lingual que as separa não é muito destacado e não termina em fosseta.

A face lingual, convexa em todas as direções, não se inclina como a vestibular.

Faces de contato – examinando o dente por uma das faces de contato, reconhece-se a inclinação lingual da face vestibular, que por sinal se acentua com o desgaste fisiológico.

A face mesial é toda maior que a distal. Deste fato depreende-se que, no sentido horizontal, as faces livres convergem para a distal.

Face oclusal – é mais larga na borda mesial do que na distal, e mais larga na borda vestibular do que na lingual. Entende-se, pois, que no sentido horizontal as faces vestibular e lingual convergem para a distal e as faces mesial e distal, para a lingual. A borda vestibular, entrecortada pelas cúspides e sulcos que as separam, é curvilínea, com acentuação dessa curva na porção distal. É, portanto, convexa, muito mais que a borda lingual.

As cúspides mesiais são as maiores (a mesiolingual é a maior de todas) e perfazem metade, ou mais da metade, da coroa.

Os sulcos principais da face oclusal arranjam-se de maneira variável. A maneira mais simples, se bem que não é a mais comum, é a disposição em dois sulcos retilíneos cruzados. Um deles é mesiodistal, com início na fosseta mesial e término bifurcado. O ramo lingual da bifurcação interrompe-se na crista marginal distal (fosseta distal), e o ramo vestibular desloca-se para a vestibular e passa entre as cúspides vestibular mediana e distovestibular. O outro é vestibulolingual (formado pelos sulcos vestibular e lingual); separa as cúspides mesiais das demais e cruza o primeiro sulco em ângulos retos, formando a fosseta central.

Uma outra disposição de sulcos, mais complicada, é de maior ocorrência. Neste arranjo, o sulco mesiodistal não é retilíneo, mas em linha quebrada, com três ângulos, como se fosse uma letra W de ramos bem abertos. No ângulo do meio, onde se unem os ramos internos do W, termina o sulco proveniente da face lingual, formando a fosseta central. Nos vértices dos outros dois ângulos terminam os sulcos provenientes da face vestibular. O sulco mesiovestibular é ligeiramente mesial em relação à fosseta central, e o distovestibular une-se com o sulco mesiodistal entre a fosseta central e a fosseta distal.

Sulcos secundários são comuns nas vertentes triturantes das cúspides. Terminam principalmente no sulco mesiodistal.

Raiz – as duas raízes deste dente estão sempre bem separadas uma da outra e se curvam levemente para a distal. São comprimidas mesiodistalmente e largas vestibulolingualmente. A raiz mesial é a mais larga, mais longa e mais comprimida; é percorrida longitudinalmente por profundos sulcos mesial e distal, de tal forma que em secção transversa toma a forma de um 8. A raiz distal é menos sulcada e sua secção é oval.

Uma raiz suplementar, de posição distolingual, tem incidência de 5,7%.

▪ Segundo molar inferior (37 ou 47)

(Figs. 2-30, 2-31, 2-32 e 2-33)

Figura 2-33 – Segundo molar inferior. Três exemplares vistos pelas faces vestibular, lingual e mesial.

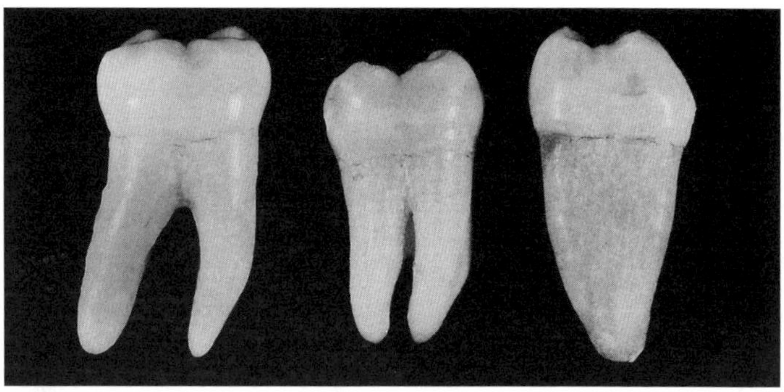

Difere do primeiro molar inferior por ser um pouco menor e possuir quatro cúspides. A ausência da quinta cúspide provoca modificações na configuração da coroa.

Face vestibular – mostra na sua borda oclusal somente duas projeções relativas às cúspides mesiovestibular e distovestibular, como são chamadas, e somente um sulco vestibular.

A convergência das bordas mesial e distal para o colo é mais discreta neste dente.

Face lingual – menor que a precedente, com o sulco lingual pouco evidente.

Faces de contato – a única diferença com suas homólogas do primeiro molar é uma face distal menos convexa e sem projeção correspondente à quinta cúspide. No seu lugar aparece a concavidade da crista marginal.

Face oclusal – é nesta face onde se encontram as maiores diferenças. Seu contorno retangular é mais nítido porque as bordas, duas a duas, estão mais próximas do paralelismo. Mesmo assim, distingue-se a convergência menos acentuada das faces livres para a distal e das faces de contato para a lingual, no sentido horizontal.

As quatro cúspides estão simetricamente dispostas na face oclusal. Um sulco vestibulolingual, retilíneo, separa as cúspides mesiais, maiores, das distais, menores. Dividindo as cúspides vestibulares das linguais, corre outro sulco reto da fosseta mesial até a fosseta distal. Ambos os sulcos cruzam-se em ângulos retos no centro da face oclusal (fosseta central).

Raízes – são um pouco menores e menos divergentes do que no primeiro molar. Nem sempre seus ápices se inclinam para a distal; eles podem se encurvar um em direção ao outro (aspectos de "chifres de touro"). Elas têm tendência a se fusionar.

Ao contrário do primeiro molar, não há raiz distolingual. Quando ocorre raiz suplementar neste dente, ela é o resultado da bifurcação da raiz mesial.

▪ Terceiro molar inferior (38 ou 48)

(Figs. 2-28 e 2-34)

Figura 2-34 – Terceiro molar inferior. Três exemplares vistos pelas faces vestibular, lingual e mesial.

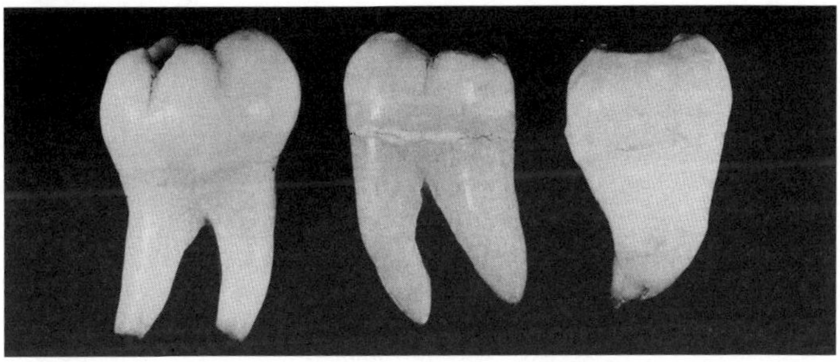

Este dente pode ter um padrão morfológico característico tanto do primeiro quanto do segundo molar inferior. No entanto, tem uma larga diversidade de formas, as quais frequentemente se mostram muito complicadas. Algumas dessas formas são multicuspidadas (ou multituberculadas), de arranjo muito irregular.

Na grande maioria dos casos, o terceiro molar inferior tem quatro ou cinco cúspides. Mesmo assim, elas não são bem definidas, devido à presença de cristas e sulcos secundários. Quando tem cinco cúspides, a quinta cúspide é francamente distal. Sua face distal é muito convexa. Suas duas raízes, bastante curvadas para a distal, estão frequentemente fusionadas.

Desenvolva o "Estudo dirigido sobre molares inferiores", no Apêndice deste livro.

Pormenores que diferenciam dentes semelhantes

Em parceria com *Horácio Faig Leite*

Este resumo sobre detalhes anatômicos, específicos de dentes que merecem uma comparação minuciosa, foi propositalmente colocado no final do capítulo. Deve ser utilizado somente após a leitura (estudo) de todo o texto sobre a anatomia de cada dente permanente. Serve como uma complementação da descrição anatômica feita antes ou como um meio resumido de recordação.

As diferenças aqui estabelecidas referem-se somente a dentes semelhantes, isto é, dentes vizinhos, de um mesmo grupo dental e do mesmo arco, com exceção dos caninos. Diferenças entre dentes de um mesmo grupo, porém de arcos distintos, são básicas e até mesmo óbvias, não necessitando detalhada comparação.

A característica anatômica não é algo invariável, imutável. Ao contrário, varia muito de pessoa para pessoa. Daí que, para se identificar um dente seco, deve-se considerar a soma de várias características próprias daquele espécime, ainda que alguns estejam faltando. Não é porque um primeiro molar superior não apresenta tubérculo de Carabelli que ele deixa de ser primeiro molar superior.

Os terceiros molares foram excluídos da comparação pelo fato de não possuírem um padrão morfológico, uma forma constante. Suas particularidades são muito variáveis. Além do mais, distinguem-se do primeiro e do segundo molar pelo seu aspecto de atrofiado.

Acidentes anatômicos	Incisivo central superior	Incisivo lateral superior
	(Figs. 2-35, 2-36 e 2-37)	
Coroa	Maior; comprimentos coronário e radicular proporcionais	Menor; comprimentos coronário e radicular desproporcionais
Contorno da face vestibular	Trapezoidal (dimensão vertical levemente maior que a horizontal); por ser mais larga, a coroa tem menor convexidade no sentido mesiodistal	Trapezoidal alongado (dimensão vertical acentuadamente maior que a horizontal); por ser mais estreita, a coroa tem maior convexidade no sentido mesiodistal
Ângulo distoincisal	Apenas um pouco obtuso e arredondado (isto faz com que as faces sejam quase do mesmo comprimento)	Muito obtuso e arredondado (isto faz com que a face mesial seja mais longa que a distal e a borda incisal fique inclinada para a distal)
Face lingual	Cíngulo largo, cristas marginais menos salientes e fossa lingual rasa; forame cego ausente	Cíngulo estreito, cristas marginais mais salientes e fossa lingual mais profunda; forame cego frequentemente presente
Dimensão vestibulolingual no terço cervical	Maior	Menor
Forma e direção da raiz	Cônica e relativamente curta (corresponde a uma vez e um quarto o comprimento da coroa); geralmente reta	Achatada no sentido mesiodistal e relativamente longa (corresponde a uma vez e meia o comprimento da coroa); geralmente curva

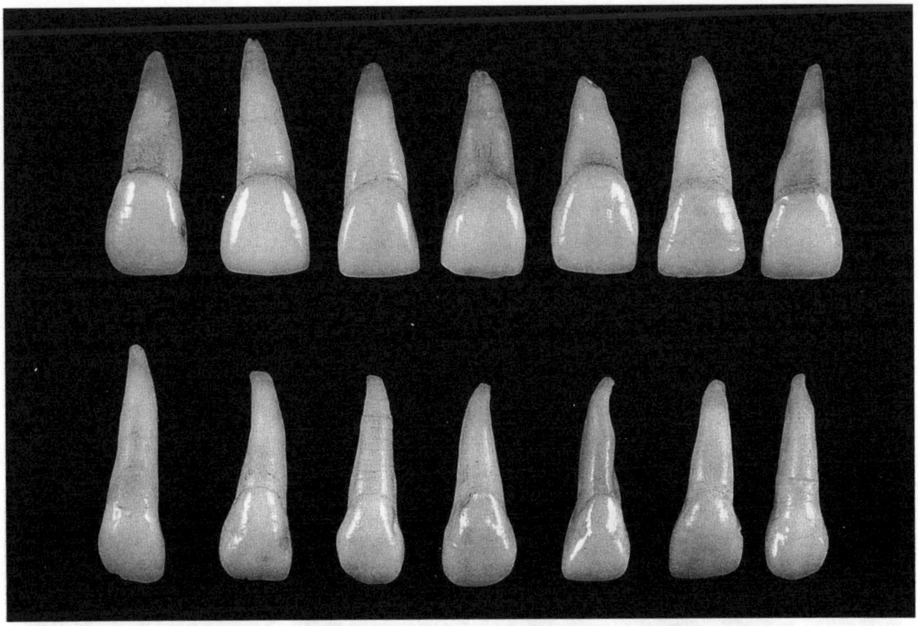

Figura 2-35 – Acima: incisivo central superior – sete exemplares típicos – vista vestibular.
Abaixo: incisivo lateral superior – sete exemplares típicos – vista vestibular.

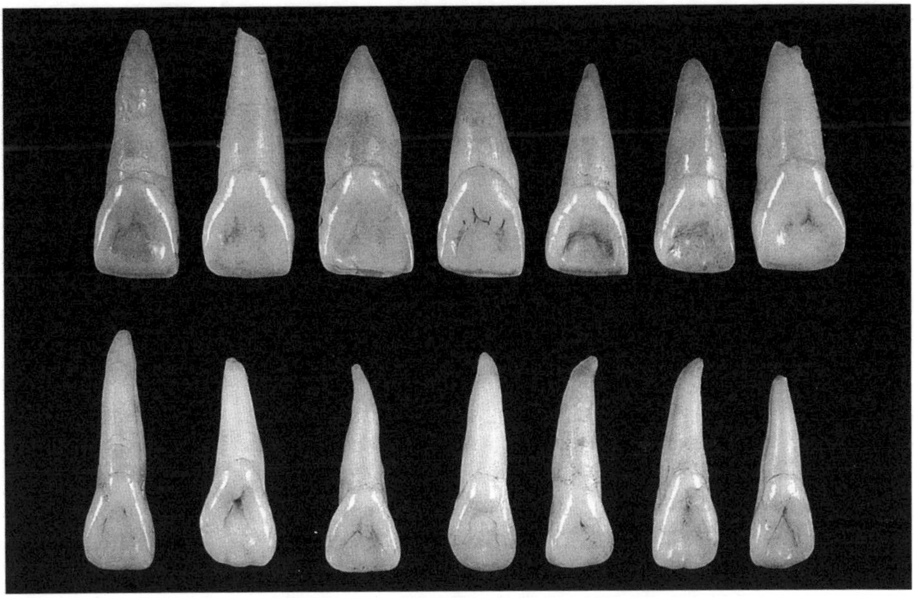

Figura 2-36 – Acima: incisivo central superior – sete exemplares típicos – vista lingual.
Abaixo: incisivo lateral superior – sete exemplares típicos – vista lingual.

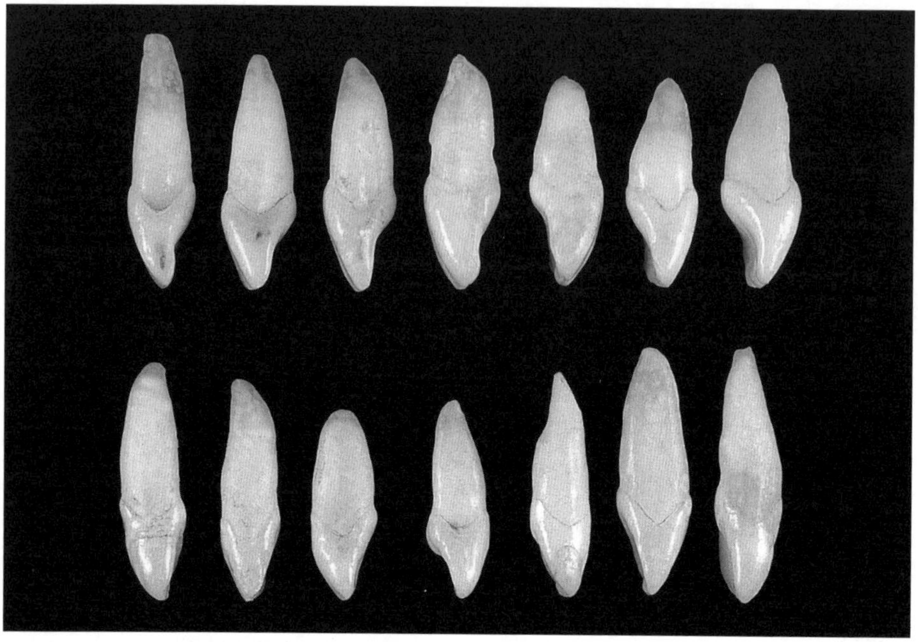

Figura 2-37 – Acima: incisivo central superior – vista mesial.
Abaixo: incisivo lateral superior – vista mesial.

Acidentes anatômicos	Incisivo central inferior	Incisivo lateral inferior
(Figs. 2-38, 2-39 e 2-40)		
Tamanho e simetria	Menor, simétrico (difícil identificar os lados mesial e distal)	Maior, assimétrico
Sulcos de desenvolvimento e lobos	Pouco evidentes	Mais evidentes
Contorno da face vestibular	Trapezoidal muito alongada, quase retangular (as bordas mesial e distal tendem ao paralelismo)	Trapezoidal mais alargada, quase triangular (as bordas mesial e distal são mais convergentes para o colo)
Ângulos mesio e distoincisal	Retos	Ângulo mesioincisal reto ou agudo e distoincisal obtuso e arredondado
Relação borda incisal/cíngulo	Borda incisal em ângulo reto com o eixo vestibulolingual (os ângulos mesio e distoincisal ficam em linha e o cíngulo, centralizado)	Esta intersecção não é em ângulo reto; a coroa parece estar torcida em relação à raiz (o ângulo distoincisal projeta-se lingualmente e o cíngulo fica um pouco deslocado para a distal)
Borda incisal	Borda incisal retilínea (ou inclinada para a mesial devido ao desgaste natural que o dente sofre)	Borda incisal inclinada para a distal (o desgaste acentua esta inclinação)
Raiz	Menor, reta, sulcada longitudinalmente de ambos os lados	Maior, desviada para a distal, com sulcos mais profundos, principalmente o distal

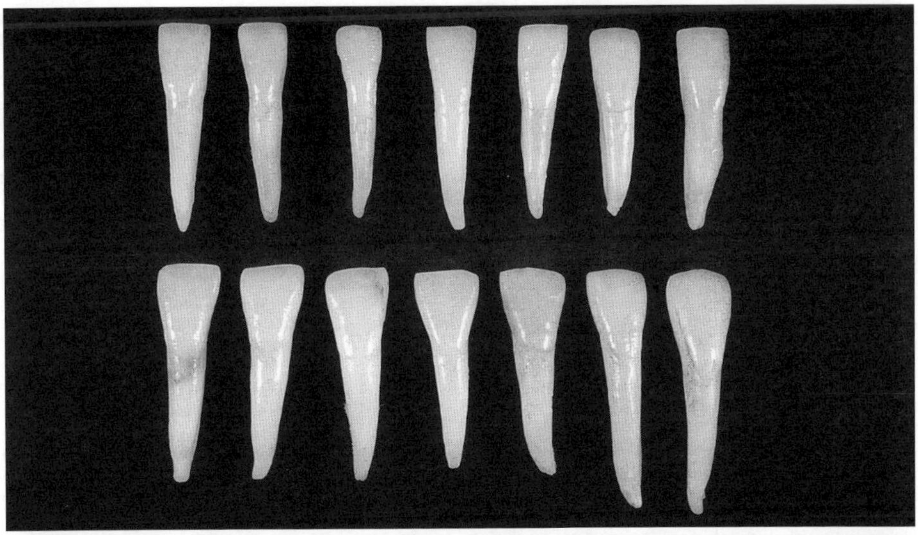

Figura 2-38 – Acima: incisivo central inferior – vista vestibular. Abaixo: incisivo lateral inferior – vista vestibular.

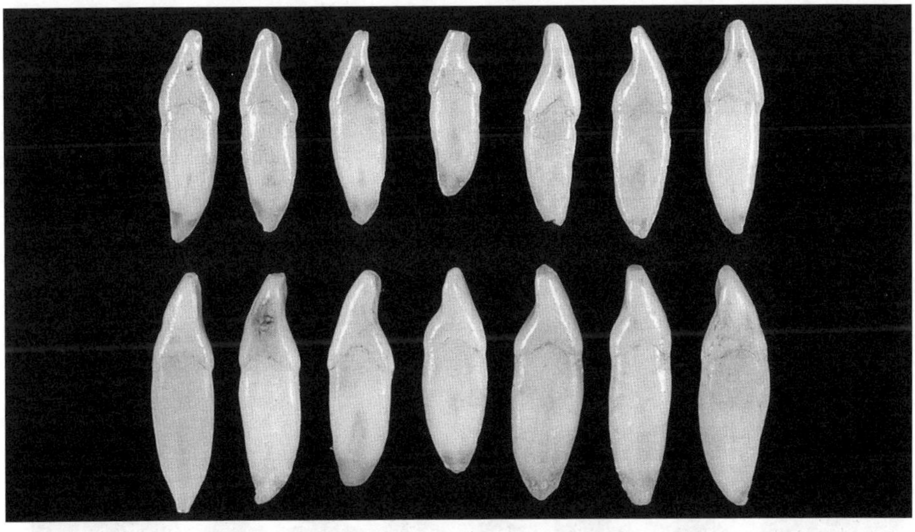

Figura 2-39 – Acima: incisivo central inferior – vista mesial. Abaixo: incisivo lateral inferior – vista mesial.

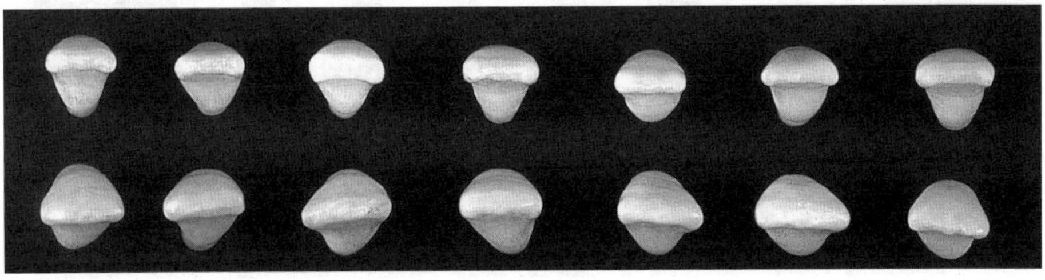

Figura 2-40 – Acima: incisivo central inferior – vista incisal. Abaixo: incisivo lateral inferior – vista incisal.

Acidentes anatômicos	Canino superior	Canino inferior
	(Figs. 2-41, 2-42 e 2-43)	
Coroa	Mais larga (distância mesiodistal acentuada) e menos alta (distância cervicoincisal moderada), ou seja, pequena diferença entre altura e largura	Menos larga (distância mesiodistal moderada) e mais alta (distância cervicoincisal acentuada), ou seja, grande diferença entre altura e largura
Sulcos de desenvolvimento, lobos e crista vestibular	Mais marcados	Menos marcados
Convexidade da face vestibular	Convexa mesiodistalmente e bastante convexa cervicoincisalmente	Bastante convexa mesiodistalmente e convexa cervicoincisalmente
Segmentos mesial e distal da borda incisal	Inclinados de maneira semelhante ou proporcional	Segmentos diferentes ou desproporcionais; o mesial é muito curto e pouco inclinado, e o distal é mais longo e bem inclinado
Inclinação das faces de contato	Grande inclinação; há maior convergência delas em direção ao colo	Menos inclinadas; com menor convergência para o colo (contorno coronorradicular contínuo quando visto por vestibular)
Cristas marginais e crista lingual	Bem evidentes; frequente	Discretas; ausente
Cíngulo	Proeminente (maior dimensão vestibulolingual)	Menos proeminente (menor dimensão vestibulolingual)
Desgaste	Em bisel, com comprometimento lingual	Em bisel à custa da face vestibular
Raiz	Cônica, reta e longa (pode chegar ao dobro do comprimento da coroa), com sulcos longitudinais discretos	Achatada mesiodistalmente, menor, com sulcos longitudinais evidentes; inclina-se frequentemente para a distal

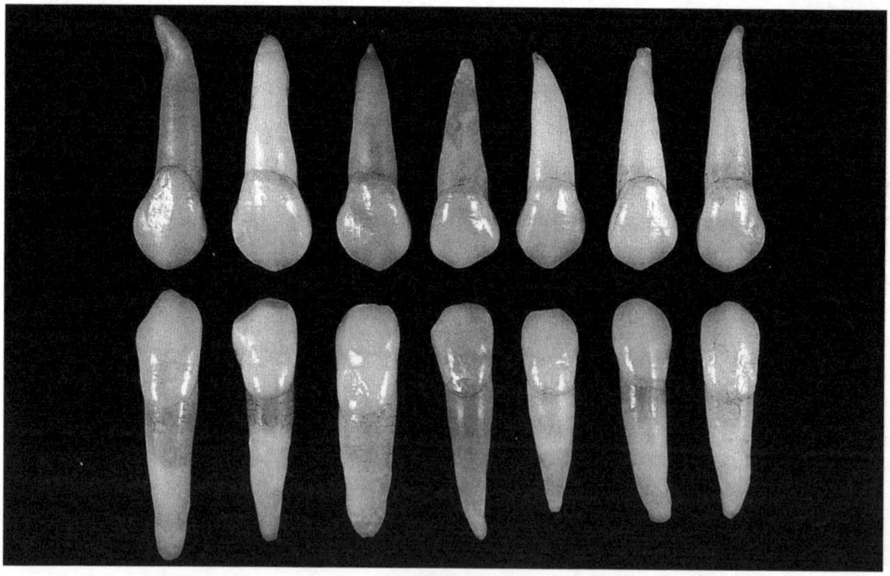

Figura 2-41 – Acima: canino superior – vista vestibular. Abaixo: canino inferior – vista vestibular.

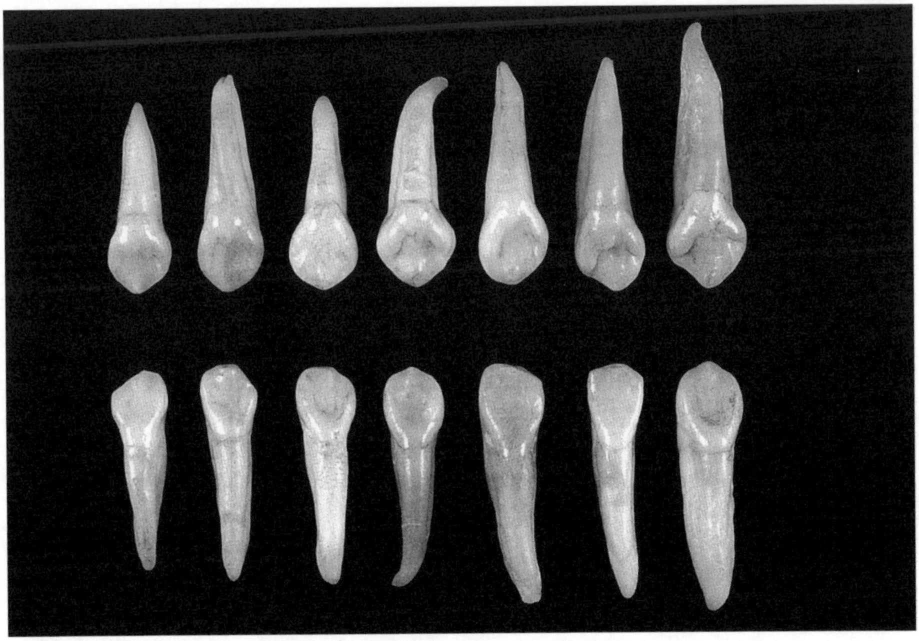

Figura 2-42 – Acima: canino superior – vista lingual. Abaixo: canino inferior – vista lingual.

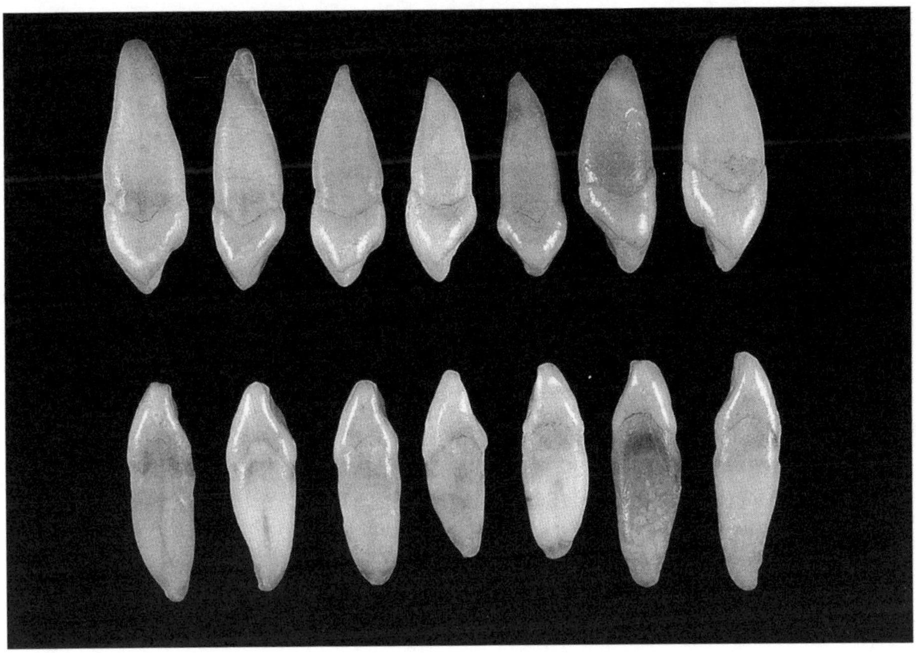

Figura 2-43 – Acima: canino superior – vista mesial. Abaixo: canino inferior – vista mesial.

Acidentes anatômicos	Primeiro pré-molar superior	Segundo pré-molar superior
	(Figs. 2-44, 2-45 e 2-46)	
Coroa	Maior e mais angulosa (bordas mais agudas)	Menor e menos angulosa (bordas mais rombas)
Sulcos de desenvolvimento, lobos e cristas marginais	Mais acentuados	Menos acentuados
Contorno da face oclusal	Pentagonal; metade vestibular nitidamente maior que a lingual (faces de contato convergem fortemente para a lingual)	Ovoide; metade vestibular ligeiramente maior e, portanto, não existe convergência lingual acentuada das faces de contato (são quase paralelas)
Sulco principal	Longo e bem marcado, levemente deslocado para a lingual	Mais curto (muitas vezes se reduz a uma fosseta) e menos profundo; localiza-se centralmente
Sulcos secundários	Raros	Vários
Sulco oclusomesial	Presente; cruza a crista marginal	Quase sempre ausente
Cúspides	Vestibular mais volumosa e mais alta que a lingual	Vestibular e lingual quase do mesmo volume e da mesma altura
Depressão mesial ao nível do colo	Presente	Quase sempre ausente
Posição do ápice da cúspide lingual	Nitidamente deslocado para a mesial	Ligeiramente deslocado para a mesial
Raiz	Duas (geralmente)	Uma (geralmente)

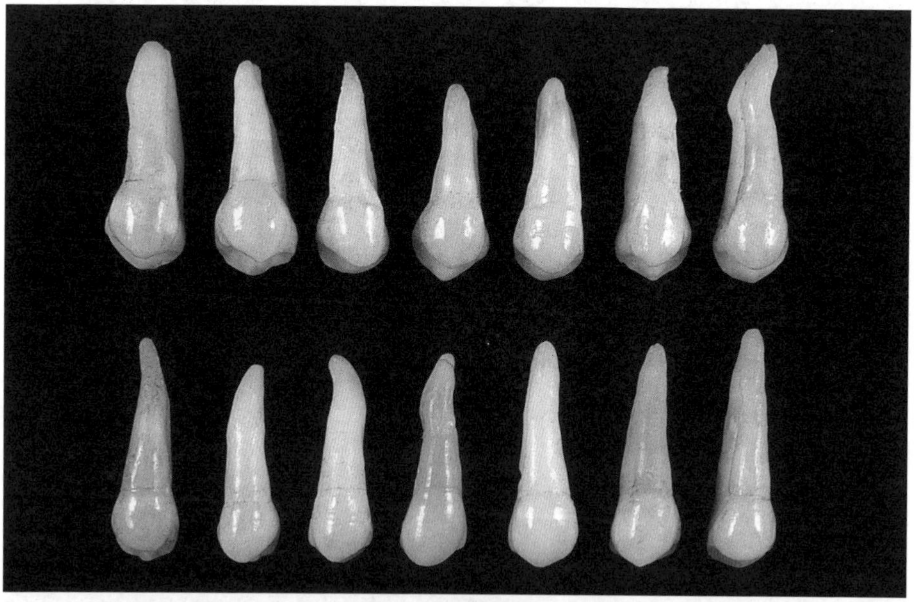

Figura 2-44 – Acima: primeiro pré-molar superior – vista lingual.
Abaixo: segundo pré-molar superior – vista lingual.

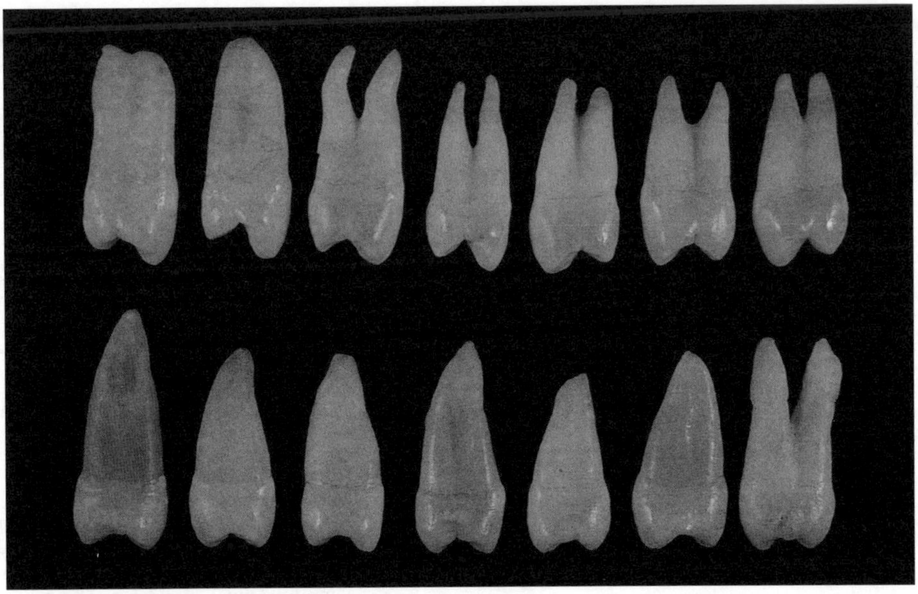

Figura 2-45 – Acima: primeiro pré-molar superior – vista mesial.
Abaixo: segundo pré-molar superior – vista mesial.

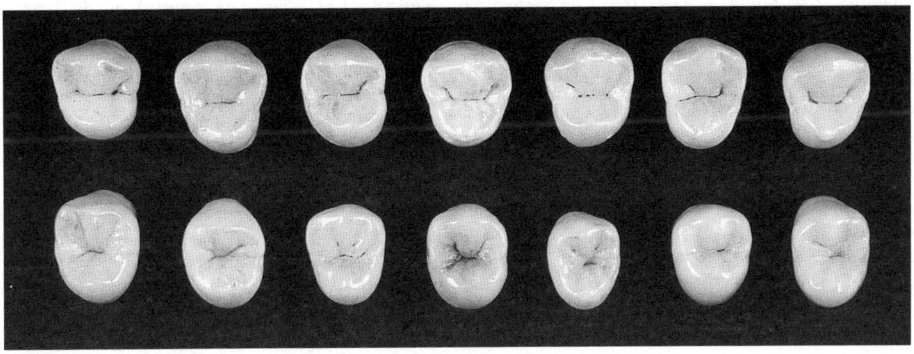

Figura 2-46 – Acima: primeiro pré-molar superior – vista oclusal.
Abaixo: segundo pré-molar superior – vista oclusal.

Acidentes anatômicos	Primeiro pré-molar inferior	Segundo pré-molar inferior
(Figs. 2-47, 2-48 e 2-49)		
Coroa	Menor, com os lobos de desenvolvimento mesial e distal mais baixos, cúspide vestibular mais pronunciada	Maior, com os lobos de desenvolvimento mesial e distal mais altos, cúspide vestibular menos pronunciada
Contorno e inclinação da face oclusal	Ovoide (com o polo maior na vestibular) ou circular e mais inclinada para a lingual	Circular, às vezes pentagonal e menos inclinada para a lingual
Forma e posição do sulco principal	Curvilíneo mais próximo da face lingual, quase sempre interrompido por ponte de esmalte que forma as fossetas mesial e distal	Quase sempre curvilíneo mais próximo do centro da face oclusal, raramente interrompido e, portanto, com fossetas mesial e distal infrequentes
Cúspide lingual	Pequena	Grande, às vezes dividida em duas (dente tricúspide)
Face lingual	Deixa ver quase toda a face oclusal; a cúspide lingual é centralizada e um sulco oclusolingual, que parte da fosseta mesial, invade a face lingual	Somente parte da face oclusal pode ser vista pela face lingual; o vértice da cúspide lingual é deslocado para a mesial, com uma depressão entre ele e a crista marginal distal; um sulco oclusolingual, quando presente, aprofunda mais essa depressão e divide a cúspide em duas, sendo a distolingual menor que a mesiolingual
Crista marginal mesial	Em nível mais baixo que a distal (ambas muito inclinadas)	Mais alta que a distal (ambas quase horizontais)
Posição do ápice da cúspide vestibular	Coincide com o eixo longitudinal do dente (centrado sobre o comprimento da raiz)	Deslocado vestibularmente em relação ao longo eixo (não é tão centrado sobre o comprimento da raiz)
Dimensão vestibulolingual e contorno das faces de contato	Mais estreita; de contorno trapezoidal tendendo a triangular, devido à grande convergência das bordas vestibular e lingual para a oclusal	Mais larga; de contorno quadrilátero tendendo ao trapezoidal, devido à pequena convergência das bordas vestibular e lingual para a oclusal
Raiz	Achatada mesiodistalmente; grande ocorrência de sulco (ou fenda) mesial	Tendente ao feitio cônico; ocorrência rara de sulco mesial

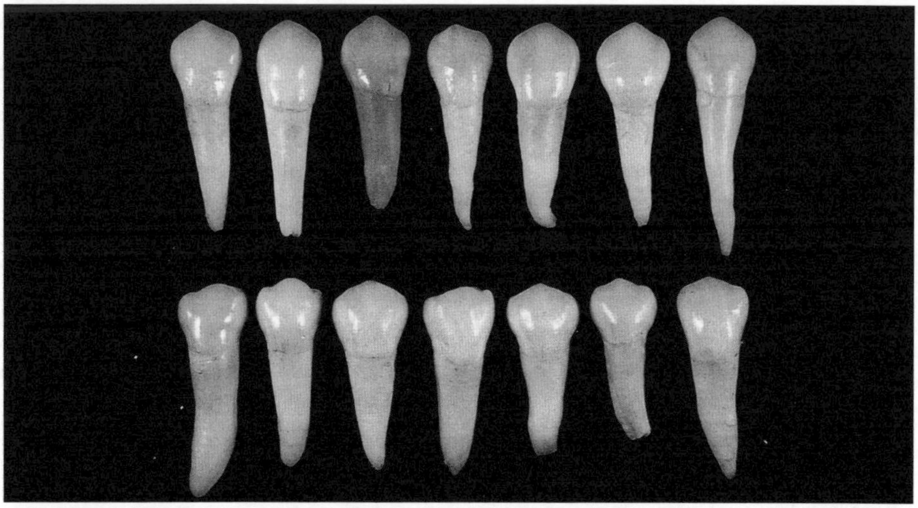

Figura 2-47 – Acima: primeiro pré-molar inferior – vista vestibular.
Abaixo: segundo pré-molar inferior – vista vestibular.

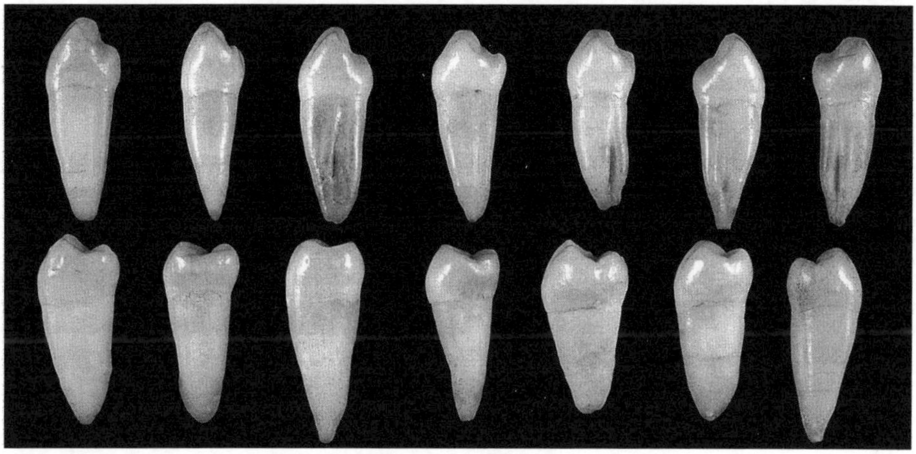

Figura 2-48 – Acima: primeiro pré-molar inferior – vista mesial.
Abaixo: segundo pré-molar inferior – vista mesial.

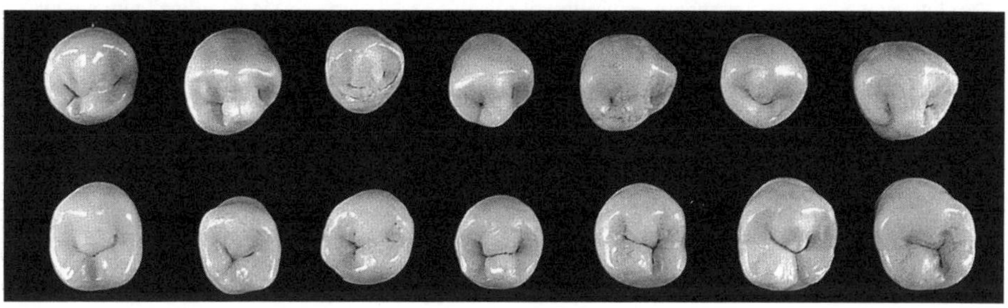

Figura 2-49 – Acima: primeiro pré-molar inferior – vista oclusal.
Abaixo: segundo pré-molar inferior – vista oclusal.

Acidentes anatômicos	Primeiro molar superior	Segundo molar superior
	(Figs. 2-50, 2-51 e 2-52)	
Coroa	Maior, com as cúspides mesiais um pouco maiores (em todas as direções) que as distais; isto se nota melhor olhando o dente por vestibular e por lingual	Menor, com as cúspides mesiais muito maiores que as distais; assim, as faces livres convergem bastante para a distal
Cúspide distolingual	Maior e bem definida	Menor ou muito menor e até mesmo inexistente; o dente fica com aspecto tricuspidado nos dois últimos casos
Contorno da face oclusal	Losângico tendendo a quadrilátero, com ângulos bem definidos	Losângico (maior aproximação da cúspide mesiolingual com a distovestibular) com ângulos arredondados; contorno triangular em dentes tricuspidados
Ponte de esmalte entre as cúspides mesiolingual e distovestibular	Presente e proeminente	Interrompida por um sulco e menos proeminente ou inexistente
Tamanho da face lingual em relação à vestibular	Maior; assim, as faces de contato convergem para a vestibular	Sempre menor; assim, as faces de contato convergem para a lingual
Tubérculo de Carabelli associado à cúspide mesiolingual	Presente	Ausente
Sulco oclusolingual	Longo e profundo; alcança o centro da face lingual e transforma-se em uma depressão reta, rasa e larga que se continua pela raiz lingual	Curto e menos profundo; é mais deslocado para a distal e não antecede nenhuma depressão da coroa ou da raiz
Raízes	Bem desenvolvidas e separadas	Com desenvolvimento ligeiramente menor e mais próximas entre si (coalescências da mesiovestibular com a lingual e da mesiovestibular com a distovestibular não são incomuns)
Raízes vestibulares	Tendem a convergir apicalmente, sem desvio distal considerável; isto faz com que o ápice da raiz mesiovestibular fique em linha reta com o ápice da cúspide mesiovestibular	São paralelas e inclinam-se para a distal; o ápice da raiz mesiovestibular fica em linha reta com o centro da coroa
Raiz lingual	Apresenta um sulco longitudinal; inclina-se muito lingualmente e não se desvia para a distal	Sem sulco longitudinal; tem menor inclinação lingual e desvio para a distal

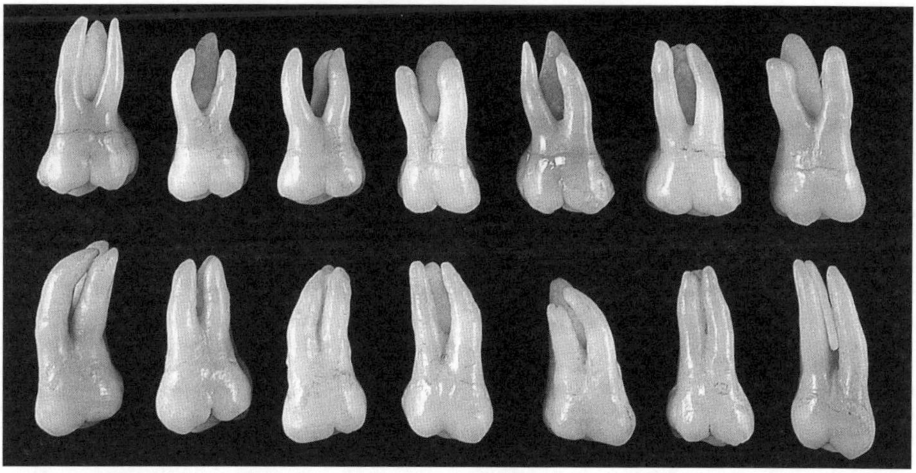

Figura 2-50 – Acima: primeiro molar superior – vista vestibular.
Abaixo: segundo molar superior – vista vestibular.

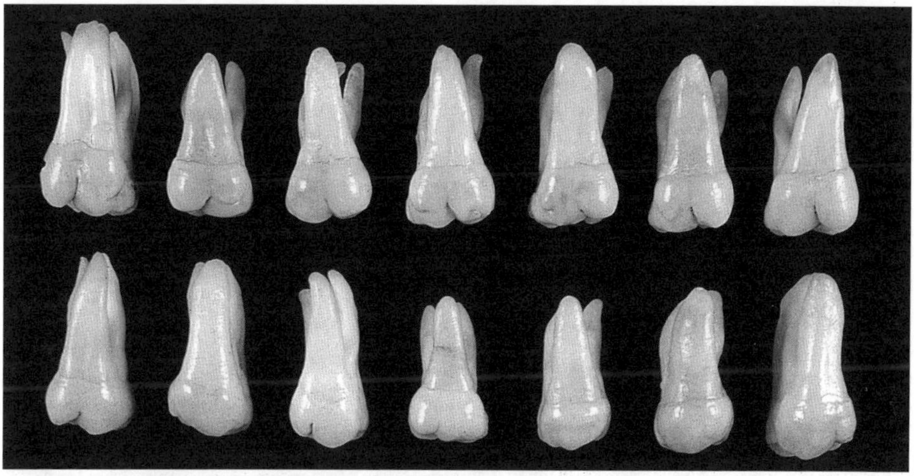

Figura 2-51 – Acima: primeiro molar superior – vista lingual.
Abaixo: segundo molar superior – vista lingual.

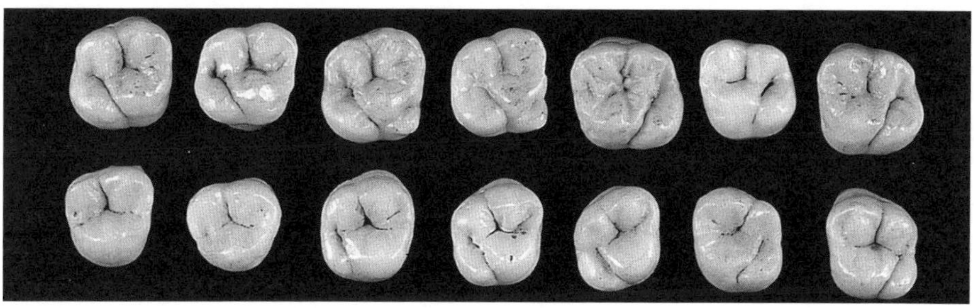

Figura 2-52 – Acima: primeiro molar superior – vista oclusal.
Abaixo: segundo molar superior – vista oclusal.

Acidentes anatômicos	Primeiro molar inferior	Segundo molar inferior
	(Figs. 2-53 e 2-54)	
Coroa	Mais volumosa, com três cúspides vestibulares e duas linguais	Menos volumosa, com duas cúspides vestibulares e duas linguais
Tamanho da face vestibular em relação à lingual e convergência de suas bordas	Maior, com suas bordas mesial e distal bastante convergentes para o colo (maior área oclusal)	Discretamente maior e também discreta convergência de suas bordas em direção ao colo
Contorno da face oclusal	Aproximadamente retangular com sua borda vestibular curva (face vestibular bem convexa)	Retangular, com borda vestibular menos curva (face vestibular menos convexa)
Sulcos principais da face oclusal	Mais numerosos (um a mais, devido à presença da quinta cúspide), com disposição variável	Em menor quantidade, com disposição cruciforme
Raízes	Maiores, mais divergentes e bem separadas	Menores, menos divergentes e com certa tendência à coalescência

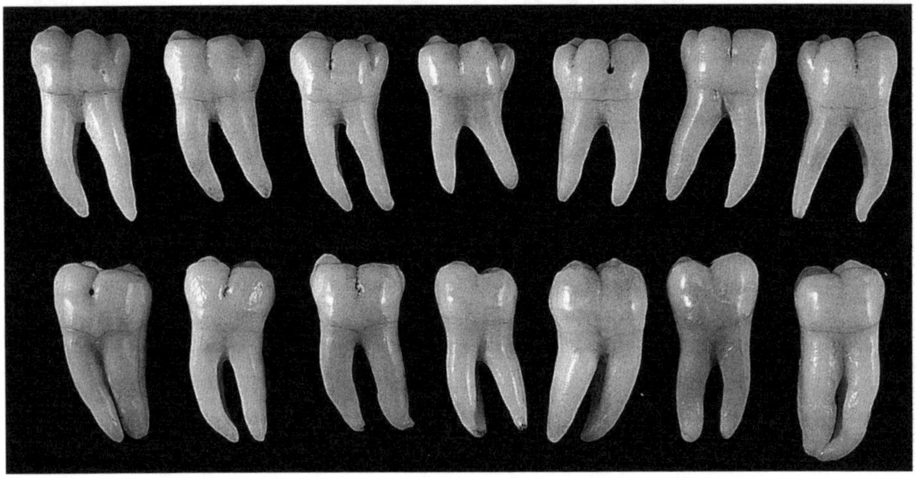

Figura 2-53 – Acima: primeiro molar inferior – vista vestibular.
Abaixo: segundo molar inferior – vista vestibular.

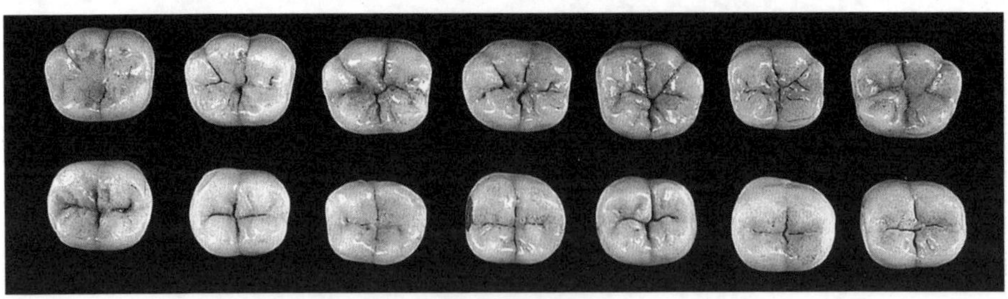

Figura 2-54 – Acima: primeiro molar inferior – vista oclusal.
Abaixo: segundo molar inferior – vista oclusal.

Descrição anatômica dos dentes decíduos

GUIA DE ESTUDO 6

1 Leia uma vez, ou quantas vezes quiser, o bloco 4 e reforce a leitura observando bem as ilustrações, modelos de arcos decíduos, um crânio infantil e/ou dentes isolados.

2 Elucide, por escrito, as seguintes questões: Todos os dentes decíduos têm forma semelhante à dos dentes permanentes? Ao se comparar as duas dentições, que diferenças podem ser notadas nas porções cervical e radicular? Nas coroas dos incisivos e caninos decíduos, a proporção altura/largura é a mesma dos homônimos permanentes? E as bossas cervicais se equivalem em proeminência? Nos molares também? Dê uma razão para a excessiva abertura ou divergência das raízes do molar decíduo. A coroa do segundo molar decíduo (superior e inferior) guarda todas as características anatômicas da coroa do primeiro molar permanente? Quais são elas? Quais são as cúspides mais desenvolvidas do primeiro molar superior decíduo? E a menos desenvolvida? As bordas mesial e distal da face vestibular do primeiro molar superior decíduo são convergentes, tal como ocorre nos dentes permanentes? O que é tubérculo molar do primeiro molar superior? O primeiro molar inferior também apresenta um tubérculo molar? A coroa do primeiro molar superior é maior na dimensão mesiodistal ou na vestibulolingual? E a do primeiro molar inferior? Como se denominam as cúspides do primeiro molar inferior? Como se dispõem os sulcos oclusais do primeiro molar inferior?

3 Proceda, neste estudo do bloco 4, tal como foi proposto nos guias de estudo anteriores, isto é, leia novamente, confira e corrija as respostas, manuseie mais vezes dentes e modelos e faça uma leitura final para realçar os detalhes que julgar mais importantes.

B4

Os dentes decíduos são menores que os permanentes e têm um grau de atrição maior. Sua raiz tem vida curta: após um ano ou dois de completamente formada, começa a se reabsorver. A forma dos incisivos e caninos decíduos copia a dos homônimos permanentes; os segundos molares se assemelham aos primeiros molares permanentes com um isomorfismo surpreendente; os primeiros molares decíduos têm forma própria.

Não obstante as semelhanças morfológicas entre os dentes das duas dentições, há uma série de diferenças que podem ser assim resumidas: 1. as coroas dos decíduos são mais baixas e largas; 2. eles têm o colo com maior constrição; 3. as bossas cervicais são muito proeminentes; 4. os sulcos e outras depressões são muito pouco marcados; 5. as raízes dos decíduos são longas em proporção à coroa e são mais retilíneas; 6. nos molares, o bulbo radicular* é curto e as raízes são muito divergentes; 7. o esmalte é mais delgado.

▪ Incisivos e caninos (51, 52, 53, 61, 62, 63, 71, 72, 73, 81, 82, 83)

(Figs. 2-55 a 2-60)

As coroas são muito baixas e largas. Nos incisivos e caninos superiores, estas condições são tão pronunciadas que o diâmetro mesiodistal predomina sobre o cervicoincisal. As faces de contato são mais convexas, e o mesmo acontece com a bossa vestibular. Em decorrência destas características, o colo fica muito estreitado. A raiz não se desvia para a distal.

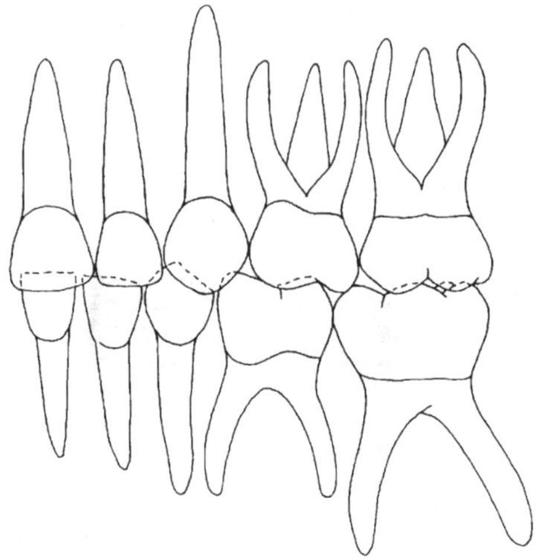

Figura 2-55 – Aspecto vestibular de dois hemiarcos dentais decíduos (distendidos) em oclusão.

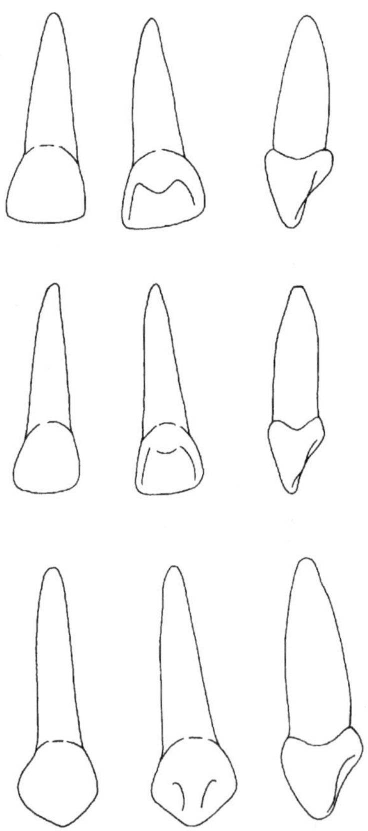

Figura 2-56 – Incisivo central superior decíduo (acima), incisivo lateral superior decíduo (no meio) e canino superior decíduo (abaixo), vistos pelas faces vestibular, lingual e mesial.

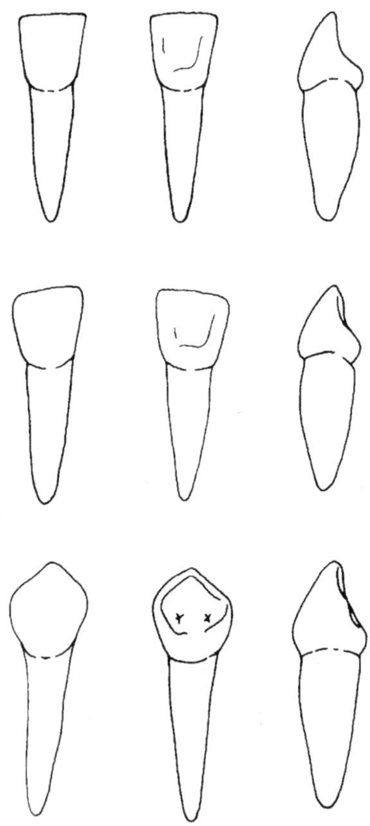

Figura 2-57 – Incisivo central inferior decíduo (acima), incisivo lateral inferior decíduo (no meio) e canino inferior decíduo (abaixo), vistos pelas faces vestibular, lingual e mesial.

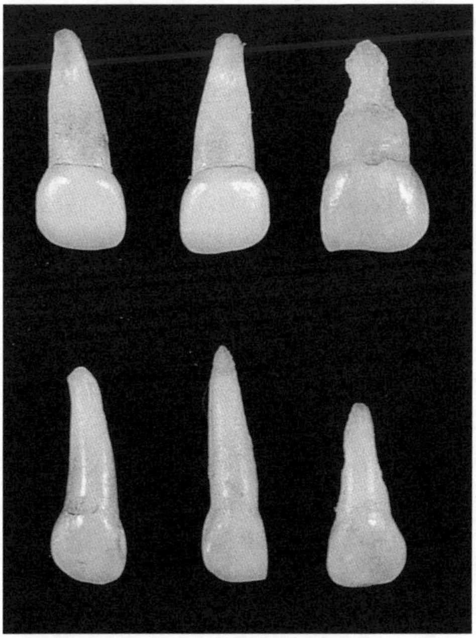

Figura 2-58 – Seis espécimes típicos de incisivos superiores decíduos, vistos por vestibular.
Acima: incisivo central. Abaixo: incisivo lateral.

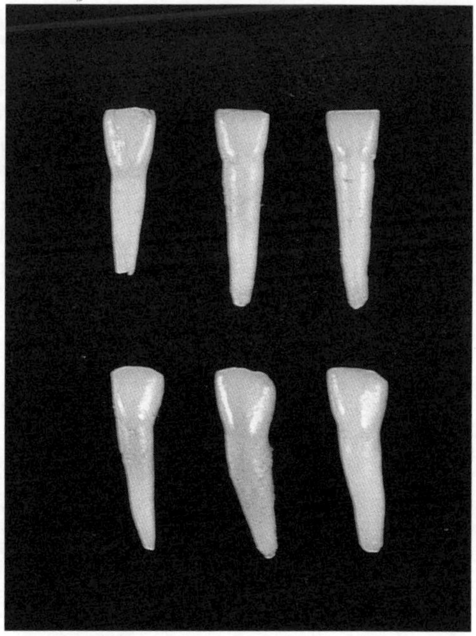

Figura 2-59 – Seis espécimes típicos de incisivos inferiores decíduos, vistos por vestibular.
Acima: incisivo central. Abaixo: incisivo lateral.

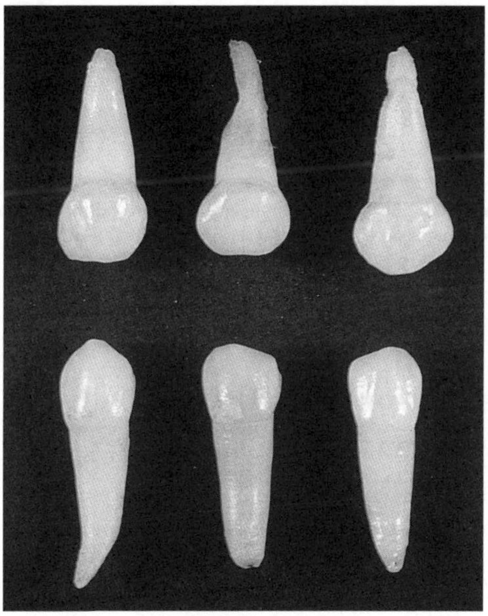

Figura 2-60 – Seis espécimes típicos de caninos decíduos, vistos por vestibular. Acima: canino superior. Abaixo: canino inferior.

▪ Segundos molares (55, 65, 75, 85)

(Figs. 2-55, 2-61, 2-63, 2-64, 2-66, 2-67)

São maiores do que os primeiros molares (na dentição permanente é ao contrário). Constituem um modelo quase exato dos primeiros molares permanentes, até tubérculo de Carabelli os superiores possuem. A maior diferença reside na área do colo, o qual apresenta nítida constrição devido ao grande desenvolvimento da bossa vestibular e pronunciada divergência das raízes (para alojar os germes* dos dentes permanentes).

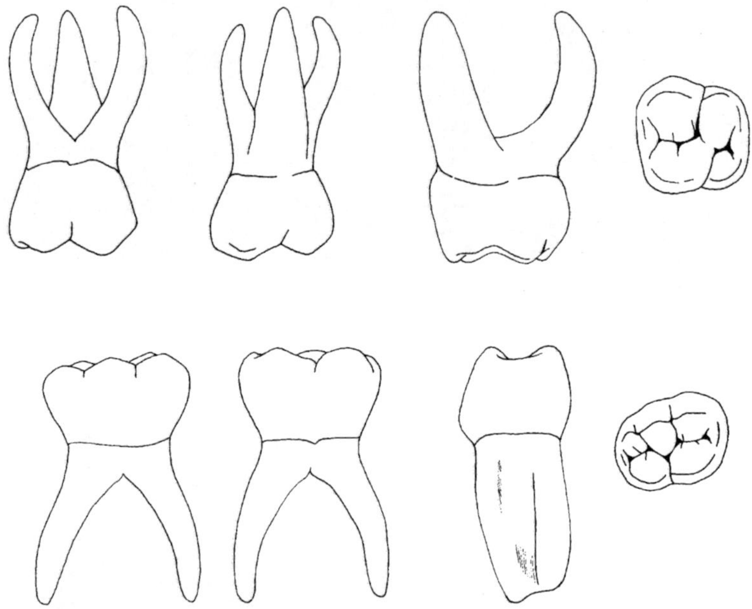

Figura 2-61 – Segundo molar superior decíduo (acima) e segundo molar inferior decíduo (abaixo), vistos pelas faces vestibular, lingual, mesial e oclusal.

▪ Primeiro molar superior (54, 64)

(Figs. 2-55, 2-62, 2-63 e 2-64)

Como já foi mencionado, tem anatomia própria. O dente permanente que lhe é mais próximo em concordância morfológica é o pré-molar superior. Tem quatro cúspides, mas a distolingual está frequentemente ausente e a distovestibular é muito reduzida. Suas cúspides mesiovestibular e mesiolingual, bem desenvolvidas, correspondem então, em semelhança, às cúspides vestibular e lingual do pré-molar superior. Pode ser considerado como intermediário entre pré-molar e molar.

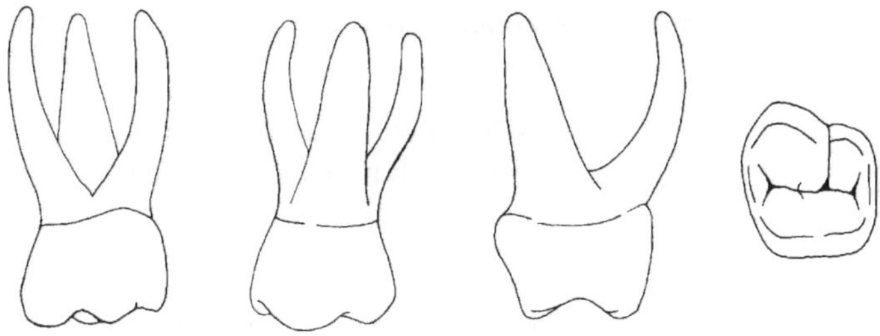

Figura 2-62 – Primeiro molar superior decíduo visto pelas faces vestibular, lingual, mesial e oclusal.

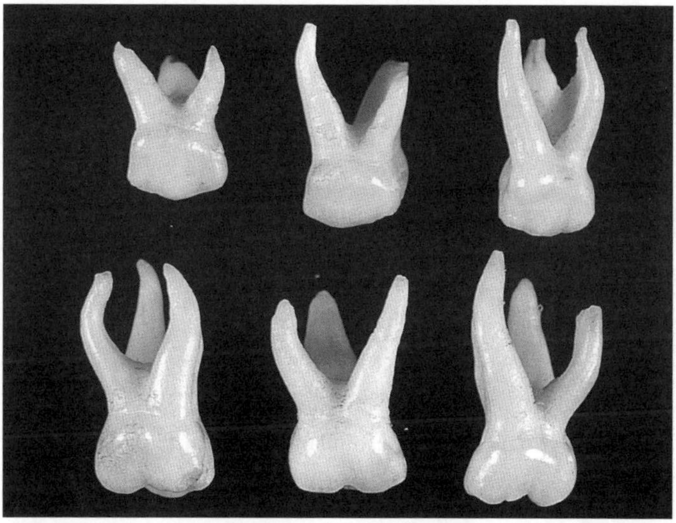

Figura 2-63 – Seis espécimes típicos de molares superiores decíduos, vistos por vestibular.
Acima: primeiro molar.
Abaixo: segundo molar.

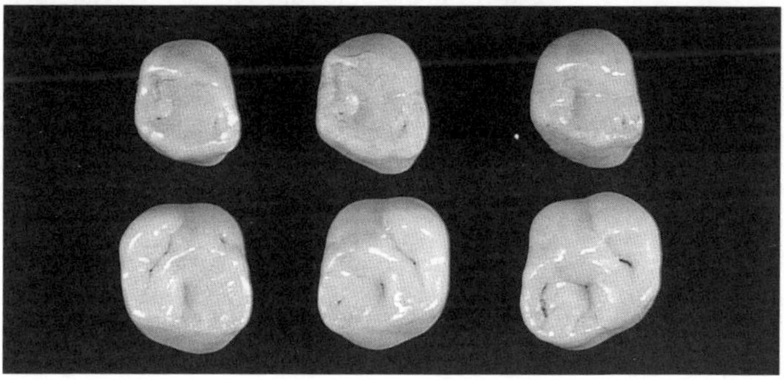

Figura 2-64 – Seis espécimes típicos de molares superiores decíduos, vistos por oclusal.
Acima: primeiro molar.
Abaixo: segundo molar.

Face vestibular – tem uma borda oclusal praticamente horizontal, na qual se destaca apenas a suave projeção da cúspide mesiovestibular. As bordas mesial e distal são pouco convergentes. No terço cervical há elevação bem distinta logo abaixo da raiz mesiovestibular; é ampla o suficiente para aumentar a altura da metade mesial da coroa, e saliente a ponto de ser chamada de tubérculo (**tubérculo molar** ou **de Zuckerkandl**). Os dois terços oclusais da face vestibular são bastante inclinados para a lingual.

Face lingual – retangular, convexa, também tem seus dois terços oclusais inclinados (para a vestibular), se bem que em menor grau.

Faces de contato – a face mesial é maior. As bordas vestibular e lingual convergem fortemente para a oclusal. O tubérculo molar mostra-se bem saliente por este ângulo de observação.

Face oclusal – vista por oclusal, a coroa é mais larga na borda vestibular do que na lingual, e mais larga na borda mesial do que na distal. Um sulco mesiodistal divide a coroa em partes vestibular e lingual, dominadas pelas cúspides mesiovestibular e mesiolingual, respectivamente. As cúspides restantes são diminutas e, logo que sobrevém o desgaste, elas desaparecem.

Raiz – as raízes equivalem-se em número, posição e forma às do segundo molar superior, com a diferença de serem mais delgadas, divergentes e não terem a base comum de implantação, que é o bulbo radicular; elas saem diretamente da coroa.

▪ Primeiro molar inferior (74, 84)

(Figs. 2-55, 2-65, 2-66 e 2-67)

Difere do primeiro molar superior decíduo por ser realmente molariforme. Tem quatro cúspides, sendo duas vestibulares e duas linguais.

Face vestibular – é retangular, com a borda oclusal mostrando o contorno das cúspides vestibulares em dentes sem ou com pouco desgaste. As bordas mesial e distal são paralelas, se bem que a mesial é reta e mais alta e a distal é curva (convexa). No terço cervical, acima da raiz mesial, há saliência similar à do dente homônimo superior – o tubérculo molar. A face vestibular é inclinada para a lingual.

Face lingual – é menor que a vestibular, bastante convexa, com as cúspides linguais fazendo pouca saliência na borda oclusal.

Faces de contato – muito espessas cervicalmente, vão perdendo espessura à medida que se aproximam da oclusal. A principal causa desta arquitetura é a presença do tubérculo molar, combinada com a grande inclinação lingual da face vestibular.

Face oclusal – é alongada na direção mesiodistal. O ângulo mesiovestibular é proeminente por causa do tubérculo molar. As quatro cúspides são separadas por sulcos irregulares mesiodistal e vestibulolingual, que se cruzam nas proximidades da crista marginal distal. Frequentemente uma ponte de esmalte liga a cúspide mesiovestibular à mesiolingual, interrompendo assim o sulco mesiodistal e provocando o aparecimento de duas fossetas. Uma das fossetas é mesial, menor, e a outra é distal, maior.

Raiz – as raízes mesial e distal são delgadas, achatadas mesiodistalmente, bem separadas e a furca fica próximo à linha cervical.

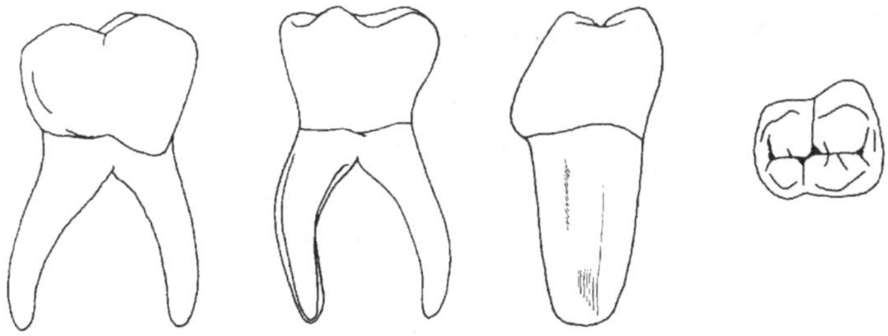

Figura 2-65 – Primeiro molar inferior decíduo visto pelas faces vestibular, lingual, mesial e oclusal.

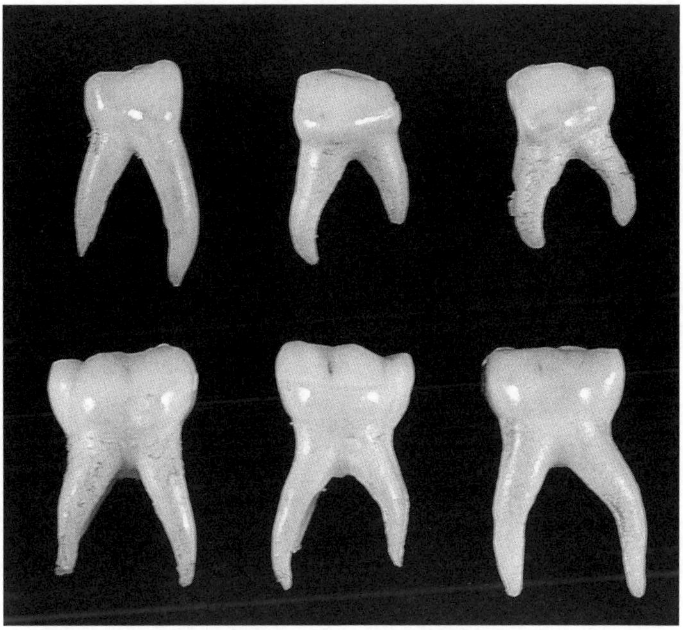

Figura 2-66 – Seis espécimes típicos de molares inferiores decíduos, vistos por vestibular.
Acima: primeiro molar.
Abaixo: segundo molar.

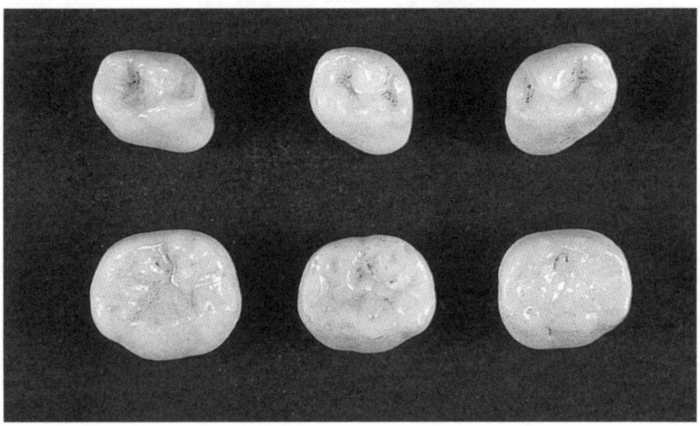

Figura 2-67 – Seis espécimes típicos de molares inferiores decíduos, vistos por oclusal.
Acima: primeiro molar.
Abaixo: segundo molar.

Respostas às perguntas sobre identificação de dentes

Guia de Estudo 3	**Fig. 2-1**:	11 e 11
	Fig. 2-4:	22 e 12
	Fig. 2-35:	11, 11, 11, 11?, 11, 21 e 21 12, 12, 12, 22, 22, 22 e 22
	Fig. 2-36:	21, 21, 21, 21, 21, 21, e 11 22, 22, 22, 22, 12, 12 e 12
	Fig. 2-8:	42? e 42
	Fig. 2-38:	41, 31?, 41, 31?, 31, 41? e 41? 42, 42, 42, 32, 32, 32 e 32
	Fig. 2-40:	?, ?, ?, ?, ?, ? e ? 32, 32, 32, 42, 42, 42 e 42
	Fig. 2-9:	13 e 13
	Fig. 2-11:	43 (raiz voltada para a mesial) e 43
	Fig. 2-41:	13, 13, 13, 23, 13, 23 e 23 43, 43, 43, 43, 33, 33 e 33
	Fig. 2-42:	23?, 23?, 23, 13, 13, 13 e 13 33, 43, 43, 43 (raiz para a mesial), 43, 43 e 43
Guia de Estudo 4	**Fig. 2-12**:	14, 14 e 14
	Fig. 2-13:	14, 14, 15? e 15
	Fig. 2-15:	25 e 15
	Fig. 2-44:	24, 24, 24, 24, 24, 14 e 14 25, 15 (raiz para a mesial), 15, 15, 15 e 15
	Fig. 2-46:	14, 14, 14, 24, 24, 24 e 24 15, 15, 15, 15?, 25, 25? e 25
	Fig. 2-16:	34 e 34
	Fig. 2-17:	34, 34, 45 e 45?
	Fig. 2-21:	45
	Fig. 2-47:	34, 34? 44, 34, 34, 34? e 34? 45, 45?, 35?, 45, 35, 35 e 35
	Fig. 2-48:	44, 44, 44, 44, 44, 34 e 34 45, 45, 45, 45, 45, 45 e 35
	Fig. 2-49:	34, 34, 34, 34, 34, 44? e 44 35, 35, 35, 35?, 45, 45 e 45
Guia de Estudo 5	**Fig. 2-22**:	26, 16 e 16
	Fig. 2-23:	16, 16, 26 e 26
	Fig. 2-26:	17, 17 e 17
	Fig. 2-27:	18, 18 e 28
	Fig. 2-28:	18 e 18
	Fig. 2-50:	26, 26, 26, 16, 16, 16 e 16 27, 27, 27, 17, 17, 17 e 17
	Fig. 2-51:	26, 26, 16, 16, 16, 16 e 16 27, 27, 27, 27, 17, 17 e 17
	Fig. 2-52:	16, 16, 16, 16, 26, 26 e 26 17, 17, 17, 17, 17, 27 e 27
	Fig. 2-29:	36, 46 e 36
	Fig. 2-30:	36 e 36
	Fig. 2-33:	47, 37 e 37
	Fig. 2-30:	37 e 37
	Fig. 2-34:	48 e 48
	Fig. 2-28:	48 e 48
	Fig. 2-53:	36, 36, 36, 36, 46, 46 e 46 37, 37, 37, 37, 47, 47 e 47
	Fig. 2-54:	36, 36, 36, 36, 46, 46 e 46 37, 37?, 47, 47, 47, 47 e 47

CAPÍTULO

3

Arcos Dentais Permanentes e Oclusão Dental

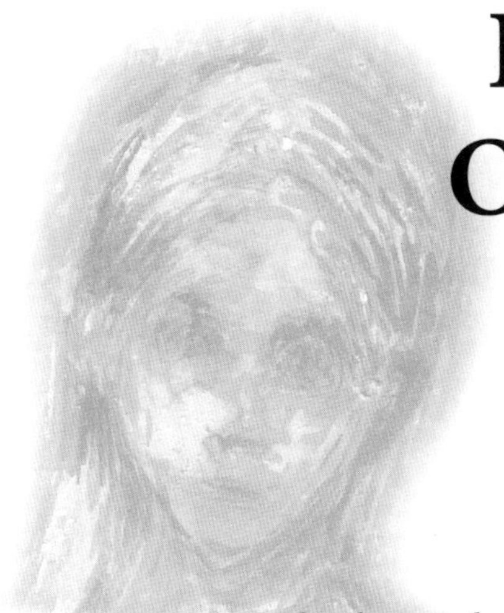

OBJETIVOS ▮ Enfocar os dentes em conjunto, especificando sua disposição nos arcos e as suas relações mútuas ▮ Desenvolver explicação sobre as formas, dimensões e curvas de oclusão dos arcos dentais, bem como a direção e o equilíbrio dos dentes que os formam ▮ Discutir fundamentos de oclusão dental, demonstrando-a por meio de narrativa ou esquema ▮ Determinar exatamente em quais fossetas e em quais cristas ocluem as cúspides vestibulares dos dentes posteriores inferiores e as cúspides linguais dos dentes superiores posteriores, na posição de máxima intercuspidação ▮ Aplicar noções sobre dinâmica da articulação temporomandibular (relação das ações musculares com a movimentação mandibular) para a percepção das posições da mandíbula e de seus movimentos nos planos sagital, frontal e horizontal ▮ Responder corretamente às perguntas dos Guias de estudo 7, 8 e 9 ▮

Arcos dentais

Luiz Altruda Filho e Miguel Carlos Madeira

Guia de estudo 7

1 Leia uma vez o bloco 1 (B2), a seguir.
2 Responda, escrevendo, às seguintes perguntas: Os arcos dentais permanentes possuem formas variadas? Quais são elas? Qual é a maior dimensão do arco dental, a transversal ou a anteroposterior? A distância transversal é maior no arco superior ou no inferior? Por quê? O que significam trespasse vertical e trespasse horizontal? Quais são os tipos anormais de mordida? A medida do comprimento do arco superior, "distendido", é maior ou menor que a do arco inferior? Esse comprimento é imutável? Por quê? O que é curva sagital de oclusão? O que é curva transversal de oclusão? Quais são as direções vestibulolinguais dos dentes dos arcos superior e inferior? E as direções mesiodistais? O arco formado pelos ápices das raízes dos dentes é maior no maxilar* ou na mandíbula? Por quê? De que maneiras os dentes se mantêm em equilíbrio nos arcos? Em que condições pode haver desequilíbrio?
3 Leia novamente e confira se as respostas estão corretas. Consulte sempre o Glossário para completar ou ampliar seu entendimento.
4 Se as respostas estiverem erradas ou incompletas, volte aos itens 1 a 3. Se estiverem corretas, passe para o item 5.
Leia de novo, agora mais atentamente. Troque ideias com os colegas. Examine crânios dentados de adultos. Examine radiografias e crânios de crianças de várias idades. Examine modelos de arcos dentais feitos em gesso ou resina e coloque-os em oclusão. Verifique as direções dos dentes em radiografias ou em peças anatômicas preparadas para isso. Veja seus próprios arcos dentais no espelho. Reproduza nos modelos ou no crânio as posições e movimentos mandibulares estudados. Reproduza também em si próprio. Consulte outros livros de anatomia dental e repare bem em suas ilustrações.
5 Procure responder em voz alta as mesmas questões do item 2, sem consultar suas respostas escritas. Confronte o que falou com o texto do livro.
6 Leia ainda uma vez mais o bloco 1 para destacar os detalhes que julgar mais importantes.

B1

Tanto os dentes decíduos como os permanentes se relacionam através de suas faces de contato formando arcos, um superior e outro inferior, de concavidade posterior (Fig. 3-1).

Os autores, em geral, aceitam que a morfologia dos arcos dentais* pode apresentar-se elíptica, parabólica, hiperbólica, semicircular, em forma de V ou em forma de U. Admitem ainda que a distância transversal, situada entre os primeiros e os segundos molares, é sempre maior que a anteroposterior e sempre relacionada com a largura da face; nos euriprosopos, onde a face é mais larga, o eixo transversal é maior que nos indivíduos leptoprosopos que possuem faces altas e estreitas.

O diâmetro transversal é maior no arco superior do que no inferior, o que nos faz entender porque o arco superior envolve o inferior.

Nesse envolvimento ou sobreposição, na posição de oclusão, as bordas incisais dos incisivos e caninos inferiores tocam as faces linguais dos homólogos superiores e as cúspides vestibulares dos pré-molares e molares inferiores ocluem com as fossetas oclusais dos superiores. A sobreposição é aumentada mais ainda porque os incisivos se apresentam inclinados para a vestibular, com inclinação aproximada de 20° nos superiores e de 12° nos inferiores. A sobreposição no sentido vertical, que pode ser calculada medindo-se a distância entre duas linhas horizontais que tangenciem a borda incisal de incisivos superiores e inferiores, leva o nome de **trespasse vertical*** (conhecida na clínica como sobremordida ou *overbite*). Já o **trespasse horizontal*** (sobressaliência ou *overjet*) pode ser calculado medindo-se a distância entre duas linhas verticais que passem pela borda incisal de incisivos superiores e a face vestibular dos incisivos inferiores (Fig. 3-2).

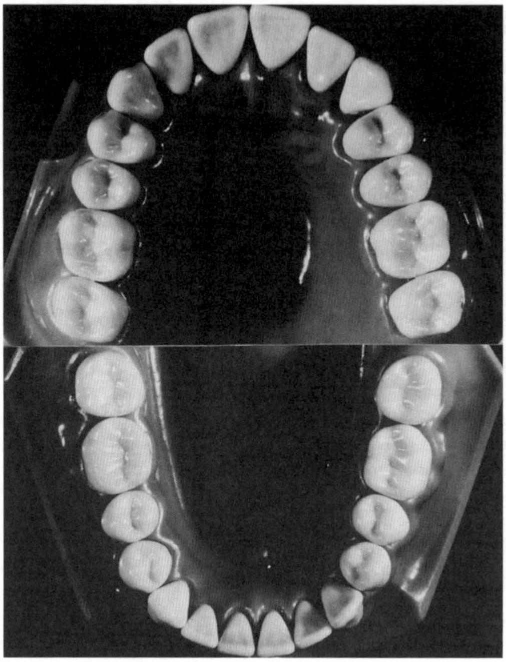

Figura 3-1 – Vista oclusal de modelos dos arcos dentais superior (acima) e inferior (abaixo). Em ambos falta o terceiro molar.

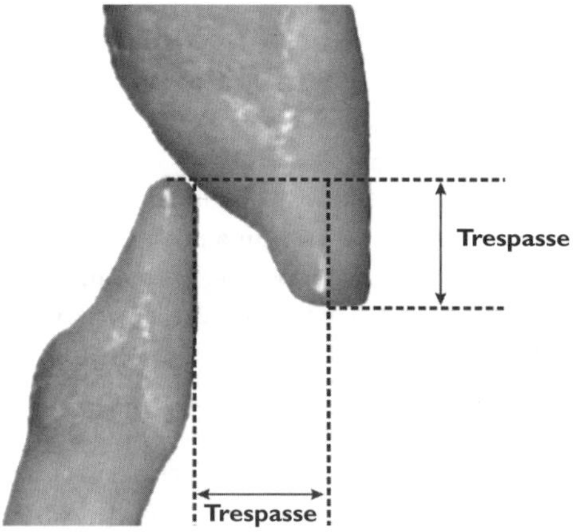

Figura 3-2 – Trespasse vertical (sobremordida, *overbite*) e trespasse horizontal (sobressaliência, *overjet*) delineados na relação estática entre incisivos

O trespasse vertical de mais de 3mm resulta na chamada mordida (ou sobremordida) profunda. Ao contrário, quando os incisivos superiores não se sobrepõem aos inferiores ou se distanciam deles, manifesta-se a mordida aberta anterior. Outras mordidas, em que não há sobreposição normal durante a oclusão, são a topo a topo, que é o contato das bordas incisais dos superiores com as dos inferiores, e a mordida cruzada* anterior, que é o trespasse horizontal e vertical com valor negativo.*

Além de ser mais largo (55mm em média), o arco dental superior é 2mm mais longo (cerca de 128mm) quando medido da distal do último molar de um lado, acompanhando toda a curvatura do arco, até a distal do último molar do outro lado.

O atrito entre os dentes de um arco, nas oclusões sucessivas, provoca desgaste nas áreas de contato e ligeira perda óssea horizontal nos septos interalveolares, o que compromete uns 3mm do comprimento do arco.

O arco decíduo adota uma só forma, que é a de semicírculo, isto, quando for considerado normal, independente de fatores que possam modificá-lo, como chupar dedo ou chupeta em excesso.

Curva sagital de oclusão (Balkwill-Spee)

(Fig. 3-3)

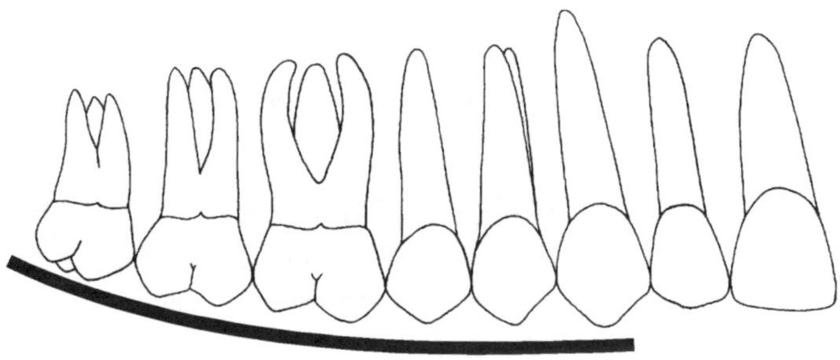

Figura 3-3 – Curva sagital de oclusão.

Quando observamos os arcos dentais por um plano sagital ou anteroposterior, notamos que existe uma curva determinada pelas faces oclusais dos dentes, que começa nos molares e termina no canino. Essa curva existe em função da posição que os dentes ocupam nos alvéolos*, com alturas diferentes, o que não acontece na dentição decídua, onde os dentes estão implantados na mesma altura, deixando portanto de apresentar essa curva.

A curva sagital de oclusão, que também pode ser chamada de curva de compensação, inicia-se com a erupção* dos caninos e pré-molares e termina com a erupção dos segundos molares.

A importância da curva de compensação é exatamente a de evitar contatos posteriores em movimentos protrusivos.

Curva transversal de oclusão (curva de Wilson)

(Fig. 3-4)

Quando da observação dos arcos dentais pelo plano frontal, nota-se uma curva transversal de concavidade superior. Essa curva passa pelos planos oclusais* dos molares e existe devido à inclinação dos dentes nos alvéolos, podendo sofrer modificações com o tempo, em função dos desgastes sofridos pela dentição. Na região dos pré-molares, a inclinação dos dentes é mínima, de modo que não é formada uma curva semelhante.

Nos arcos decíduos, também não notamos a presença desta curva, pois nesse caso os dentes estão implantados perpendicularmente.

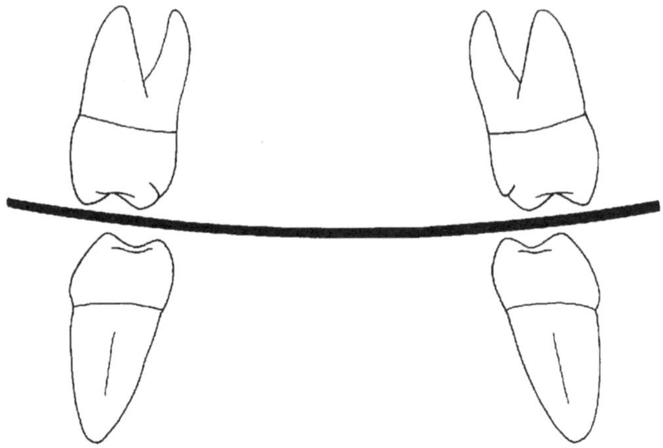

Figura 3-4 – Curva transversal de oclusão.

Direção geral dos dentes

O conhecimento da direção geral dos dentes é de grande importância em clínica, tanto em anestesiologia, quando se pretende uma inclinação adequada da inserção da agulha, para a realização de uma técnica perfeita, quanto em especialidade como cirurgia, nas apicectomias, implantodontia para a correta instalação dos cilindros. Em endodontia também, nos procedimentos de abertura coronária e manipulação dos canais radiculares.

Em cada arco deve-se considerar a inclinação ou direção dos dentes de duas formas: vestibulolingual e mesiodistal.

Direção vestibulolingual (Fig. 3-5) – no arco superior, todos os dentes têm seu longo eixo inclinado para a lingual (raiz voltada para a lingual, coroa voltada para a vestibular). Essa inclinação é máxima nos incisivos e mínima ou nula nos pré-molares e molares. Desvio deste tipo ocorre porque, durante a muda, os dentes incisivos permanentes situam-se em posição lingual em relação às raízes dos decíduos e para ocuparem sua posição final no arco suas coroas precisam se movimentar com um desvio vestibular durante a erupção. Este fato não acontece com os dentes posteriores. No arco inferior, os incisivos e muitas vezes os caninos têm seu longo eixo com inclinação para a lingual, se bem que menos acentuada que nos superiores; os demais dentes inclinam-se para a vestibular (raiz voltada para a vestibular, coroa voltada para a lingual).

Direção mesiodistal (Fig. 3-6) – o arco superior apresenta os dentes com inclinação para a distal (raiz voltada para a distal, coroa voltada para a mesial), com exceção muitas vezes do terceiro molar (ver Fig. 3-11). No arco inferior, os incisivos estão implantados verticalmente, os demais dentes apresentam inclinação para a distal.

Devido às inclinações dos dentes na direção vestibulolingual, os ápices radiculares dos superiores formam um arco (intraósseo) mais estreito do que o arco das coroas dos mesmos dentes. Nos dentes inferiores ocorre o contrário, as coroas é que constituem um arco mais estreito do que o arco formado pelas raízes.

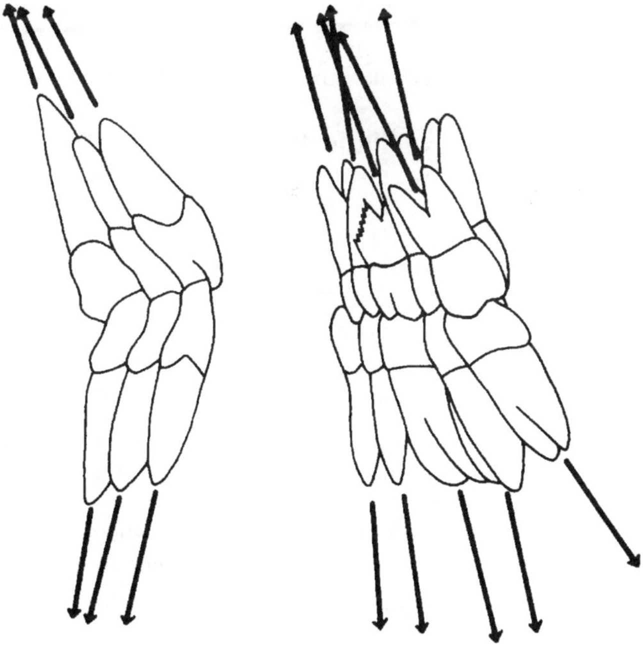

Figura 3-5 – Direção vestibulolingual dos dentes superiores e inferiores em oclusão. À esquerda, dentes anteriores esquerdos vistos por um aspecto mesiolingual; à direita, dentes posteriores direitos vistos por distolingual.

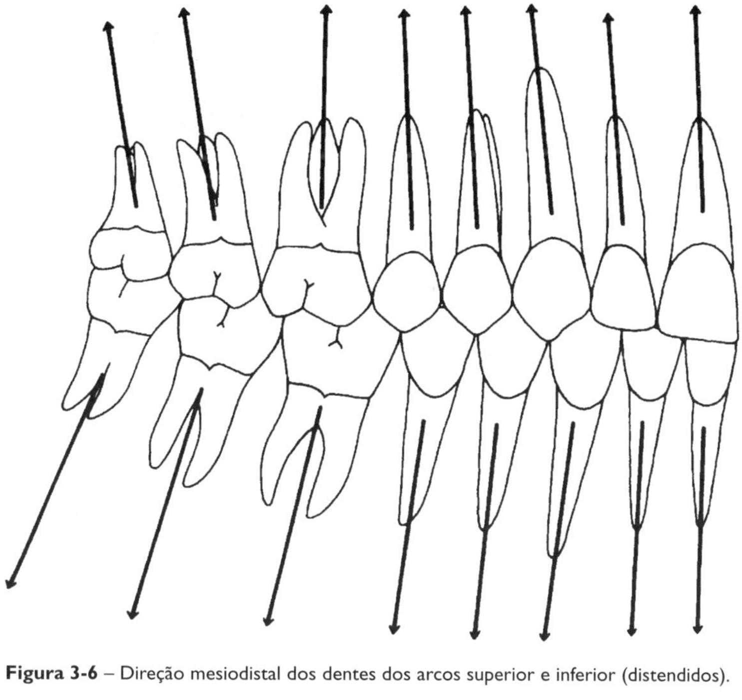

Figura 3-6 – Direção mesiodistal dos dentes dos arcos superior e inferior (distendidos).

A direção geral dos dentes está sujeita a sofrer alterações, as quais implicarão transtornos oclusais com sérias consequências para a ATM. Um dos fatores importantes para evitar essas desarmonias é a manutenção do equilíbrio dos dentes.

Equilíbrio dos dentes

Os dentes de cada arco apresentam os chamados "pontos de contato" (Fig. 1-7), que na verdade passam a ser superfícies ou áreas de contato* com o tempo e que são muito importantes para a manutenção do equilíbrio, mas, além disso, existem forças que incidem sobre os dentes e que podem alterar esse equilíbrio. Dentre elas destacamos as forças exercidas por músculos da mastigação (músculo masseter, músculo temporal, músculo pterigóideo medial), as quais determinam o contato entre os dentes antagonistas*.

Analisaremos a seguir os diversos sentidos nos quais essas forças ocorrem.

Sentido horizontal (direção vestibulolingual) – nos dentes anteriores, a musculatura labial exerce uma força na face vestibular, que deve ser equilibrada pela força exercida pela língua na face lingual. Já nos posteriores, a musculatura da bochecha é que age na face vestibular, devendo ser equilibrada pelas forças exercidas pela língua na face lingual (Figs. 3-7 e 3-8).

Sentido horizontal (direção mesiodistal) – o equilíbrio no sentido mesiodistal é devido aos pontos de contato; a perda de um único dente ou parte dele pode alterar esse equilíbrio (Fig. 3-9). O dente imediatamente distal ao espaço vago tende a se deslocar em direção a ele.

Sentido vertical – o equilíbrio nesse sentido é mantido graças aos dentes antagonistas, que impedem a extrusão do dente, bem como pelo próprio ligamento periodontal que impede a intrusão do dente no alvéolo, isto é, o aprofundamento deste no interior da substância óssea esponjosa.

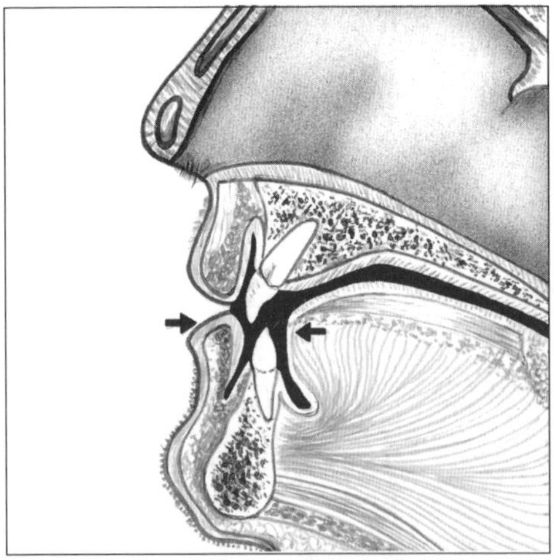

Figura 3-7 – Equilíbrio vestibulolingual dos dentes anteriores mantidos pela ação da língua e lábios, conforme indicam as setas (desenho feito por Élica Patricia Ribeiro).

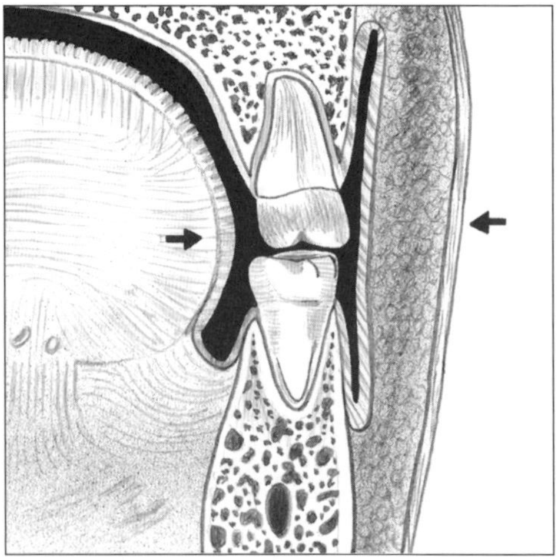

Figura 3-8 – Equilíbrio vestibulolingual dos dentes posteriores mantidos pela ação da língua e bochecha, conforme indicam as setas (desenho feito por Élica Patricia Ribeiro).

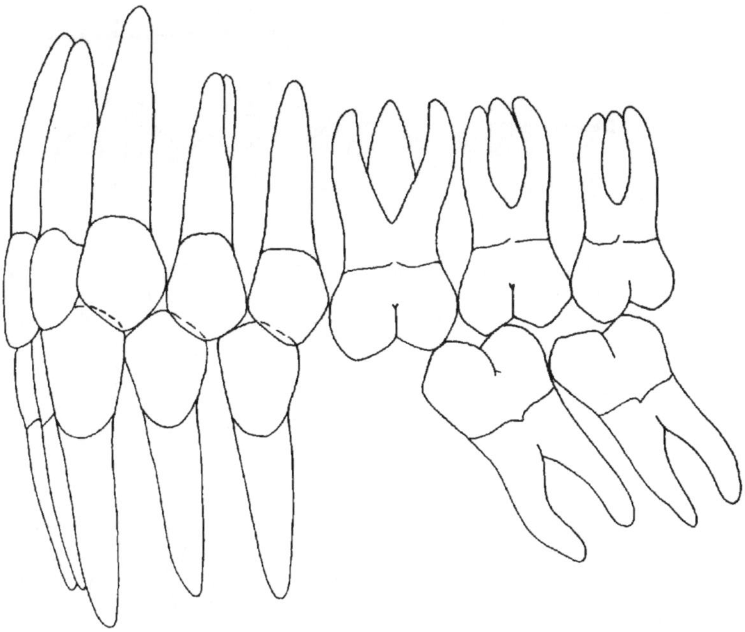

Figura 3-9 – A ausência do primeiro molar no arco inferior altera o equilíbrio dos dentes de ambos os arcos. Notar exagerada inclinação dos molares inferiores e extrusão do primeiro molar superior.

Oclusão* dental

(Figs. 3-10, 3-11, 3-12 e 3-13)

Guia de estudo 8

1 Leia uma vez o bloco 2, a seguir.

2 Responda, escrevendo, às seguintes perguntas: Quais são os aspectos fundamentais do engrenamento dental em uma oclusão normal? Dê exemplos. Na posição de máxima intercuspidação, em quais fossetas ocluem as cúspides vestibulares dos dentes posteriores inferiores? E as cúspides linguais dos dentes superiores posteriores? Na posição de máxima intercuspidação em quais cristas ocluem as cúspides vestibulares dos dentes posteriores inferiores? E as cúspides linguais dos dentes superiores posteriores? O que significa lado de trabalho e lado de não trabalho em movimentos excêntricos da mandíbula? Faça um resumo ou um esquema ou um modelo ou o que quiser para explicar oclusão dental.

3 Leia novamente e confira se as respostas estão corretas.

4 Se as respostas estiverem erradas ou incompletas, volte aos itens 1 a 3. Se estiverem corretas, passe para o item 5.

5 Leia de novo, agora mais atentamente. Troque ideias com os colegas. Examine crânios dentados de adultos. Examine modelos de arcos dentais feitos em gesso ou resina e coloque-os em oclusão. Consulte outros livros de anatomia dental e repare bem em suas ilustrações.

6 Leia ainda uma vez mais o bloco 2 para destacar os detalhes que julgar mais importantes.

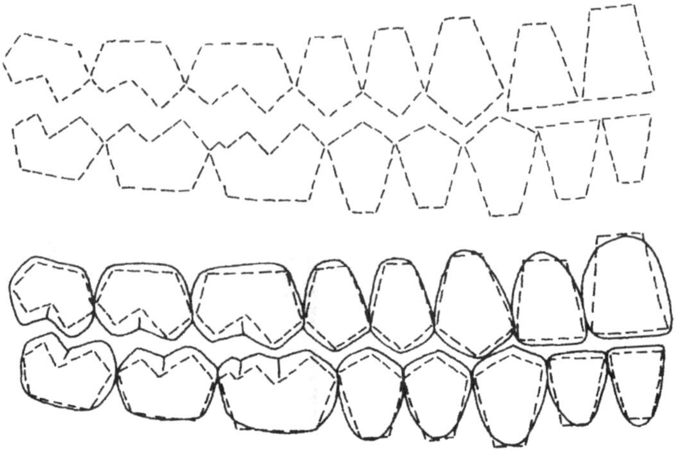

Figura 3-10 – Desenho esquemático das coroas dos dentes, pela face vestibular, para mostrar como se dá o encaixe recíproco na oclusão (acima). Os contornos normais das coroas dentais foram acrescentados ao desenho esquemático (abaixo).

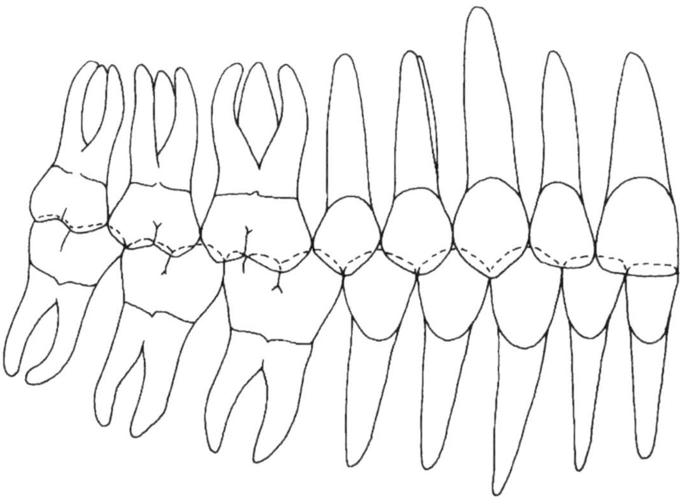

Figura 3-11 – Aspecto vestibular do engrenamento dental em uma oclusão normal, com os hemiarcos direitos distendidos. Observar a oclusão de dois dentes de um hemiarco com um do outro, com exceção do incisivo central inferior e do terceiro molar superior.

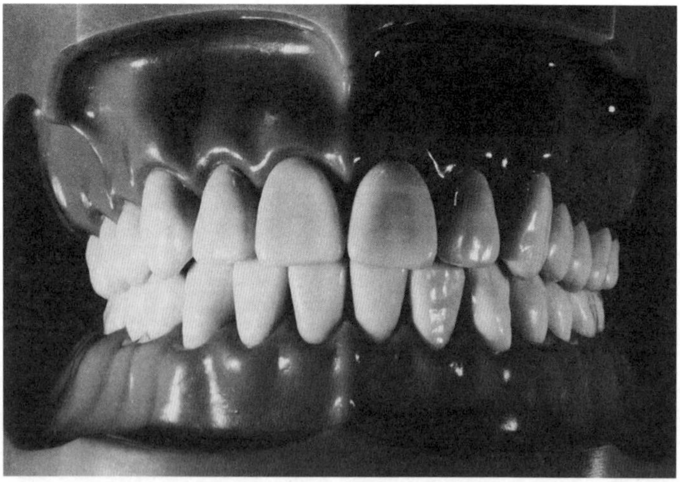

Figura 3-12 – Aspecto anterior de modelos de arcos dentais em oclusão central. Os terceiros molares estão ausentes.

Figura 3-13 – Aspecto lateral de modelos de arcos dentais em oclusão central. Os terceiros molares estão ausentes.

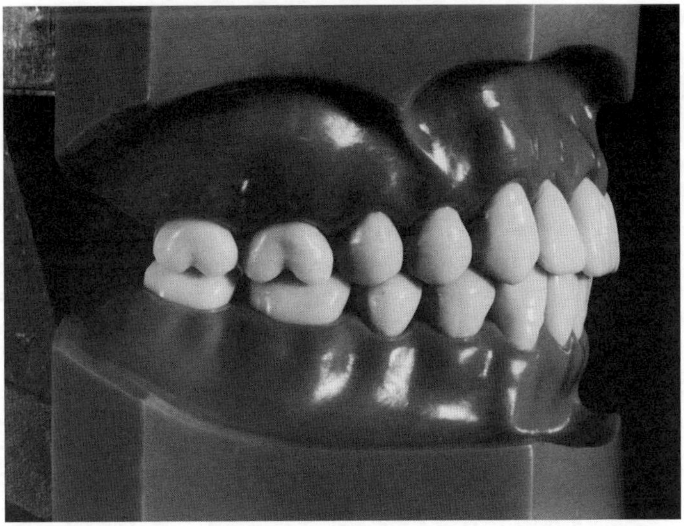

B2

Oclusão, por definição, significa o ato de fechar, de ser fechado. Em Odontologia, consideramos oclusão quando, ao se fazer a elevação da mandíbula a poder dos músculos elevadores, ocorre o contato entre os dentes antagonistas.

Vamos considerar alguns aspectos fundamentais no engrenamento dental em uma oclusão dita normal (presença de todos os dentes ocluindo de modo saudável e estético), já que oclusão perfeita ou ideal é muito difícil de ser observada:

- todos os dentes de um arco, individualmente, devem ocluir com dois dentes do arco oposto; um deles é o antagonista principal, que é o dente homônimo (por exemplo, o 13 oclui com o 43, ambos caninos, portanto homônimos); o outro é o antagonista acessório, que é o dente imediatamente mesial no maxilar e o distal na mandíbula (por exemplo, no mesmo caso da oclusão dos caninos, os acessórios são o 12 e o 44); fazem exceção os incisivos centrais inferiores e os terceiros molares superiores, que ocluem unicamente com os seus homólogos antagonistas;
- nos dentes anteriores, o terço incisal da face vestibular dos inferiores deve ocluir com o terço incisal da face lingual dos superiores, incluindo a cúspide do canino inferior, cuja porção distal deve ocluir com a porção mesial da cúspide do canino superior.
- nos dentes posteriores, as pontas das cúspides vestibulares dos dentes inferiores devem ocluir nas fossetas* centrais dos dentes superiores, e as cúspides linguais dos dentes superiores devem ocluir nas fossetas centrais dos dentes inferiores, sendo chamadas de cúspides de suporte ou de carga. As cúspides vestibulares dos dentes superiores e as linguais dos inferiores são chamadas cúspides de proteção ou de contenção.

Esse contato entre os dentes em posição de máxima intercuspidação, ao encaixar cúspides em fossetas de dentes antagonistas, direciona as forças provenientes da mastigação ao longo eixo dos dentes. Isto dá estabilidade aos dentes no arco inferior (mandibular) contra o arco dental superior (maxilar). Neste contato tipo dente a dente ou cúspide-fosseta, a ponta da cúspide não oclui com as cristas marginais e, portanto, não força o alimento para a ameia* e para o espaço interdental*; com isso previne a impacção alimentar entre os dentes e, consequentemente, protege a papila gengival*.

O contato cúspide-fosseta pode ser percebido no desenho da Fig. 3-14, no qual as pontas das cúspides vestibulares dos pré-molares inferiores ocluem com as fossetas mesiais dos pré-molares superiores. As três cúspides vestibulares do primeiro molar inferior ocluem, respectivamente, com as fossetas mesial, central e distal do primeiro molar superior. As duas cúspides vestibulares do segundo molar inferior ocluem com as fossetas mesial e central do segundo molar superior.

Por sua vez, as cúspides linguais dos pré-molares e molares superiores mostram, em condições normais de oclusão, os seguintes contatos (Fig. 3-15). As cúspides linguais dos pré-molares superiores ocluem com as fossetas distais dos pré-molares inferiores e as duas cúspides linguais dos molares superiores ocluem, respectivamente, com as fossetas central e distal dos molares inferiores (o terceiro molar geralmente tem só um contato porque raramente possui mais do que uma cúspide lingual – só a mesiolingual).

Ainda na relação estática entre os dentes superiores e inferiores há o contato cúspide-crista, em que um dente posterior oclui com dois dentes antagonistas. Agora não se trata da ponta da cúspide, mas de suas arestas e vertentes triturantes que prolongam ou aumentam as superfícies de contato entre os dentes, avançando além das fossetas oclusais. A Fig. 3-16 mostra que as cúspides vestibulares dos pré-molares inferiores e a cúspide mesiovestibular dos molares inferiores entram em contato com cristas marginais que formam as ameias dos dentes superiores. As cúspides vestibulomediana e distovestibular do primeiro molar inferior oclui com as fossetas central e distal do primeiro molar superior e a distovestibular do segundo molar inferior com a fosseta central do segundo molar superior.

As cúspides linguais dos pré-molares e molares superiores ocluem nas ameias inferiores correspondentes. Só não ficam nas ameias e sim nas fossas centrais dos molares inferiores as cúspides mesiolinguais dos molares superiores (Fig. 3-17).

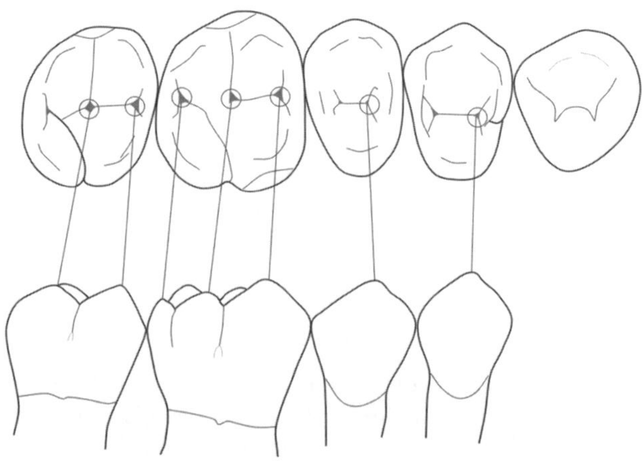

Figura 3-14 – Relações estáticas ou contatos entre dentes superiores e inferiores. Contato cúspide-fosseta, em que as pontas das cúspides vestibulares de dentes inferiores ocluem com fossetas de seu antagonistas. Os pequenos círculos representam os contatos, e os segmentos de reta unem esses contatos que ocorrem durante a oclusão.

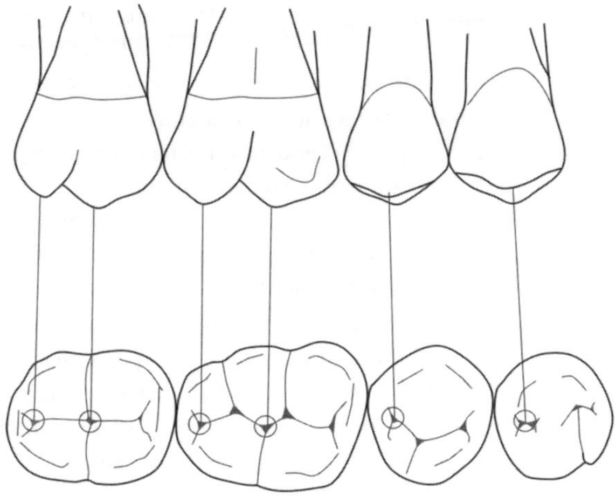

Figura 3-15 – Contato cúspide-fosseta, em que as pontas das cúspides linguais de dentes superiores ocluem com fossetas de seus antagonistas.

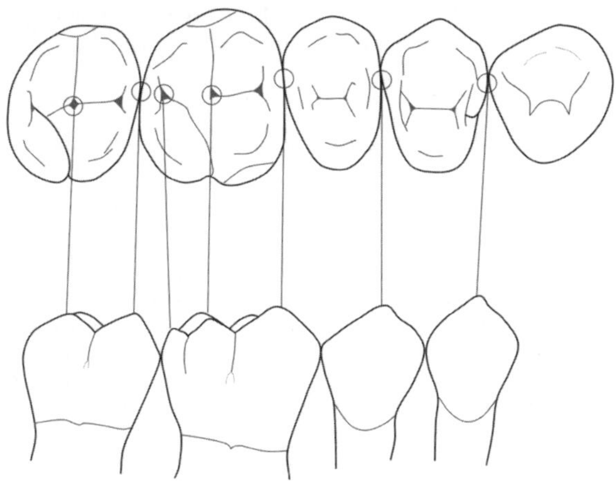

Figura 3-16 – Relações estáticas ou contatos entre dentes superiores e inferiores. Contato cúspide-crista, em que cúspides vestibulares de dentes inferiores ocluem com dois dentes antagonistas. Os pequenos círculos representam os contatos e os segmentos de reta unem esses contatos que ocorrem durante a oclusão.

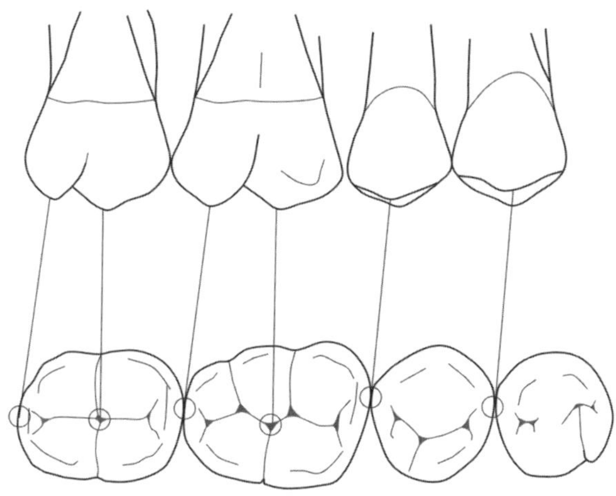

Figura 3-17 – Contato cúspide-crista, em que cúspides linguais de dentes superiores ocluem com dois dentes antagonistas.

Quando o engrenamento dos dentes é invertido, isto é, nos raros casos em que dentes inferiores transpassam vestibularmente todos os dentes superiores ou alguns deles, dá-se o nome de **mordida cruzada***.

A partir da relação estática entre os maxilares, como na posição de máxima intercuspidação, podem se iniciar os chamados "movimentos excêntricos", para a direita ou para a esquerda, a fim de triturar os alimentos pela ação das vertentes triturantes que entram em atrito. Se a lateralidade for para a direita, este lado será o **lado de trabalho**. O lado esquerdo então será o **lado de não trabalho**, no qual não haverá contato entre os dentes.

Durante a função mastigatória, a mandíbula realiza pequenos movimentos laterais que, com o passar do tempo, acabam produzindo facetas de desgaste, principalmente nas cúspides de suporte. Isso acontece em razão do atrito contínuo que provoca o desgaste fisiológico das cúspides, com o consequente aparecimento de áreas lisas devido ao desaparecimento gradual das elevações e dos sulcos secundários.

É claro que os movimentos protrusivos, em que os incisivos inferiores deslizam contra a face lingual dos incisivos superiores, para cortar o alimento, também determinam desgastes.

Posições e movimentos da mandíbula

Guia de estudo 9

1 Leia o bloco 3.
2 Responda: Quais são os fatores que podem interferir na posição de repouso da mandíbula e na manutenção do espaço funcional livre? Qual é a diferença entre oclusão central e relação central (vá reproduzindo as posições que vão sendo mencionadas em si próprio)? Para se chegar à posição de abertura máxima, quais movimentos devem ser realizados? Para alcançar a posição mais protrusiva (ou protrusão total) a partir da abertura máxima, quais músculos são acionados? Quais são os músculos que agem ao se trazer a mandíbula da posição mais protrusiva diretamente à posição de oclusão central? Como são feitos os movimentos bordejantes no plano frontal, a partir da oclusão central? Que forma terá o gráfico final correspondente aos movimentos realizados? Do gráfico traçado, ao se realizar movimentos bordejantes no plano horizontal, o que representa seu ângulo posterior? Defina movimento de Bennett.
3 Leia novamente para as adequações às respostas, reproduzindo as posições e os movimentos em si mesmo, manuseie modelos, consulte nova bibliografia, seja ativo no seu grupo cooperativo de estudo.
4 Consolide o aprendizado com mais uma leitura bastante atenta.

B3 Este subcapítulo refere-se às relações dinâmicas entre os arcos dentais, determinadas pelos movimentos mandibulares, a partir das posições de repouso e de oclusão, a fim de preparar o aluno ingressante de Odontologia para a sequência de seu curso. É requerida, entretanto, uma boa noção dos movimentos básicos da articulação temporomandibular, de rotação e de translação, bem como os movimentos de abaixamento, elevação, protrusão, retrusão e lateralidade da mandíbula (ver o subcapítulo "Dinâmica da ATM" em um dos livros dos mesmos autores: "Anatomia da face" e "Anatomia facial com fundamentos de anatomia sistêmica geral", ambos editados pela Sarvier, São Paulo).

Para melhor entender esses movimentos eles serão isolados, ou seja, considerados separadamente de acordo com sua realização nos planos sagital, frontal e horizontal. A movimentação explicada a seguir deve ser reproduzida pelo próprio leitor, para melhor entendimento do que se quer ensinar. Serão movimentos que vão até a sua amplitude máxima, conhecidos como movimentos bordejantes, isto é, dentro dos limites máximos permitidos pelos ligamentos e músculos mandibulares.

Posição de repouso (Fig. 3-18) – para considerar a primeira posição postural neste estudo, imagina-se uma pessoa em pé ou sentada olhando para frente e para longe, com os lábios em leve contato e a musculatura mandibular relaxada. É esta a posição de repouso da mandíbula, na qual os músculos mandibulares estão em contração mínima, contraídos apenas o suficiente para manter a postura. Os dentes superiores e inferiores não estão em contato e o espaço entre eles é chamado **espaço funcional livre** ou **interoclusal**.

É claro que certos fatores podem interferir com a constância desta posição; por exemplo, a dor, o estresse físico e emocional e a postura. Se a cabeça for inclinada para trás, a relação maxila-mandíbula se modificará, aumentando o espaço funcional livre. Por outro lado, se a cabeça for inclinada para frente, poderá mesmo eliminar completamente o espaço funcional livre. A posição de repouso é importante para o descanso muscular e alívio das estruturas de suporte dental.

Oclusão central ou máxima intercuspidação (Fig. 3-19) – a partir da posição de repouso, a mandíbula pode ser elevada até o contato máximo dos dentes inferiores com os superiores. Ela fica assim na chamada posição de oclusão central, que é a posição de maior número de contatos entre os dentes ou de máxima intercuspidação. A pessoa despende esforço para manter seus maxilares fechados nesta posição por algum tempo, pois os músculos elevadores da mandíbula devem permanecer contraídos.

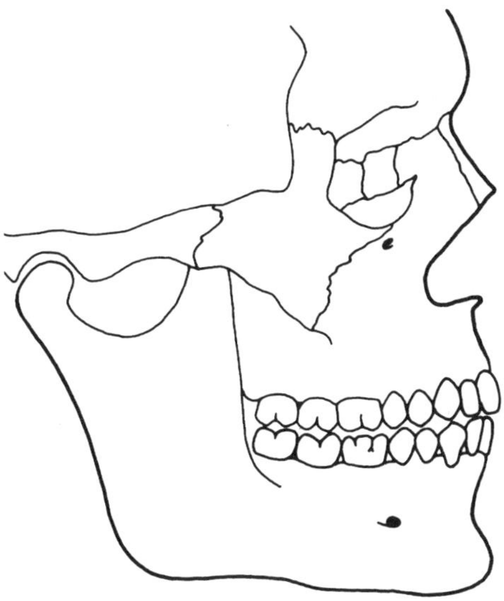

Figura 3-18 – Posição de repouso.

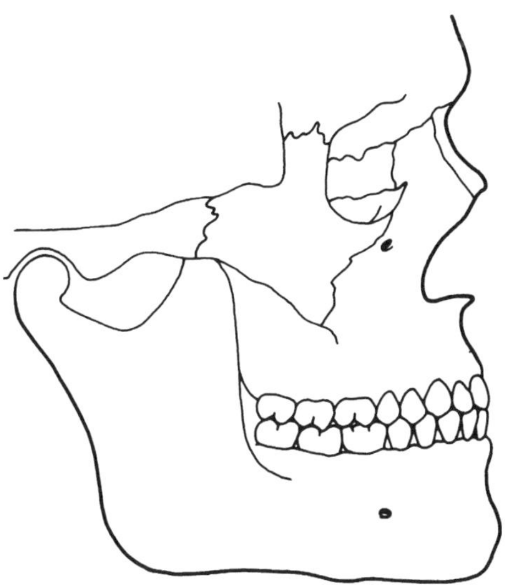

Figura 3-19 – Oclusão central.

A partir desta posição, se a mandíbula for protruída até os incisivos se tocarem topo a topo, as cabeças da mandíbula descreverão um trajeto, acompanhando o contorno da vertente posterior da eminência articular do temporal conhecido como "guia condilar" ou um trajeto deslizante chamado "trajetória sagital da cabeça da mandíbula". Ao mesmo tempo, as bordas incisais dos incisivos inferiores deslizarão sobre as faces linguais dos superiores, descrevendo a "trajetória incisiva". A face lingual, inclinada, do incisivo superior, percorrida pelo incisivo inferior é chamada de "guia incisal" ou "guia anterior".

Relação central (Fig. 3-20) – a partir da oclusão central, os dentes podem ser mantidos apenas em ligeiro contato e então a mandíbula pode ser movida para trás, num movimento de retrusão da ordem de 1 a 2 milímetros (1,25 em média). Mas há um ponto além do qual a mandíbula não pode ir. Neste ponto, ela alcança sua posição mais retrusiva, que é a posição de relação central.

A relação central independe de dentes, ela é uma posição óssea (craniomandibular ou temporomandibular) – retrusão não forçada da mandíbula, com os côndilos ou cabeças da mandíbula ocupando uma posição anterossuperior em relação ao centro da fossa mandibular.

Apesar de a mandíbula estar na posição mais posterior ou retrusiva que ela possa adotar, há um espaço entre o côndilo e o processo retroarticular. Obviamente, então, o movimento posterior não é limitado pelo contato direto de superfícies ósseas, mas por músculos e ligamentos. O mesmo acontece nas limitações dos movimentos de abertura, protrusão e lateralidade. Deve-se lembrar que o coxim retrodiscal é ricamente inervado, o que produz estímulos sensitivos gerais e proprioceptivos, impedindo de maneira normal a sua compressão.

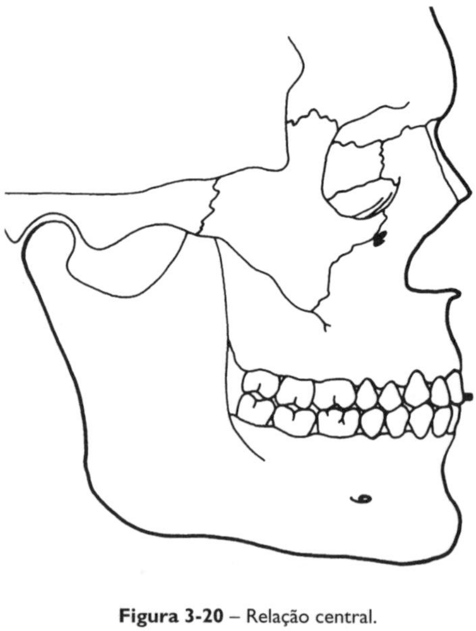

Figura 3-20 – Relação central.

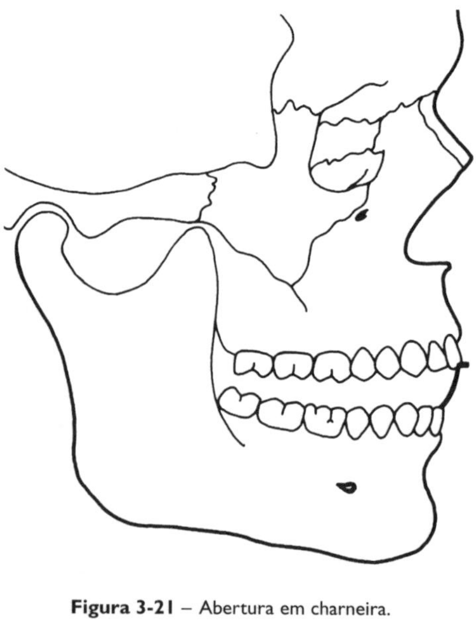

Figura 3-21 – Abertura em charneira.

Movimentos no plano sagital – na abertura da boca a partir da posição de relação central e conservando-se a mandíbula na posição mais retrusiva, durante os primeiros 5 a 20 milímetros deste movimento a mandíbula gira em um **movimento de charneira** puro, ou rotação, em torno de um eixo de charneira (transversal) no côndilo. Este não se desloca para frente, mas simplesmente roda em torno de um eixo (Fig. 3-21).

Se a boca continuar a ser aberta, chega-se a um ponto onde o movimento condilar muda de rotação em charneira pura, para **movimento de deslizamento anterior** conhecido como **translação** (ainda que haja rotação associada). Separando-se os maxilares o máximo possível, chega-se à **abertura máxima,** posição esta que não pode ser ultrapassada (Fig. 3-22).

Da posição de abertura máxima, a mandíbula pode ser deslocada para frente e para cima, isto é, **movimentos de protrusão e elevação** concomitantes, o máximo possível. Alcança assim a mandíbula sua **posição mais protrusiva**. Nesta posição, a borda incisal do incisivo inferior fica em um nível mais alto do que a borda incisal do incisivo superior (Fig. 3-23).

O movimento seguinte é a translação da mandíbula para trás, enquanto se mantém os dentes em leve contato. Quando os incisivos inferiores encontram os superiores, a mandíbula deve abaixar um pouco para permitir que os dentes se cruzem. Daí a mandíbula se desloca até chegar à oclusão central (Fig. 3-24).

O gráfico traçado é um esquema dos limites extremos dos movimentos mandibulares normais, os **movimentos bordejantes** da mandíbula (Fig. 3-25). Esse gráfico sagital foi descrito pela primeira vez por Posselt. É claro que a mandíbula não se movimenta rotineiramente nas bordas extremas do gráfico. Ela se move livre e fácil dentro do gráfico, em **movimentos intrabordejantes** ou movimentos

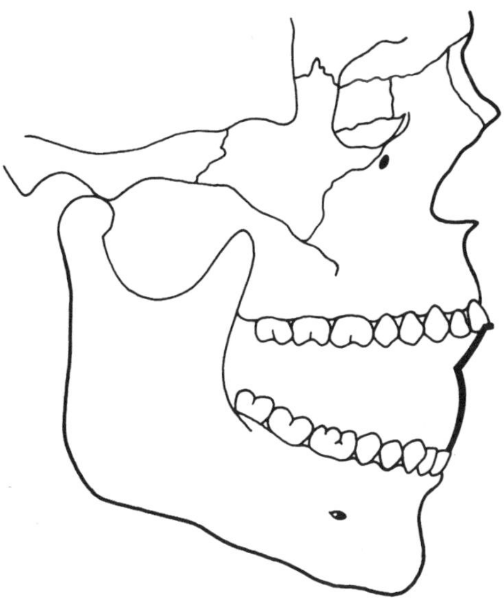

Figura 3-22 – Abertura máxima.

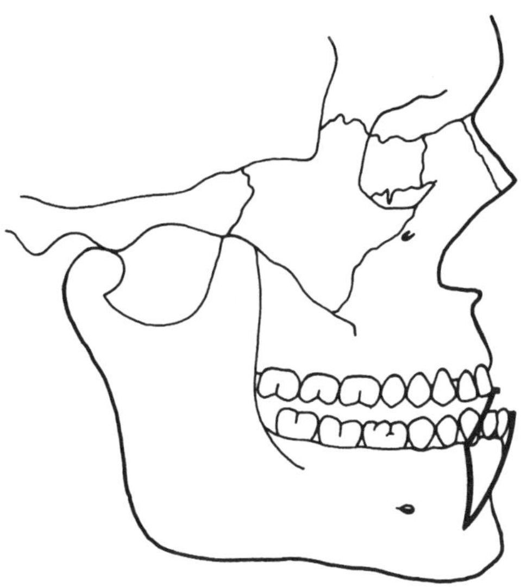

Figura 3-23 – Protrusão total.

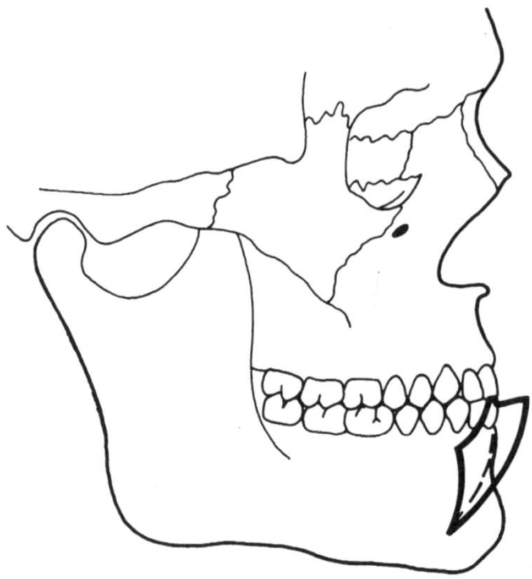

Figura 3-24 – Oclusão central.

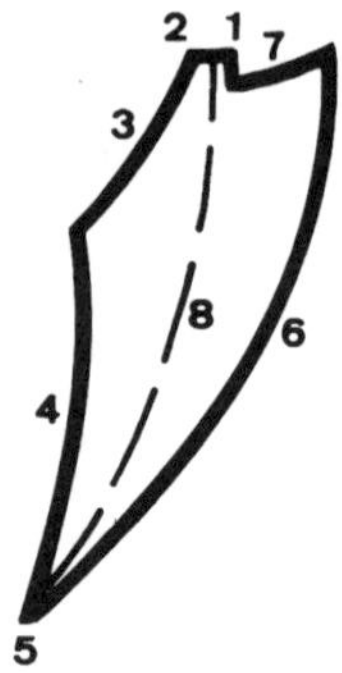

Figura 3-25 – Gráfico do movimento plano sagital.
1 Oclusão central
2 Relação central
3 Abertura em charneira (rotação)
4 Rotação e translação
5 Abertura máxima
6 Protrusão total com elevação
7 Retrusão
8 Fechamento habitual

funcionais da mandíbula no plano sagital, nas funções de falar, mastigar e deglutir etc. Destes, o movimento mais reprodutível é o que ocorre quando se abre bem a boca, inconscientemente, e a fecha diretamente em oclusão central. Este movimento é conhecido por **fechamento habitual** (Fig. 3-25).

Movimentos no plano frontal – os movimentos mandibulares podem ser vistos de frente, isto é, tendo-se como referência o plano frontal.

No **movimento lateral direito**, a partir da oclusão central (Fig. 3-26), o côndilo esquerdo desloca-se para baixo e para frente (e ligeiramente para medial), enquanto o direito permanece em posição na fossa mandibular (Fig. 3-27).

Se desta translação unilateral direita a mandíbula for movida a uma **posição de abertura máxima**, o côndilo direito desliza para frente. Enquanto ele vai para frente, ambos os côndilos também entram em rotação até seus limites máximos (translação e rotação condilar bilateral) (Fig. 3-28).

O fechamento da boca iniciado na posição de abertura máxima e terminado na **posição lateral esquerda** é conseguido pela translação posterior do côndilo esquerdo, enquanto o côndilo direito permanece na posição avançada. Alguma rotação ocorre em ambos os côndilos (Fig. 3-29).

Da posição lateral esquerda, um movimento para trás até a oclusão central envolve a translação posterior do côndilo direito e rotação de ambos os côndilos, até que os dentes entrem em oclusão central (Fig. 3-30).

O gráfico de movimento traçado pelo incisivo inferior representa as bordas dos movimentos mandibulares máximos no plano frontal, ou movimentos bordejantes. Movimentos normais dos atos de mastigar e de falar são intrabordejantes; tal como no plano sagital, correspondem aos movimentos funcionais que, de maneira alguma, atingem a amplitude dos movimentos máximos nas várias direções.

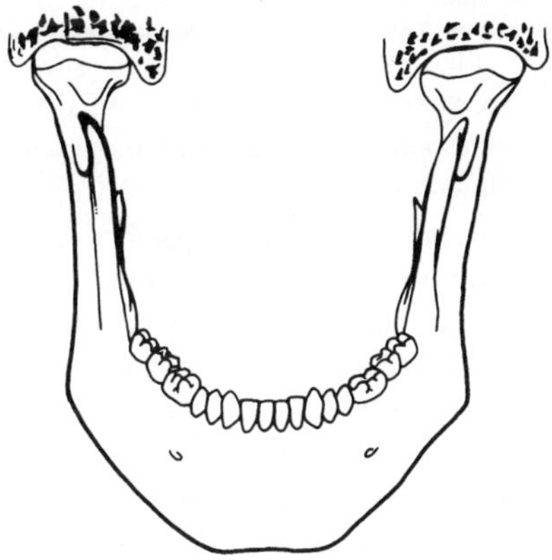

Figura 3-26 – Oclusão central.

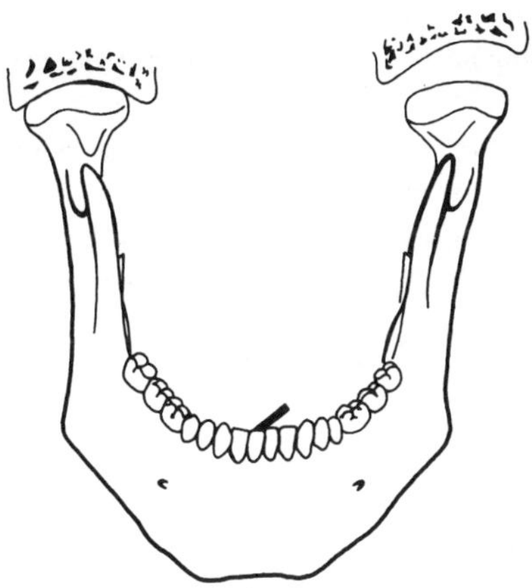

Figura 3-27 – Movimento lateral direito.

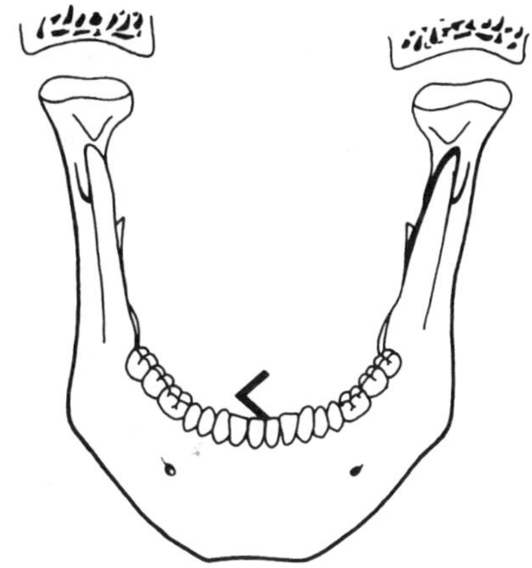

Figura 3-28 – Abertura máxima.

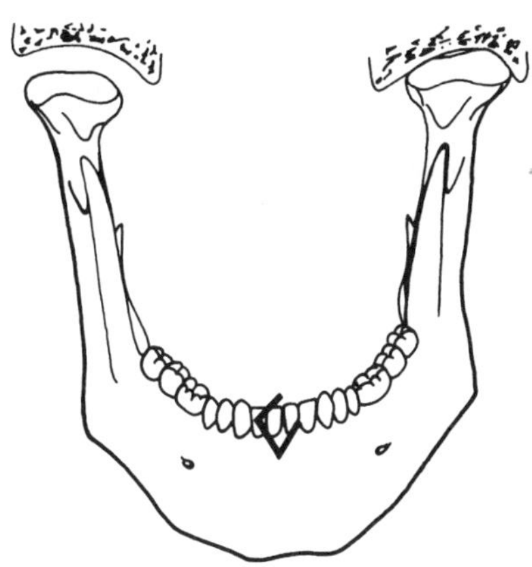

Figura 3-29 – Movimento lateral esquerdo.

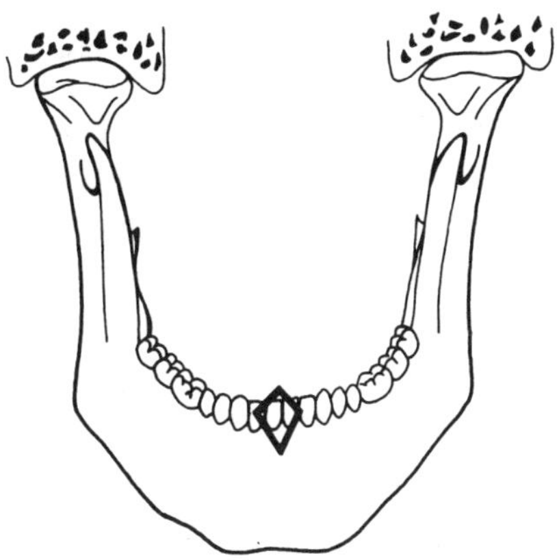

Figura 3-30 – Gráfico do movimento no plano frontal.

Movimentos no plano horizontal – para se examinar os movimentos mandibulares no plano horizontal, prende-se uma ponta nos dentes inferiores que gravará traços em uma placa ligada aos dentes superiores. O gráfico assim traçado corresponderá aos seguintes movimentos, a partir da posição de relação central.

Primeiro um movimento lateral para a direita. Desta posição, a mandíbula é projetada ao máximo para frente, enquanto os dentes são mantidos em contato; para tal, o côndilo direito simplesmente desliza para frente. Em seguida, o côndilo esquerdo é retruído de tal modo que a mandíbula se mova para a posição lateral esquerda. Daí, o outro côndilo é retruído para a mandíbula mover-se para trás até a posição de relação central.

A área losângica assim formada é o gráfico de movimento no plano horizontal. As linhas representam os movimentos bordejantes e a mandíbula não pode mover-se por fora dessas bordas. Dentro dessas linhas, a mandíbula movimenta-se livremente em qualquer direção com movimentos intrabordejantes. Cada ângulo do losango representa uma particular posição mandibular reprodutível. O ângulo posterior é a relação central, isto é, a mais retruída relação da mandíbula com o maxilar. Os outros ângulos são as posições lateral esquerda, de protrusão máxima e lateral direita.

Este método de traçar os movimentos mandibulares no plano horizontal é frequentemente usado na clínica para registrar a relação central, ao se fazer próteses totais. Normalmente, o maior interesse está em se localizar o ângulo que representa a posição mais retruída; então não se perde tempo traçando todo o gráfico. Em vez disso, concentra-se nos movimentos mais retrusivos e, como resultado, os traçados obtidos assemelham-se a uma ponta de seta ou à arquitetura de um arco gótico. Por esta razão, o procedimento é chamado **traçado do arco gótico**.

Movimento de Bennett – há um aspecto do movimento mandibular, de considerável importância, que é o movimento de Bennett. Até aqui tem sido descrito o movimento lateral como a simples rotação de um côndilo, enquanto o outro desliza para frente. Mais frequentemente, entretanto, durante o movimento lateral, pode ocorrer um deslocamento lateral de toda mandíbula enquanto se realiza o processo de rotação e translação. Portanto, o côndilo do lado do movimento (côndilo direito para o movimento lateral direito) não permanece sem deslocamento, mas desloca-se cerca de 1,5 milímetro para o lado do movimento (direito, no caso). Esta mudança de posição da mandíbula para lateral é chamada **movimento de Bennett**.

O grau de movimento de Bennett que ocorre é medido no lado oposto e varia de pessoa a pessoa, e os articuladores podem ser ajustados para possibilitar isto. É importante este ajustamento porque os caminhos através dos quais as cúspides opostas superiores e inferiores deslizam em movimentos laterais são afetados pela presença ou ausência do movimento de Bennett.

CAPÍTULO

4

Anatomia Interior dos Dentes

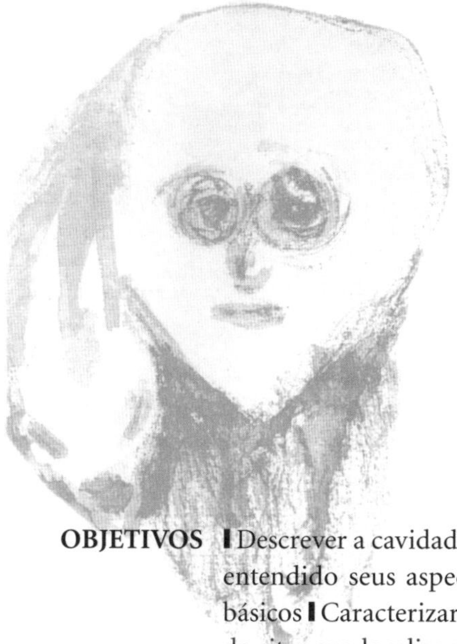

OBJETIVOS ❙ Descrever a cavidade pulpar dos dentes permanentes, depois de ter entendido seus aspectos funcionais e anatomotopográficos gerais básicos ❙ Caracterizar câmara pulpar e canais radiculares, sem deixar de citar sua localização, tamanho, limites, comunicações e tipos de canais ❙ Descrever formas típicas de cavidade pulpar de dentes que compõem os grupos dos incisivos, caninos, pré-molares e molares superiores e inferiores ❙ Seccionar dentes longitudinal e transversalmente e examinar radiografias panorâmicas e periapicais para reconhecer o contorno e demais detalhes anatômicos da cavidade pulpar ❙ Responder corretamente às perguntas do Guia de estudo 10.

Cavidade pulpar

Guia de estudo 10

1 Leia uma vez (ou quantas mais quiser) o bloco 1, examinando as figuras e, de preferência, com radiografias e dentes seccionados à mão para acompanhar a leitura.
2 Responda às seguintes perguntas: O que é câmara pulpar, onde se situa e que tendência segue a sua forma? A que se denomina teto e soalho da câmara pulpar? Os dentes unirradiculares possuem soalho? Que aberturas são encontradas no soalho da câmara pulpar de dentes multirradiculares? O teto da câmara pulpar é semelhante nos incisivos e nos molares? O forame apical é sempre único e sempre se localiza exatamente no ápice da raiz do dente? É certo afirmar que o forame apical seja uma abertura no cemento e não na dentina? Uma raiz contém sempre um canal? Exponha o que entendeu sobre fusões, bifurcações e ramificações do canal radicular, usando terminologia adequada. Em condições normais, a câmara pulpar tem sempre o mesmo tamanho na vida de um indivíduo? Se não, explique. Em que condições anormais a cavidade pulpar diminui seu tamanho pela deposição de dentina secundária? Essa deposição é uniforme, com a mesma espessura em todas as paredes ou é irregular, com altos e baixos? Os canais radiculares dos incisivos são mais dilatados nos superiores ou nos inferiores? Qual dos incisivos tem maior probabilidade de apresentar grande curvatura do terço apical da raiz e, consequentemente, do canal? Sabe-se que a formação de dois canais no interior da raiz do incisivo inferior não é um fato raríssimo, mas sua abertura em dois forames apicais distintos é raríssima; o mesmo ocorre com o canino inferior? Os pré-molares inferiores têm sempre um canal ou dois canais? Explique. Qual é a probabilidade de se encontrar dois canais no primeiro pré-molar inferior? Explique. Quantos canais pode ter o primeiro molar superior? Explique. De acordo com seus conhecimentos anatômicos, qual dos canais do molar superior é mais fácil de ser manipulado pelo operador? E do molar inferior? As curvaturas dos canais vestibulares são equivalentes no primeiro e no segundo molar? O soalho da câmara pulpar do molar inferior é côncavo ou convexo e como se dispõem nele as aberturas dos canais? Como se denominam e como se dispõem os canais da raiz mesial do molar inferior? A raiz supranumerária distolingual ocorre no primeiro ou no segundo molar inferior? Com que frequência? Uni ou bilateralmente na maioria das vezes?
3 Proceda tal como foi indicado no item 3 do Guia de estudo 6.

B1

A **cavidade pulpar** é o espaço situado no centro da coroa e da raiz do dente. É limitada quase que exclusivamente por dentina e contém a **polpa* dental**.

A polpa dental é o tecido mais importante do dente, uma vez que forma a dentina. Além desta sua função primordial, a polpa reage aos ataques físicos, químicos e bacteriológicos, procurando defender o dente. Devido a sua importância, ela deve ser protegida e conservada. Se, no entanto, sofrer dano a ponto de não mais ser possível o seu reparo, mesmo assim o dente pode ser conservado por meio de um tratamento endodôntico, que consiste em abri-lo até a cavidade pulpar, remover a polpa e obturar o canal radicular. Esse tratamento é difícil de ser feito porque não se consegue uma visão direta da cavidade pulpar e as tomadas radiográficas convencionais oferecem visões incompletas, muitas vezes com sobreposição de imagens. Essas dificuldades são compensadas por um conhecimento minucioso da anatomia interior do dente, aliada a uma sensibilidade tátil desenvolvida, para que seja formada na mente uma imagem tridimensional da cavidade pulpar. O conhecimento anatômico permite não apenas abordar corretamente a polpa, como também evitar atingi-la inadvertidamente durante um preparo cavitário.*

Além da anatomia interior típica, as variações* mais comuns (variação numérica de raízes e canais, curvaturas mais frequentes, dilacerações, modificações etárias, *dens in dente*, calcificações, constrição apical) devem ser do domínio do profissional. Mas não é o objetivo desta obra entrar em detalhes sobre esses aspectos. O estudante de Anatomia recebe aqui as primeiras noções da morfologia da cavidade pulpar do dente permanente, para se aprofundar depois ao estudar Endodontia e Odontopediatria.

Câmara pulpar

(Figs. 4-1, 4-2 e 4-3)

Com propósito de descrição, a cavidade pulpar é classicamente dividida em **câmara pulpar*** e **canal radicular***. A câmara pulpar é um espaço no interior da coroa dental, que se prolonga até o bulbo radicular dos dentes posteriores. O canal radicular é a continuação da câmara até a região apical do dente, onde se abre por um (ou mais que um) **forame apical***.

A anatomia interior segue, em linhas gerais, a anatomia exterior do dente, o que equivale dizer que a polpa dental, que preenche toda a cavidade pulpar, é morfologicamente similar ao próprio dente, apesar de suas menores proporções. Desta maneira, a forma da câmara pulpar varia de acordo com a forma da coroa dental.

Nos dentes molares ela é dilatada, tendendo a cúbica e, tal como a coroa, possui seis paredes. As paredes vestibular, lingual, mesial e distal são as que correspondem às mesmas faces da coroa. A parede oclusal é denominada **teto**, não importa que o dente seja inferior ou superior. No teto há reentrâncias ou **divertículos da câmara pulpar***, espaços estes ocupados pelos **cornos pulpares***, sob cada cúspide. Os cornos pulpares mesiais são mais longos que os distais. Eles serão maiores quanto mais desenvolvidas forem as cúspides.

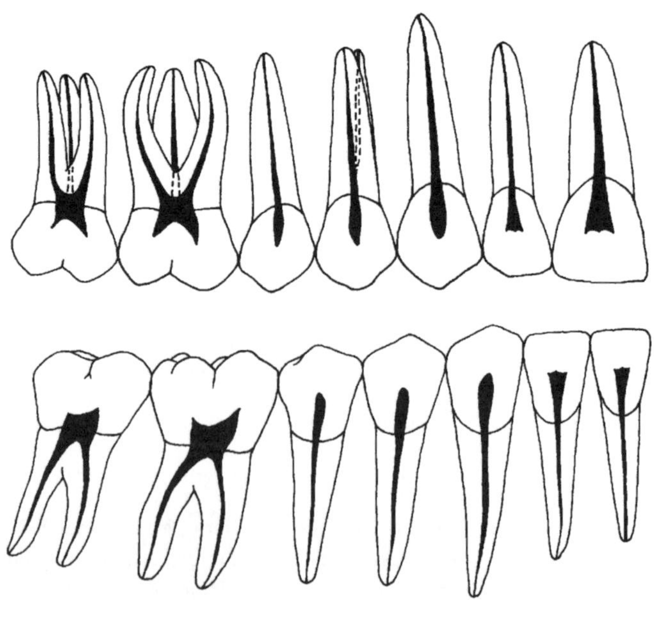

Figura 4-1 – Cavidade pulpar dos dentes, em vista vestibular. Os terceiros molares não estão representados.

Figura 4-2 – Cavidade pulpar dos dentes, em vista mesial. Os terceiros molares não estão representados.

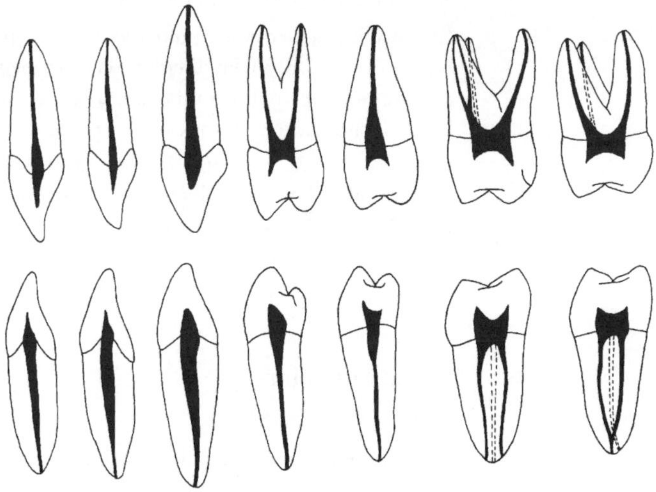

Figura 4-3 – Cavidade pulpar dos dentes, em vista oclusal, com secção ao nível do colo. Os terceiros molares não estão representados.

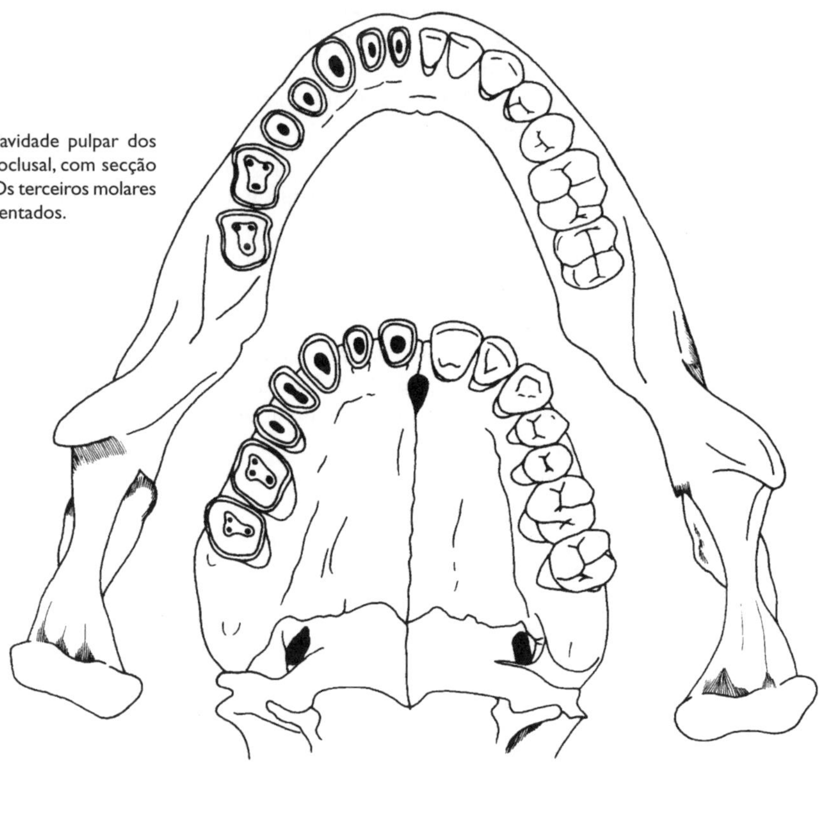

A parede cervical é denominada **soalho** e situa-se num nível além do colo, já no interior do bulbo radicular. Em seus ângulos há depressões afuniladas que correspondem às **entradas dos canais radiculares**.

Como a forma da câmara pulpar varia de acordo com a forma da coroa, a câmara dos incisivos é bem diferente da dos molares; assemelha-se a uma cunha, porque o teto se reduz a uma aresta reentrante, em correspondência com a borda incisal da coroa. Nos caninos, o teto é uma ponta arredondada.

Como os dentes anteriores são unirradiculares, não existe um limite entre câmara pulpar e canal radicular – ambos os espaços continuam-se reciprocamente, sem transição. O mesmo acontece com os pré-molares, salvo o primeiro pré-molar superior que, por possuir dois canais, tem um soalho bem caracterizado.

Canal radicular

(Figs. 4-1, 4-2 e 4-3)

O canal radicular acompanha a forma da raiz, sendo sempre mais amplo no seu início no soalho da câmara e, a partir daí, vai se afilando até o seu término no forame apical, onde se apresenta constrito. É pelo forame apical que o feixe vasculonervoso, que faz parte da polpa, penetra. Via de regra, uma raiz aproximadamente cônica (de secção transversal circular ou oval) possui um canal em seu interior; uma raiz alargada (de secção achatada ou em forma de haltere) possui dois canais. O forame apical nem sempre se situa no ápice, podendo estar deslocado para uma das faces da raiz. Não é incomum o surgimento de alguns forames apicais, devido à ramificação do canal; essa disposição ramificada lembra a desembocadura em delta de um rio e, daí, a denominação **delta apical** que se dá.

O canal radicular é formado não apenas por dentina, mas também por cemento, este numa pequena porção apical. Desta forma, pode-se dizer que há um **canal dentinário**, que o endodontista preenche nos tratamentos que faz, e um **canal cementário** o qual não deve ser preenchido e que reage diante do tratamento, ajudando na reparação pela aposição de cemento.

Num dente multirradicular*, com as raízes apresentando-se fusionadas, os canais radiculares são independentes e não fusionados. Mas há casos de canais duplos em toda a extensão da raiz, muitas vezes com a existência de **intercanais** (formando ou não um plexo anastomótico). Por vezes, canais simples podem bifurcar-se próximos ao ápice (**canais bifurcados**), ou então canais duplos fusionam-se próximo ao ápice (**canais fusionados**). Há também uma disposição interessante de **canais bifurcados-fusionados**, um misto das duas apresentações anteriores, que provoca o aparecimento de uma ilhota de dentina. O canal principal pode ter ramificações laterais, não somente próximo ao ápice, mas também no terço médio e até mesmo no terço cervical da raiz. São pequenos canais pulpoperiodontais conhecidos como **secundários*** ou **acessórios**, os quais seguem os mais diversos trajetos e direções. Os canais secundários, geralmente invisíveis nas radiografias, contêm tecido conjuntivo e vasos. Por sinal, atribui-se seu aparecimento ao fato de a raiz em desenvolvimento poder encontrar um vaso sanguíneo e o englobar (Fig. 4-4).

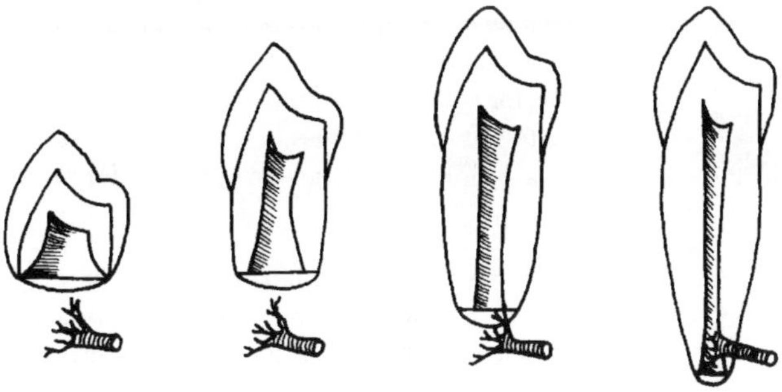

Figura 4-4 – Teoria da formação de um canal secundário pelo englobamento de um vaso sanguíneo, durante a rizogênese.

Tamanho da cavidade pulpar

Num dente em erupção, portanto incompletamente desenvolvido, a cavidade pulpar é ampla, correspondendo a um terço do dente; aos três anos, chega a um quarto; depois vai sendo lentamente reduzida pela constante formação de dentina secundária* nos dentes com vitalidade pulpar. Essa deposição gradativa pode ser bem observada ao nível do forame apical dos dentes em erupção, o qual se apresenta bem amplo e em forma de funil. Por aposição de dentina e cemento, o forame apical vai aos poucos se estreitando, para se tornar uma área bem constrita (Fig. 1-28).

Outra área na qual se percebe bem a redução de tamanho da cavidade pulpar pela deposição contínua de dentina secundária é a da câmara pulpar. Há deposição acentuada no teto e no soalho, ficando a câmara achatada e com os divertículos menos acentuados.

Essa diminuição gradual da cavidade pulpar pode provocar sua obliteração parcial ou mesmo total. Não é apenas a idade o fator determinante desse fenômeno. Alterações patológicas, choques térmicos, trauma oclusal, maloclusão* e dentina exposta (por cárie, moléstia periodontal, abrasão*, preparo cavitário, fratura coronária) provocam a formação de dentina secundária irregular. No caso da dentina exposta, a deposição dentinária ocorre diretamente abaixo dos canalículos dentinários* expostos. É um mecanismo de defesa da polpa. Por exemplo, a cárie faz diminuir a espessura dos tecidos duros do dente e, então, a polpa ameaçada produz rapidamente grande quantidade de dentina em local correspondente para compensar a perda.*

Essas deposições parciais de dentina deformam a cavidade pulpar. Às vezes, grandes deposições dentinárias ocorrem próximo à entrada de um canal, o que prejudica o seu acesso durante o tratamento endodôntico. Mesmo num dente normal, sem essas alterações, a lenta deposição dentinária não se dá de modo concêntrico e uniforme, mas de modo irregular, deixando as paredes da cavidade pulpar também irregulares e não lisas.

Descrição da cavidade pulpar dos dentes permanentes

Serão descritos aspectos principais das formas típicas da cavidade pulpar de cada grupo de dentes, observando-se, entretanto, que uma descrição pormenorizada de cada dente seria excesso de detalhes e não caberia neste livro. Sugere-se que o estudo teórico da cavidade pulpar seja completado nas aulas práticas, com o exame de dentes ou modelos devidamente preparados com antecipação, ou que venham a ser preparados pelo aluno por meio de desgastes ou secções transversais e longitudinais de alguns dentes naturais macerados ou descalcificados, a critério do professor.

No final deste capítulo serão também consideradas algumas formas atípicas de raízes e cavidade pulpar do canino inferior, do primeiro pré-molar superior e inferior e do primeiro molar inferior. A despeito da raridade de toda variação anatômica, esses dentes apresentam índice relativamente elevado de raízes e canais supranumerários ou suplementares, conforme se pode ver nas tabelas abaixo.

Incisivos e caninos superiores – a câmara pulpar e o canal radicular reproduzem, em menor proporção, a forma exterior do dente, tal como já foi mencionado em relação a todos os dentes. A câmara pulpar é dilatada na área correspondente ao cíngulo, mostrando nela um divertículo côncavo. Não há limite nítido entre ela e o canal radicular, sempre único nestes dentes. O canal é volumoso, conoide e reto, não oferecendo dificuldades no tratamento endodôntico.

Quando há variações anatômicas, elas se concentram no incisivo lateral, que não raro apresenta curvaturas acentuadas do terço apical da raiz. Aliás, como regra, variações desse tipo são mais constantes nos dentes terminais de cada série (incisivos laterais, segundos pré-molares e terceiros molares).

Incisivos e caninos inferiores – de todos os dentes, são os que menos sofrem intervenções endodônticas. As câmaras pulpares acompanham a forma das coroas respectivas. Os canais radiculares, retilíneos no incisivo central e pouco encurvados nos demais, são achatados na direção mesiodistal e, portanto, alargados na direção vestibulolingual, principalmente no terço médio. Neste ponto, o canal algumas vezes se bifurca com uma ilhota de dentina entre as divisões vestibular e lingual; na maioria das vezes, as divisões se fusionam novamente para terminar num forame apical comum (canal bifurcado-fusionado).

Clinicamente, o dentista tem um problema a resolver com o segundo canal, porque ele fica oculto nas radiografias, a menos que estas sejam feitas em diferentes angulações horizontais. Considerações sobre caninos com dois canais radiculares e de outros dentes com canais suplementares são feitas mais adiante.

Número de raízes*		Tipo de canal*		
		1 canal	2 canais	2 canais
		1 forame	1 forame	2 forames
Incisivo central	1 (100%)	88,7%	11,0%	0,3%
Incisivo lateral	1 (100%)	88,2%	11,1%	0,5%
Canino	1 (94,7%) 2 (5,3%)	91,8%	2,7%	5,5%

* Os dados desta tabela, bem como das outras três a seguir, foram obtidos pelo próprio autor (Madeira).

Pré-molares superiores – as câmaras pulpares são irregularmente cúbicas e achatadas na direção mesiodistal. O primeiro pré-molar tem o soalho com as entradas dos canais debaixo de cada cúspide. Os canais são paralelos ou convergentes (raramente divergentes) e se encurvam para a distal.

O segundo pré-molar superior geralmente apresenta uma raiz com um canal central achatado mesiodistalmente, com ou sem ilhota de dentina.

	Número de raízes			Tipo de canal		
Primeiro pré-molar	1 (35,5%)	2 (62,5%)	3 (2%)	1 (11%)	2 (82%)	3 (7%)
Segundo pré-molar	1 (70%)	2 (30%)		1 (70%)	2 (30%)	

Pré-molares inferiores – as câmaras pulpares são irregularmente cúbicas, com o divertículo vestibular bem maior do que o lingual. Apesar de geralmente exibirem canal único e cônico, dois canais independentes numa única raiz são comuns no primeiro pré-molar.

Considerando a deficiência do diagnóstico radiográfico para a localização da entrada, tamanho, forma e número de canais, o clínico deve estar alerta para a ocorrência dessas variações, para evitar frequente fonte de insucesso em Endodontia.

	Número de raízes			Tipo de canal			
				1 canal	2 canais	2 canais	3 canais
				1 forame	1 forame	2 forames	3 forames
Primeiro pré-molar	1 (93,5%)	2 (6,5%)		72,9%	4,5%	22,6%	
Segundo pré-molar	1 (98,2%)	2 (1,7%)	3 (0,1%)	95,4%	1,3%	3,2%	0,1%

Molares superiores – o primeiro molar superior contém uma câmara pulpar relativamente cúbica, sendo que o soalho tem diâmetros menores que os do teto. Dele emergem três canais, cujas entradas se dispõem segundo os ângulos de um triângulo. O canal mesiovestibular, se único, é alargado, em forma de fita e, se duplo, ambos são ovoides em secção. Como a ocorrência de canais duplos é a metade (ou mais) dos casos, terminando ou não num único forame apical, o melhor é procurar sempre dois canais nessa raiz.

A raiz mesiovestibular é geralmente curva, primeiro na direção mesial e depois na direção distal, o que dificulta a manipulação de seu(s) canal(is).

A raiz distovestibular é mais reta, tem canal único de secção circular, muito estreito, mas cujo acesso é mais fácil que o precedente.

O canal lingual é o maior, o mais reto e o mais longo de todos. Sua entrada é ampla e infundibuliforme.

A cavidade pulpar do segundo molar superior segue o padrão morfológico do primeiro, porém com muitas variações, semelhantes às variações do próprio dente. O soalho da câmara pulpar é triangular em contorno e os três canais radiculares apresentam a mesma situação e orientação que aqueles do primeiro molar, com a diferença de serem mais retos e menos divergentes. Raramente há duplicidade de canais na raiz mesiovestibular.

O terceiro molar superior varia muito quanto a número e disposição das raízes e canais. Suas raízes são frequentemente fusionadas, fato este que pode levar ao aparecimento de um único canal bem amplo.

Molares inferiores – o primeiro e o segundo molares inferiores têm suas cavidades pulpares muito parecidas. A câmara segue a forma da coroa, com um soalho convexo, tendo nas bordas as aberturas dos canais: dois mesiais e um distal, formando um triângulo. Os canais mesiovestibular e mesiolingual são estreitos (principalmente o mesiolingual) encurvados para a distal; podem ser independentes ou se fusionarem no ápice. Em crianças de até 14 anos, são únicos e, a partir de então, bipartem-se por aposição de dentina entre eles. O canal distal é o mais largo, o mais reto e não oferece dificuldades de penetração.

O terceiro molar inferior é muito variável na sua forma exterior. Decorrem daí as variações da conformação interior. Este dente pode ter dois ou três canais, sendo raras as vezes em que se apresenta com um único canal, devido à fusão radicular.

	Número de raízes		Tipo de canal	
Primeiro molar	2 (94,3%)	3 (5,7%)	3 (94,3%)	4 (5,7%)

Uma importante variação anatômica do primeiro molar inferior é a ocorrência de uma raiz supranumerária em posição distolingual aproximada de 5,7%, com um canal geralmente encurvado em seu interior.*

Raízes e canais supranumerários

Variações anatômicas por aumento numérico de raízes e canais radiculares podem ocorrer em qualquer dente. Em alguns, entretanto, a ocorrência atinge índices de prevalência relativamente elevados. É o caso do canino inferior, de ambos os primeiros pré-molares e do primeiro molar inferior, conforme mostram as tabelas deste capítulo.

Essas formas radiculares peculiares encerram um significado clínico importante e, por conseguinte, merecem consideração especial durante o planejamento e o tratamento. Desde já, essas considerações passam a servir de alerta aos futuros profissionais, que por certo desejarão evitar qualquer fonte de insucesso durante os procedimentos clínicos.

Caninos inferiores birradiculares – quando o canino possui dois canais, o vestibular é ligeiramente mais longo, mais amplo e mais reto do que o canal lingual. Este fato pode ser deduzido ao se examinar sua anatomia externa. Ela nos mostra também que a bifurcação radicular geralmente ocorre no terço médio (Fig. 4-5).

Devido à grande incidência de caninos birradiculares, é recomendável a exploração rotineira de dois canais, com maior abertura coronária em direção à cúspide (para melhorar o acesso ao canal lingual) e tomadas radiográficas em angulação apropriada (raios principais em direção aos pré-molares), para evitar a possível superposição das imagens dos canais, quando se propõe intervenção endodôntica ou apicectomia.

Primeiros pré-molares superiores trirradiculares – não obstante possuir três raízes (duas vestibulares e uma lingual) em apenas 2% dos casos (Fig. 4-5), o primeiro pré-molar apresenta três canais em 7%. Este aumento de 5% é devido à bifurcação do canal vestibular no interior da única raiz vestibular. Quando o dente é trirradicular existe um canal para cada raiz.

Este tipo de variação pode resultar em complicações durante o tratamento, pelas dificuldades que acarreta na localização dos orifícios dos canais radiculares tanto quanto na instrumentação.

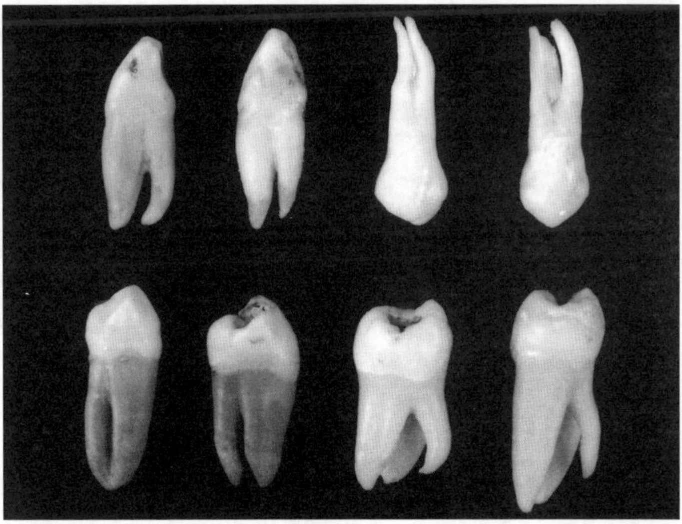

Figura 4-5 – Fileira superior. Dois caninos inferiores, vistos por distal, com duas raízes (vestibular e lingual) separadas no terço médio da porção radicular. Dois primeiros pré-molares superiores, vistos por vestibular, com bifurcação da raiz vestibular. Fileira inferior. Dois primeiros pré-molares inferiores com duas raízes, em vista mesial (no segundo dente, há evidente bifurcação radicular). Dois primeiros molares inferiores trirradiculares, vistos por distal, para mostrar a raiz suplementar distolingual, menor, saindo diretamente do bulbo radicular, ao lado da raiz distal.

Primeiros pré-molares inferiores birradiculares (Figs. 4-5 e 4-6) – a variação por aumento numérico de canais no segundo pré-molar deve ser levada em conta, porém a incidência é baixa em relação ao primeiro pré-molar. Este sim apresenta incidência admiravelmente alta. Mais de um quarto dos primeiros pré-molares inferiores tem dois canais, geralmente terminando em dois forames apicais. Este evento coloca em alerta os endodontistas.

Se algum canal supranumerário não está visível na radiografia, isto não quer dizer que ele não exista. Se existe, o acesso ao canal vestibular é direto e fácil, mas o canal lingual costuma ramificar-se em ângulo muito fechado, o que torna difícil seu acesso. Outro complicador é a inclinação lingual da coroa, que tende a dirigir o instrumento endodôntico à parede vestibular da câmara pulpar, dificultando a abordagem do orifício lingual de um segundo canal. Para contornar este problema, a abertura da coroa deve se estender ao máximo lingualmente para aumentar as chances de localizar o segundo canal.

Primeiros molares inferiores trirradiculares (Figs. 4-5, 4-7 e 4-8) – o primeiro molar inferior com raiz suplementar em posição distolingual sucede mais vezes bilateralmente do que unilateralmente. Outro dado significativo é a alta prevalência dessa variação anatômica em povos amarelos, em relação a pessoas de outros grupos raciais.

Essa raiz extra determina nova forma do soalho da câmara pulpar, que passa a ser a de um trapézio com base maior distal.

Nas radiografias, a raiz distolingual fica frequentemente encoberta pela raiz distal, dificultando assim a observação do fenômeno. Modificações horizontais da posição do cone do aparelho radiográfico podem evitar a superposição de imagens, "descobrindo" a raiz oculta.

O clínico deve também contar com a probabilidade de haver outros dentes com o mesmo tipo de variação, no mesmo paciente.

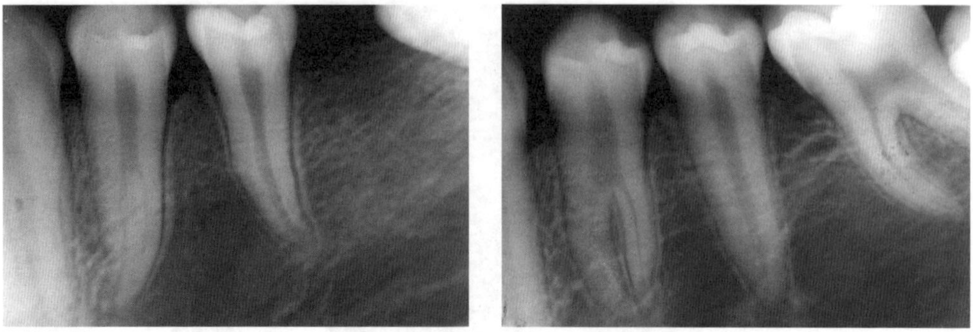

Figura 4-6 – Duas radiografias periapicais, para mostrar canais duplos em primeiros pré-molares inferiores, respectivamente com uma e com duas raízes.

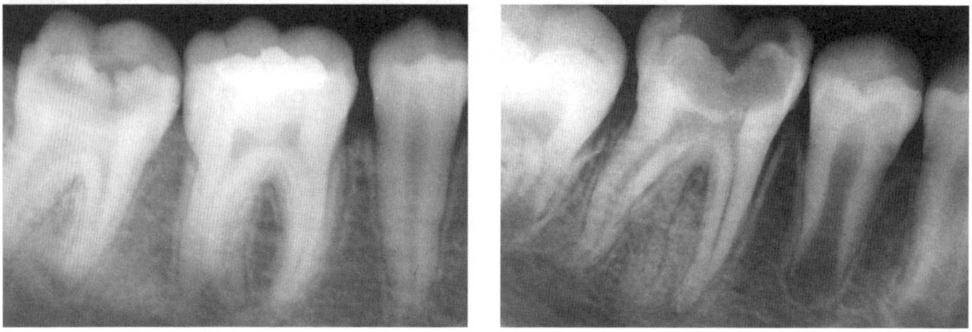

Figura 4-7 – Duas radiografias para mostrar primeiros molares inferiores trirradiculares com exposição da raiz suplementar distolingual. Na radiografia da esquerda há maior superposição de imagens, fato este mais comum nas radiografias de rotina clínica.

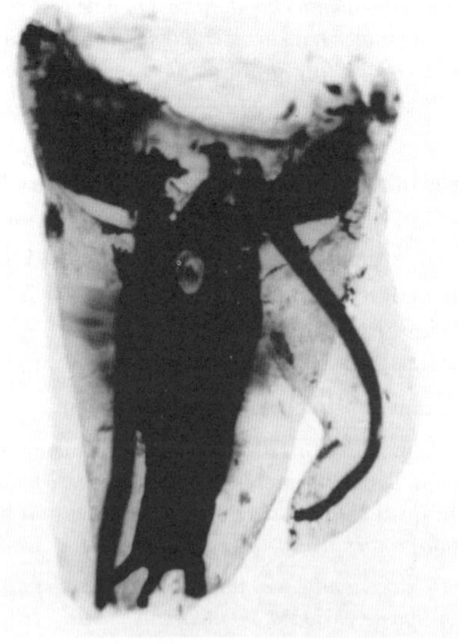

Figura 4-8 – Primeiro molar inferior trirradicular submetido ao método da diafanização (transparência) com preenchimento dos canais radiculares pela tinta nanquim. Além dos canais mesiais (unidos) e distal, vê-se, à direita da foto, o canal suplementar distolingual bastante recurvado.

CAPÍTULO

5

Escultura em Cera de Dentes Isolados

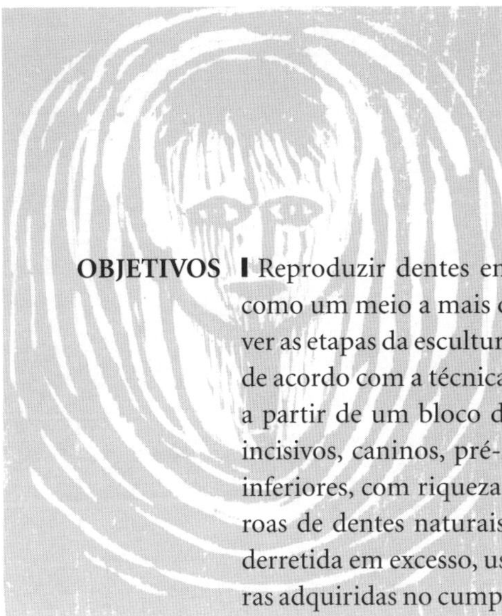

OBJETIVOS

- Reproduzir dentes em cera (ceroplastia), de maneira regressiva, como um meio a mais de aprendizado da anatomia dental
- Descrever as etapas da escultura dental especificando os erros mais comuns, de acordo com a técnica proposta
- Desenhar e esculpir de memória, a partir de um bloco de cera, um dente representativo da série de incisivos, caninos, pré-molares e molares, tanto superiores quanto inferiores, com riqueza de detalhes
- Reconstruir a anatomia de coroas de dentes naturais com grandes cáries, preenchidas com cera derretida em excesso, usando as habilidades cognitivas e psicomotoras adquiridas no cumprimento dos objetivos anteriores
- Responder corretamente às perguntas do Guia de estudo 11.

Escultura em cera de dentes isolados

Guia de estudo 11

1 Leia uma vez o bloco 1 abaixo e observe blocos de cera preparados para mostrar a sequência de esculturas dentais.
2 Explique as seguintes questões: Como se inicia o preparo de um bloco de cera para a escultura dental, segundo a técnica proposta neste livro? De que modo é feito o desenho da face vestibular? Por que é aconselhável deixar cerca de 2mm a mais em uma das extremidades do bloco, sem que o desenho os atinja? Quais as providências que se deve tomar para se iniciar o recorte da cera a partir do primeiro desenho feito? Precisamente, onde é feito o segundo desenho? Como se faz o segundo recorte para a eliminação do excesso de cera? O que se entende por paralelelismo, algumas vezes mencionado neste texto? Como se faz o acabamento da escultura? É importante, nesta fase, respeitar a forma de um dente típico, reproduzindo na escultura as direções das faces da coroa e a linha equatorial? Você se preocupa em reproduzir bem? Reproduz também as vertentes e arestas das cúspides e as cristas marginais? Você imita a linha cervical com um risco profundo na cera ou com um suave degrau entre a coroa e a raiz? Quais são os erros mais comuns na escultura de incisivos e caninos? E na de pré-molares e molares?
3 Leia novamente para conferir se acertou. Se errou, reescreva suas explicações.
4 Faça o exercício prático laboratorial com auxílio de bons modelos naturais (ou modelos plásticos ou de gesso). Capriche no seu trabalho e não se esqueça da teoria.
5 Leia uma vez mais, agora realçando o principal.

B1

A escultura ou ceroplastia dental foi aqui incluída como um método de estudo a mais da anatomia do dente. A sua finalidade não é a de esculpir e demonstrar destreza, mas sim aprender detalhes da forma por meio de intensa observação e comparação conscientes.

O aluno precisa entender que todo aspecto morfológico estudado tem um significado funcional e deve ser reproduzido na escultura com precisão. Assim, um contorno mal feito, a falta de um sulco, uma crista fora de posição comprometeriam a função.

É claro que o trabalho de laboratório para alunos iniciantes os coloca no exercício de uma prática motivante e lhes permite desenvolver habilidades. Porém, mais do que isso, esta atividade psicomotora, desenvolvida simultaneamente com aulas e estudos, vem a ser um novo meio de aprendizagem da anatomia.

Algumas pessoas possuem natural aptidão ou pendor para a escultura. Todavia, um trabalho por elas realizado com rapidez, habilidade e belo acabamento frequentemente são falhos quanto aos detalhes anatômicos. O professor que faz a inspeção não se deixa impressionar com a "arte". Ele atribui às minudências precisas da forma maior importância no julgamento final. Em outras palavras, a atividade de escultura dental é mais científica do que artística.

Raramente uma pessoa, mesmo que não possua habilidade artística, não consegue fazer uma escultura dental em cera, pelo menos razoável. Mas lembremos: habilidade ganha-se, desenvolve-se, aprimora-se com treinamento; mesmo os melhores escultores já jogaram fora alguns de seus trabalhos mal terminados.

Para se tirar um dente de um bloco de cera pela primeira vez é necessário ter um bom modelo e saber olhá-lo. Pode ser um macromodelo ou um dente natural típico selecionado, de preferência, pelo professor. Subjacente ao ato de olhar o modelo existe um significado de contemplação, de visualização. Uma cuidadosa escultura demanda uma cuidadosa inspeção visual.

Com o indispensável estudo das descrições dos dentes e com suficiente prática, o aluno não mais precisará copiar a anatomia de um modelo. Esculpirá de memória.

▪ Como esculpir um modelo de dente

Material

O material utilizado inclui dois instrumentos de muito uso em Odontologia – a espátula Le Cron, com uma extremidade para cortar e outra para escavar e dar acabamento, e a espátula ou esculpidor Hollenback, com as duas extremidades destinadas a esculpir sulcos e dar acabamento.

As espátulas atuam em blocos de cera na forma de um paralelepípedo com cerca de 40mm de altura e 15mm de largura. Os blocos podem ser adquiridos no mercado, mas também podem ser preparados com uma mistura de 60% de parafina, 30% de cera de abelha e 10% de cera de carnaúba (ou 5% de carnaúba e 5% de estearina).

Uma régua ou um paquímetro e folha de papel para cobrir a bancada completam o material. As raspas de cera que caem sobre a folha são depois embrulhadas nela mesma para o devido descarte. A ordem e a higiene são imprescindíveis e fazem parte da formação do aluno.

Não se recomenda o uso de lamparina e espátula para cera com o fim de adicionar cera derretida nas partes que foram recortadas em demasia. Se ocorrer o erro por excesso de corte ou desbaste, é preferível diminuir também as outras partes, tornando o dente esculpido proporcionalmente menor, ou iniciar uma nova escultura.

Etapas da escultura

(Figs. 5-1 a 5-4)

Preparo do bloco de cera (Fig. 5-1a) – divide-se o bloco ao meio e demarca-se com linhas nos quatros lados as duas metades – uma servirá para a escultura e a outra, para a base. Nesta última, escolhe-se um lado e assinala-se V, para vestibular, e em outro M, para mesial.

Na metade reservada para a escultura, mede-se 2mm a partir da extremidade livre e risca-se na superfície do bloco marcada com V. Trata-se de uma extensão extra, de segurança, que poderá ou não ser usada como parte da escultura se faltar material na borda incisal ou nas cúspides.

Nesta etapa obtém-se a medida da altura da coroa do dente que está servindo como modelo ou a medida padrão que o professor fornecer. É interessante aumentar entre 10 e 100% as dimensões do dente natural para facilitar o manuseio e melhor evidenciar os detalhes. Tendo, por referência, a segunda linha riscada, transfere-se a dimensão para o bloco e marca-se com nova linha horizontal. A distância entre esta e a primeira linha (metade do bloco) corresponderá à metade ou terço cervical da raiz. Uma maior extensão radicular pode ser esculpida, de acordo com a orientação do professor nesse sentido.

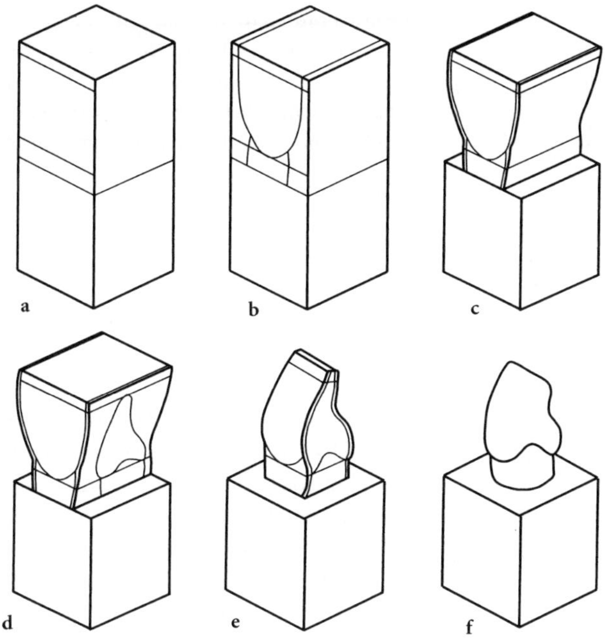

Figura 5-1 – Etapas de uma escultura dental em cera: **a**) preparo do bloco; **b**) desenho do contorno vestibular do dente; **c**) recorte da cera; **d**) desenho do contorno mesial; **e**) recorte da cera; **f**) acabamento.

Desenho do contorno vestibular do dente (Fig. 5-1b) – no quadrilátero reservado à coroa, traça-se o contorno da face vestibular do dente com uma das espátulas ou com um lápis de ponta fina. É aconselhável demarcar a distância mesiodistal previamente medida. Se houver dificuldade na reprodução do contorno da coroa, desenha-se novamente, troca-se de lado se for necessário, quadricula-se de leve a área do bloco ou treina-se com lápis sobre papel, observando as mesmas dimensões. Depois, completa-se o desenho traçando a porção radicular. Polvilham-se as linhas com giz ou talco, para acentuá-las. Um desenho correto é fundamental para se chegar a uma boa escultura.

Recorte da cera e desenho do contorno mesial (Fig. 5-1c, d, e) – em seguida, projeta-se com dois riscos paralelos a dimensão mesiodistal do desenho na área reservada para a borda incisal ou face oclusal. Remove-se o excesso de cera dos lados mesial e distal até atingir o contorno desenhado. Os dois recortes precisam ser paralelos, a ponto de aparecer no lado lingual um contorno semelhante ao do vestibular. A experiência aconselha deixar sempre um excesso de 0,5mm a 1mm envolvendo o contorno, por medida de segurança.

Voltando-se agora para o lado marcado com M, desenha-se a face mesial bem no centro da superfície recortada, respeitando-se a extensão de segurança de 2mm. Certificar-se de que as dimensões sejam bem medidas e transferidas.

Recorta-se o excesso de cera, mantendo-se no bloco o perfil mesial da coroa e da porção radicular. As superfícies devem ficar bem lisas e o paralelismo deve ser conferido com um paquímetro, por exemplo. No caso do primeiro molar superior, que possui face lingual maior que a vestibular, o paralelismo não pode ser observado.

Até este ponto tem-se uma forma ainda tosca, porém já próxima da definitiva. Há professores que fornecem aos alunos os blocos já recortados, dentro desta fase da escultura. Pretendem com isto ganhar tempo e suprimir as fases que consideram menos importantes, sem isentar o aluno da essencial escultura dos detalhes finais, quando se requer grande conhecimento anatômico.

Acabamento (Fig. 5-1f) – nesta etapa bisela-se e depois arredonda-se gradativamente os ângulos diedros* e triedros*, acentuando-se assim as convexidades das várias faces.

Para o desbaste consciente do excesso ainda existente, tem-se que determinar os locais onde nenhum corte pode ser feito. São as áreas correspondentes à linha equatorial* e ao maior contorno inciso(ocluso)cervical nas quatro faces axiais*.

Começa-se então a esculpir cíngulo, cúspides, fossas, cristas, sulcos e fossetas. Promove-se ou acentua-se as convergências das faces nos sentidos horizontal e vertical. Demarca-se a linha cervical e dá-se forma ao início da raiz.

A escultura da face oclusal é iniciada depois que ela já esteja com seu contorno delineado e as bordas mais ou menos arredondadas. Desta maneira, obtém-se melhor noção da localização definitiva das cúspides e cristas marginais.

Traça-se na face oclusal linhas que corresponderão ao tamanho e a posição dos sulcos (Fig. 5-2). Escultura-se com a espátula Le Cron inclinada em 45°, com o gume cortando a cera em direção às linhas traçadas. Ao se aprofundar o corte, as linhas se transformarão nos sulcos e os planos de corte, nas vertentes das cúspides e nas cristas marginais (Fig. 5-3).

Terminada a escultura da face oclusal, faz-se uma judiciosa análise da peça esculpida para que pequenos detalhes sejam acertados ou refeitos. Se se for comparar com um dente modelo, colocam-se ambas as peças sempre nas mesmas posições e tenta-se perceber o que a natureza fez, sem que fosse bem imitada.

Para completar o acabamento, deve-se remover irregularidades e atingir o brilho final, usando-se pano de seda ou algodão, primeiro seco e depois umedecido em sabão líquido.

▪ Erros mais comuns

As primeiras esculturas de incisivos e caninos geralmente mostram uma série de falhas. O estudante sem prática frequentemente comete os seguintes erros:

1. falta de convexidade e de inclinação lingual da face vestibular (a borda incisal fica deslocada vestibularmente e não centrada no eixo do dente);
2. faces de contato paralelas e não convergentes para a cervical (sentido vertical) e para a lingual (sentido horizontal);
3. cíngulo diminuto e cristas marginais não evidentes;
4. dimensão vestibulolingual excessiva no terço cervical e delgada no terço incisal;
5. colo exageradamente constrito;
6. falta de bossa vestibular (excesso de cera no terço médio e escassez no terço cervical);
7. excesso de arredondamento do ângulo distolingual.

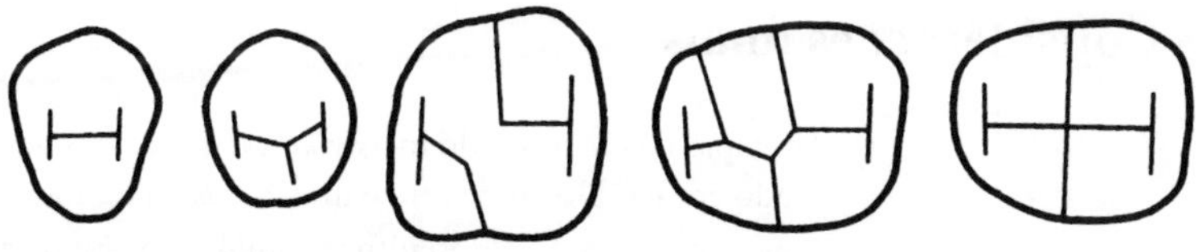

Figura 5-2 – Contorno oclusal em cera de pré-molares (primeiro superior e segundo inferior) e molares (primeiro superior, primeiro inferior e segundo inferior), com a demarcação de linhas para orientar o início da escultura da face oclusal.

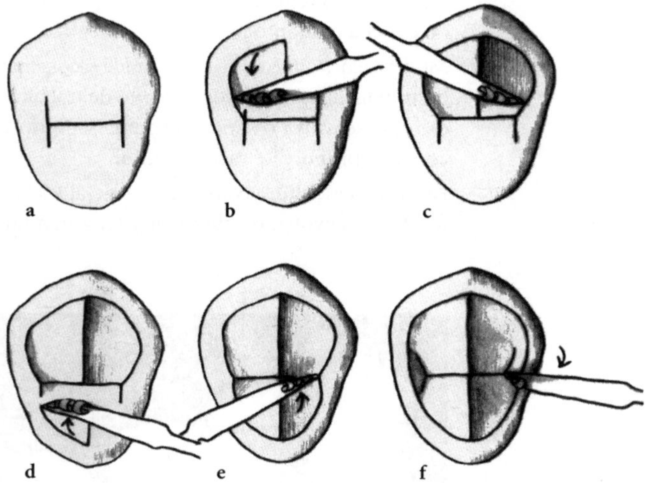

Figura 5-3 – Estágios da escultura da face oclusal de um primeiro pré-molar superior: **a**) contorno oclusal com linhas de orientação (corresponde ao primeiro desenho da Fig. 5-2); **b**, **c**, **d**, **e**) escultura das vertentes triturantes e arestas das cúspides vestibular e lingual; **f**) escultura da crista marginal e respectiva fosseta.

O treinamento faz com que, a partir da ceroplastia dos pré-molares, as falhas sejam menos grosseiras. Mesmo assim, detectam-se as seguintes mais frequentes:

8. cúspide muito arredondada (sem evidenciar arestas e vertentes);
9. contorno oclusal impróprio (ovoide quando deveria ser pentagonal no primeiro pré-molar superior, "quadradão" nos molares superiores);
10. falta de bossa vestibular e colo muito constrito (para se evitar esta forte tendência, pode-se deixar excesso de cera ao nível do colo durante o recorte e só removê-lo no acabamento);
11. cúspides dos pré-molares superiores muito próximas ou muito distantes entre si;
12. cristas marginais muito delgadas;
13. falta de inclinação lingual da face vestibular do molar inferior;
14. face vestibular chapada no molar superior;
15. ponte de esmalte saliente e fora de posição no primeiro molar superior.

▪ Considerações finais

As etapas da escultura do incisivo estão indicadas no trabalho sequencial realizado em seis blocos de cera e mostradas na figura 5-4.

Esta técnica simples de escultura dental para alunos dos primeiros anos completa seu estudo anatômico. Ela pode ser complementada pela construção de porções ausentes de dentes naturais danificados por cárie ou fratura. A tarefa começa com o preenchimento da área faltante com cera derretida em excesso e continua-se com a escultura das elevações e depressões, para que seja devolvida ao dente a sua formação anatômica original (Figs. 5-5, 5-6 e 5-7). Outras técnicas mais refinadas poderão ser praticadas em disciplinas mais avançadas do currículo odontológico.

Modificações da técnica apresentada são as mais variadas. Professores criativos costumam adaptá-la a sua maneira de trabalhar. O que importa é que o aprendiz se desenvolva o suficiente para esculpir qualquer face de qualquer dente, com boa proporção e acabamento.

Fazer uma escultura com todos os detalhes bem acabados, de memória, significa ter desenvolvido habilidade e ter aprendido a anatomia do dente.

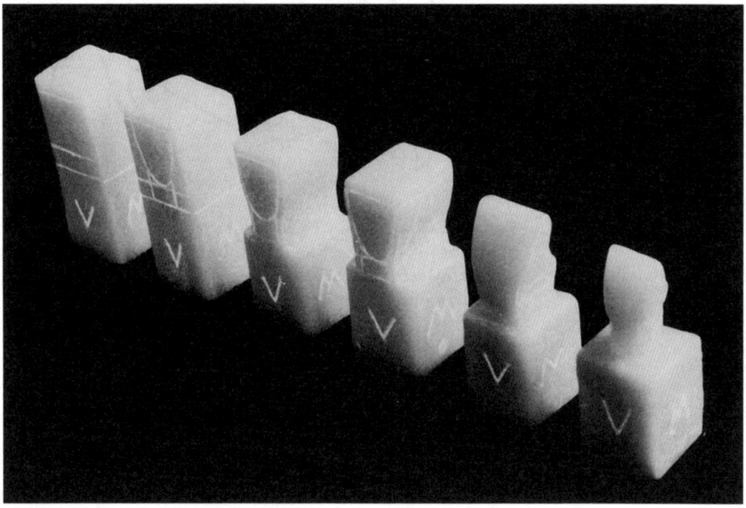

Figura 5-4 – Etapas da escultura, conforme especificadas na figura 5-1.

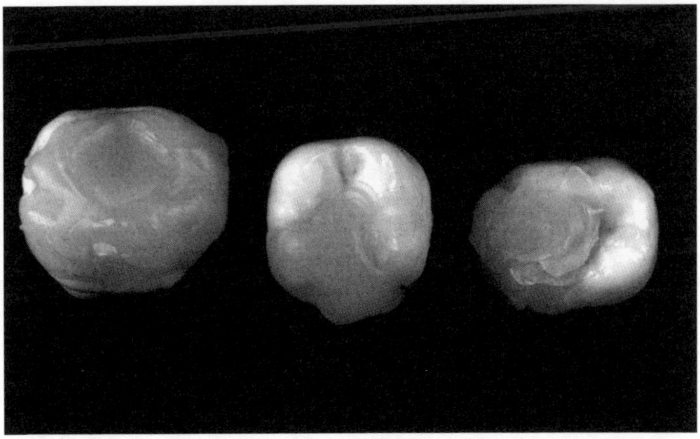

Figura 5-5 – Dentes molares inferiores com a coroa semidestruída por cárie e preenchida com cera derretida em excesso, para ser esculpida.

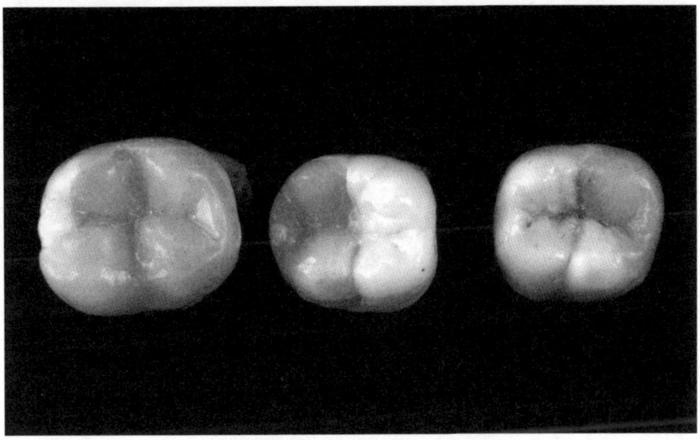

Figura 5-6 – Restabelecimento da forma original dos dentes da figura anterior, pela escultura de cúspides, sulcos e cristas marginais que haviam sido destruídos.

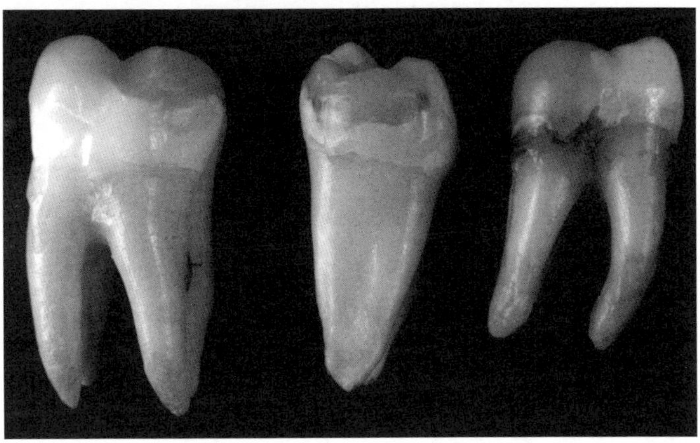

Figura 5-7 – Os mesmos dentes das duas figuras anteriores, vistos por outros ângulos de observação.

CAPÍTULO

6

Inervação dos Dentes

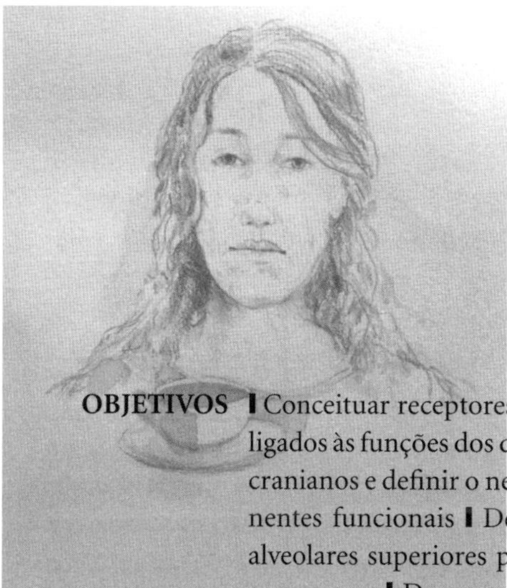

OBJETIVOS ❙ Conceituar receptores nervosos e relacionar os tipos de receptores ligados às funções dos dentes e tecidos de suporte ❙ Nomear os nervos cranianos e definir o nervo trigêmeo, levando em conta seus componentes funcionais ❙ Descrever os nervos do maxilar (infraorbital, alveolares superiores posteriores, palatino maior e nasopalatino) e seus ramos ❙ Descrever os nervos da mandíbula (alveolar inferior, lingual, bucal, mentoniano e milo-hióideo) e seus ramos ❙ Identificar as ramificações nervosas que participam da inervação dos dentes e de suas estruturas de suporte ❙ Desenhar o nervo alveolar inferior e seus ramos no interior de uma mandíbula ❙ Responder corretamente às perguntas do Guia de estudo 12.

Inervação dos dentes

GUIA DE ESTUDO 12

1 Leia uma vez o capítulo 6.
2 Responda: O que são receptores? Quais tipos de receptores são citados no texto? Quais são os nervos cranianos? Qual o nervo craniano responsável pela inervação dos dentes? Qual é o trajeto do nervo infraorbital e quais são seus ramos intraósseos? Onde se distribuem? Os nervos alveolares superiores posteriores são ramos de qual nervo? Onde se distribuem? Por quais forames eles passam? O ramo gengival também passa por algum forame? Qual é a área de distribuição do nervo palatino maior? Que área do palato é de responsabilidade do nervo nasopalatino?
3 Descreva o nervo bucal do início à terminação anatômica. Faça um desenho do nervo alveolar inferior e seus ramos no interior da mandíbula. Qual é o trajeto do nervo lingual? O nervo lingual participa da inervação dos dentes? O nervo mentoniano inerva algum dente? Inerva periodonto? O nervo milo-hióideo é sensitivo, motor ou misto? O que ele, como ramo do nervo mandibular, inerva? Quais ramos nervosos inervam os dentes decíduos?
4 Proceda tal como foi proposto nos guias de estudo anteriores, isto é, leia novamente, confira e corrija as respostas, e faça uma leitura final grifando os detalhes que julgar mais importantes.
5 Se estiver ao seu alcance, complete os três estudos dirigidos sobre o nervo trigêmeo no site www.anatomiafacial.com

Receptores e fibras

Na origem, os receptores

Já deve ter acontecido com você. Saboreando sua comida, de repente aquela sensação terrível de ter mastigado uma pedra enorme. Dissimuladamente (ou não) procura a pedra e o que encontra é algo bem menor que o que seus dentes lhe fizeram pensar. A pedrinha causadora de tanto desconforto apenas é perceptível entre seus dedos. Como pode uma pedrinha minúscula causar essa reação? Intuitivamente respondemos que nossa boca deve ser uma região muito "sensível". E está certo. Mas, o que é ser sensível neste caso? Fisiologicamente significa que temos uma quantidade grande de **receptores** nessa região. Uma quantidade bem maior que em outras partes do nosso corpo.

Mas, por quê? De acordo com os cientistas, a resposta está em nossa história evolutiva. Se pensarmos nos mamíferos que milhões de anos atrás iniciaram nossa linhagem, temos que imaginar algo parecido com os roedores noturnos atuais. O focinho desses animais é a primeira parte do corpo a entrar em contato com o ambiente desconhecido nas suas andanças noturnas. Assim, nada mais lógico que apareçam nessa região estruturas que lhe permitam reconhecer rapidamente formas, movimento, cheiros, luzes, sabores etc. Em consequência, receptores foram se acumulando na face, incluindo a região bucal e peribucal.

Mas o que isto tem a ver com a inervação dos dentes? Tudo. O receptor que detectou a pedra na comida faz parte dessa inervação. É de fato o primeiro elemento na cadeia de estruturas anatômicas que levam as informações (como a dureza da pedrinha, mas também o início de uma pulpite) ao nosso cérebro. Assim, se temos que entender como funciona a inervação dos dentes temos que começar pelo início.

Receptores de todo tipo

Os receptores distribuídos pela pele, mucosa bucal e polpa dental (apenas para nos limitar a uma região) são capazes de transformar diferentes tipos de estímulos na única linguagem que nosso cérebro é capaz de entender: corrente elétrica. Uma corrente elétrica de baixíssima intensidade, da ordem de milivolts, que é denominada **potencial de ação**. Assim, no caso da pedrinha, receptores localizados no periodonto transformaram o estímulo mecânico (a pedra impactando o dente) em uma corrente elétrica. Para chegar ao cérebro, essa corrente elétrica trafega por **fibras nervosas**, que são na realidade prolongamentos (**axônios**) das células nervosas (**neurônios**) que chegam até os receptores.

Esses receptores que transformam estímulos mecânicos em potencial elétrico são denominados **mecanorreceptores** e são muito abundantes. Eles são capazes de discriminar estímulos diferenciados como o toque leve causado pela escova de dentes, a vibração do motorzinho do dentista, a resistência mecânica de um bife muito duro que está sendo mastigado etc. Mas há também receptores térmicos que permitem diferenciar a temperatura de um sorvete ou de um café quente (**termorreceptores**), o sabor dos alimentos (**quimiorreceptores**), estímulos dolorosos (**nociceptores**; veja no site www.anatomiafacial.com informações sobre dor de origem dental).

Todos esses receptores estão conectados, como vimos, a fibras nervosas. Essas fibras agrupam-se e formam estruturas denominadas **nervos**; e são esses nervos que o dentista tenta anestesiar para que a informação captada pelos receptores não alcance o cérebro. É isso na realidade o que o anestésico faz. Interrompe a corrente elétrica que se iniciou nos receptores.

Conhecer a inervação dos dentes é conhecer o caminho desde o estímulo até o cérebro

Se formos descrever a inervação dos dentes desde o ponto de vista funcional, o correto seria iniciar pelos receptores, fibras nervosas a eles associadas e o caminho dessas fibras em direção ao encéfalo. Entretanto, a descrição "ao contrário", desde o encéfalo até ao receptor, parece ser mais facilmente assimilada pelo leitor, provavelmente por que é mais fácil captar a ideia de um tronco principal se dividindo em troncos sucessivamente menores. Esta descrição "centrífuga" tampouco está errada, já que na sua formação embriológica nervos "procuram", desde uma posição centralizada, as estruturas superficiais seguindo mensagens químicas dos alvos periféricos.

Doze pares de nervos, denominados **nervos cranianos**, são responsáveis por comunicar todas as estruturas da cabeça, superficiais e profundas, com o encéfalo. Assim, este (o encéfalo) mantém-se informado de tudo o que acontece externa e internamente, através da ação de receptores e fibras que lhe trazem informação, e ao mesmo tempo comanda todas as ações motoras que surgem como resposta aos estímulos que recebeu (ainda no exemplo da pedra no arroz, o abaixamento imediato da mandíbula e o aumento na salivação são respostas motoras que se originaram no encéfalo como resposta ao estímulo).

Dos doze pares de nervos cranianos, o quinto, **nervo trigêmeo** (ou V), é o que está relacionado com toda a sensibilidade somestésica dos dentes e estruturas de suporte como osso alveolar, periodonto, gengiva etc. Também por meio dele o cérebro controla vários músculos relacionados com a mastigação.

O V par parece abandonar o encéfalo (origem aparente, consulte no livro Anatomia Facial com Fundamentos de Anatomia Geral, 5ª ed. São Paulo: Sarvier, 2016, sobre os aspectos anatômicos dos núcleos trigeminais) através da região anterolateral da ponte. Em peças anatômicas dissecadas com essa finalidade é possível observar um tronco nervoso bastante calibroso (uns 4mm de diâmetro) acompanhado de outro bem mais fino. O tronco mais calibroso contêm axônios dos neurônios sensitivos, precisamente os que trazem toda a informação somestésica da face. O mais fino contém fibras motoras que se dirigem em direção a alguns músculos.

Na figura 6.1 podemos observar que essas fibras do tronco maior são a porção proximal dos prolongamentos de neurônios que ficam dentro do gânglio trigeminal. Estes apresentam esse prolongamento proximal, que se dirige ao encéfalo, e um prolongamento distal, que chega até os receptores.

A partir do gânglio trigeminal, os prolongamentos periféricos agrupam-se formando três grandes nervos: o **oftálmico** (ou V1), responsável por trazer ao encéfalo informação somestésica do terço superior da face; o **maxilar** (ou V2) com a mesma função que o V1, mas responsável pela sensibilidade do terço médio da face, e finalmente o nervo **mandibular** (ou V3) que, além de veicular fibras motoras para os músculos de mastigação, leva ao encéfalo informação sensorial do terço inferior da face.

Neste capítulo, estudaremos apenas o nervo maxilar e a parte sensitiva do nervo mandibular, responsáveis pela inervação dos dentes.

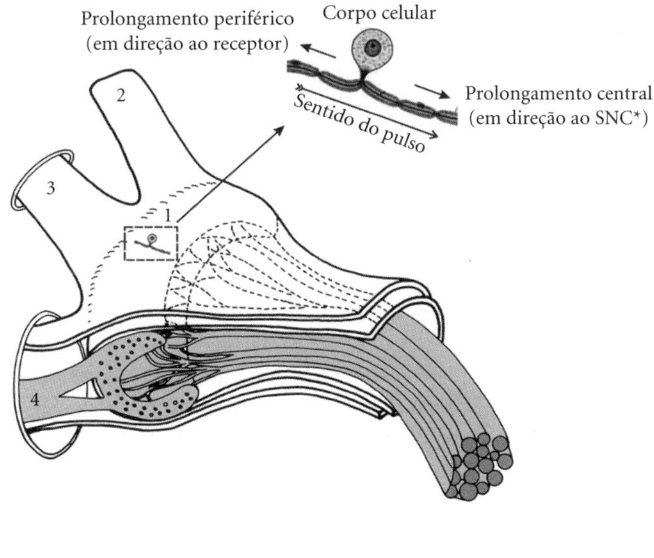

Figura 6-1 – Representação esquemática do gânglio trigeminal. O número 1 representa, fora de escala, um dos neurônios pseudounipolares localizados no gânglio. Este neurônio está destacado acima. Observar o corpo celular, o axônio central que se dirige ao sistema nervoso central e o axônio periférico em direção ao receptor periférico. 2, 3 e 4 nervos oftálmico, maxilar e mandibular, respectivamente.

Inervação dos dentes superiores

(Figs. 6-2 a 6-6)

Os dentes superiores são inervados por ramos do nervo maxilar

Depois de se destacar do gânglio trigeminal, o nervo maxilar atravessa o forame redondo alcançando a fossa pterigopalatina, localizada entre o túber da

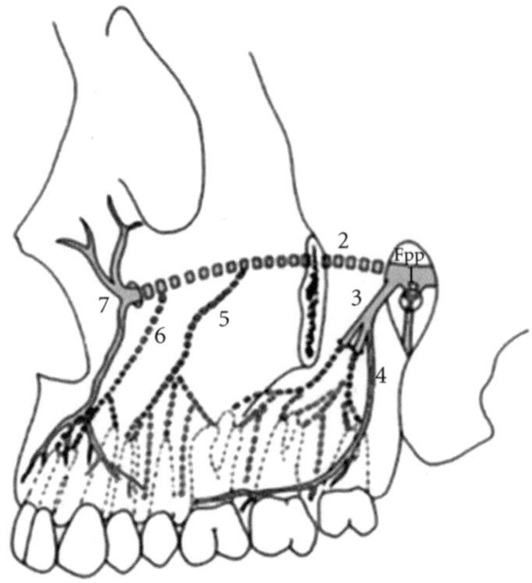

Figura 6-2 – Representação esquemática do nervo maxilar e seus ramos. Em traço pontilhado, os trajetos intraósseos.

1. Nervo maxilar (dentro da fossa pterigopalatina, Fpp)
2. Nervo infraorbital
3. Nervos alveolares superiores posteriores
4. Ramo gengival
5. Nervo alveolar superior médio
6. Nervos alveolares superiores anteriores
7. Ramos terminais do nervo infraorbital

maxila e o processo pterigoide do osso esfenoide. No interior dessa importante fossa, do nervo maxilar destacam-se os principais ramos que, como vimos, transportarão em direção ao encéfalo informação sensitiva de todo o terço médio da face. Desses ramos, os que participam da inervação dos dentes são o **nervo infraorbital** e os **nervos alveolares superiores posteriores**.

O nervo infraorbital é a continuação anatômica do nervo maxilar. A partir da fossa pterigopalatina ele alcança o soalho da órbita atravessando a fissura orbital inferior. Na órbita, ocupa o sulco e depois o canal infraorbital. Finalmente se exterioriza atravessando o forame infraorbital e lançando seus ramos terminais que inervam pele e mucosa (incluindo gengiva) dessa região da face. Em seu trajeto pelo canal infraorbital, este nervo solta os ramos que se destinam à inervação dos dentes. Estes ramos são o inconstante **nervo alveolar superior médio**, presente em cerca de 70% dos indivíduos, responsável pela inervação da polpa e periodonto dos dentes pré-molares e, eventualmente, a raiz mesiovestibular do primeiro molar superior. Contribui também para inervar a mucosa do seio maxilar na região correspondente ao processo zigomático da maxila.

Ainda no canal infraorbital, a uns 5mm do forame homônimo, o nervo infraorbital emite os **nervos alveolares superiores anteriores**, que em número de dois ou três deixam o tronco principal do nervo. Seguem um trajeto intraósseo na parede anterior do seio maxilar, inervando sua mucosa e dividindo-se, a seguir, em ramos que atingem a polpa (**ramos dentais**), papila interdental, periodonto e osso alveolar vizinho dos dentes incisivos e canino superiores do mesmo lado (**ramos peridentais**).

Ainda na fossa pterigopalatina, o nervo maxilar emite os **nervos alveolares superiores posteriores**, que inervam a polpa e o periodonto dos dentes molares superiores e o revestimento da porção posterior do seio maxilar. Esses nervos são constituídos por dois ou três pequenos ramos que, após atravessarem os pequenos **forames alveolares** no túber da maxila, ocupam delicados canais localizados nas paredes lateral e posterior do seio maxilar. Alguns filetes não penetram no túber da maxila, mas contornam externamente e dirigem-se à gengiva vestibular da região dos molares (**ramo gengival**).

Na ausência do nervo alveolar superior médio, os nervos alveolares superiores posteriores formam, junto com as fibras dos nervos alveolares superiores anteriores, um plexo nervoso* responsável pela inervação de todos os dentes superiores e seus tecidos de suporte.

Os dentes decíduos são inervados pelos mesmos ramos que inervam os dentes permanentes

Os dentes permanentes, que substituem os decíduos, conservam a mesma inervação dos predecessores. Os três molares permanentes, que não aparecem em substituição, recebem uma inervação nova: a dos nervos alveolares superiores posteriores.

O nervo maxilar também inerva tecidos de suporte e gengiva

Embora não participem diretamente da inervação dos dentes, do nervo maxilar também surgem ramos importantes que inervam o palato, incluindo a gengiva lingual dos dentes superiores. Na fossa pterigopalatina origina-se o **nervo palatino**, do qual partem **nervos palatinos menores**, ramos que, após atravessar os forames do mesmo nome, dirigem-se à mucosa e às glândulas do palato mole. O nervo palatino também origina o **nervo palatino maior** que traspassa o forame palatino maior e logo se divide em, pelo menos, dois ramos, os quais correm em direção anterior, nos sulcos que ficam entre as espinhas palatinas e no meio de duas camadas, o periósteo e a mucosa do palato duro. O nervo palatino maior capta sensibilidade da mucosa do palato duro desde a região do canino até o limite anterior do palato mole, incluindo a gengiva lingual dos dentes posteriores.

Já a região anterior da mucosa palatina (entre caninos e incisivos centrais) é inervada pelo **nervo nasopalatino.** Este origina-se de ramos do nervo palatino que penetram na cavidade nasal atravessando o **forame esfenopalatino**, na parede medial da fossa pterigopalatina (**ramos nasais posteriores superiores**). Em seu trajeto, o nervo nasopalatino vai do teto da cavidade nasal em direção inferior e anterior, percorrendo o septo nasal, até alcançar e atravessar sucessivamente o canal e o **forame incisivo**.

Inervação dos dentes inferiores

(Figs. 6-3, 6-6, 6-7 e 6-8)

Os dentes inferiores são inervados por ramos do nervo alveolar inferior

A terceira divisão do nervo trigêmeo, nervo mandibular, após se destacar do gânglio trigeminal abandona o crânio através do forame oval alcançando a fossa infratemporal. O nervo mandibular é composto por uma parte motora, com fibras para músculos relacionados com a mastigação (entre outros) e uma parte sensitiva maior. Desta, o ramo que inerva os dentes inferiores é o **nervo alveolar inferior**, responsável pela sensibilidade proveniente da polpa dos dentes, bem como das papilas interdentais, periodonto e tecido ósseo de su-

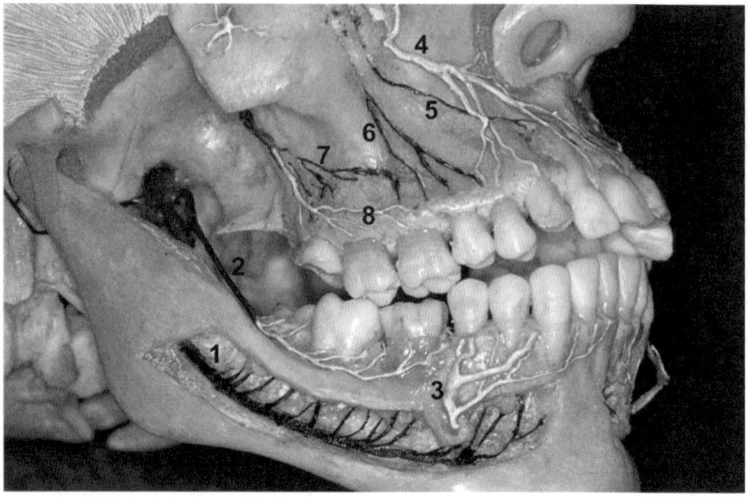

Figura 6-3 – Na preparação anatômica, os nervos superficiais estão representados em matiz claro e os ramos intraósseos em matiz escuro.

1. Nervo alveolar inferior
2. Nervo bucal (a parte escura não é intraóssea, mas apenas profunda em relação à parte "clara", que é mais superficial)
3. Nervo mentoniano
4. Ramos superficiais do nervo infraorbital
5. Nervos alveolares superiores anteriores
6. Nervo alveolar superior médio
7. Nervos alveolares superiores posteriores
8. Ramo gengival. Para descrição, ler o texto

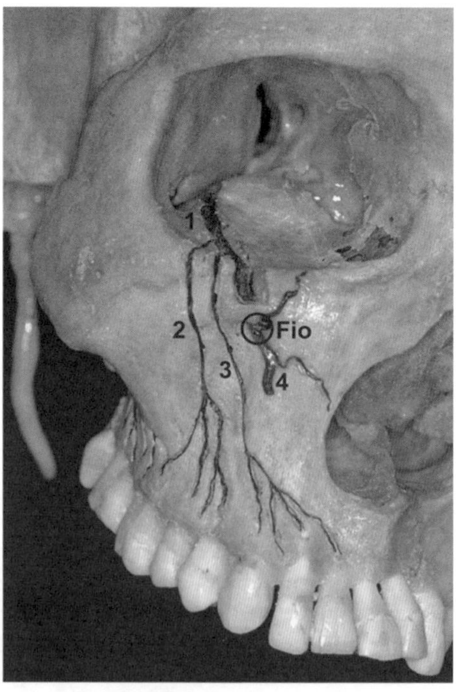

Figura 6-4 – Vista anterior do nervo infraorbital e alguns dos seus ramos.

1. Nervo infraorbital
2. Nervo alveolar superior médio
3. Nervos alveolares superiores anteriores
4. Ramos terminais do nervo infraorbital após atravessar o forame infraorbital (Fio, indicado pelo círculo)

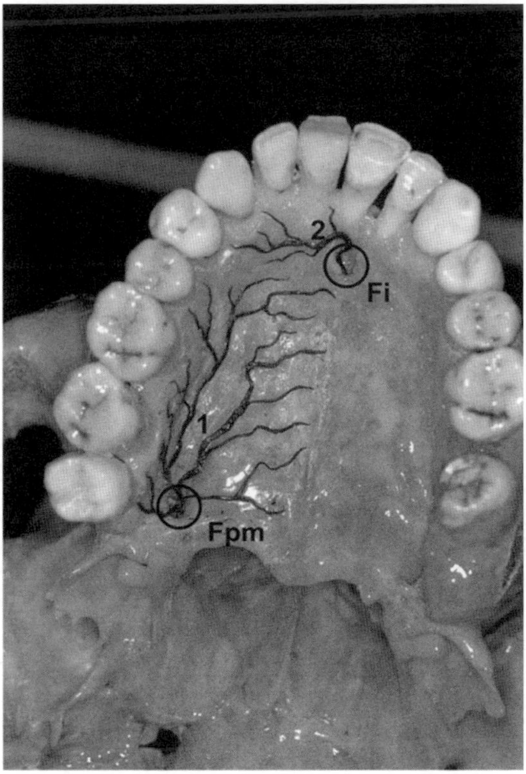

Figura 6-5 – 1, ramos do nervo palatino maior após atravessarem o forame homônimo (Fpm, indicado pelo círculo); 2, ramos do nervo nasopalatino após atravessar o forame incisivo (Fi, indicado pelo círculo).

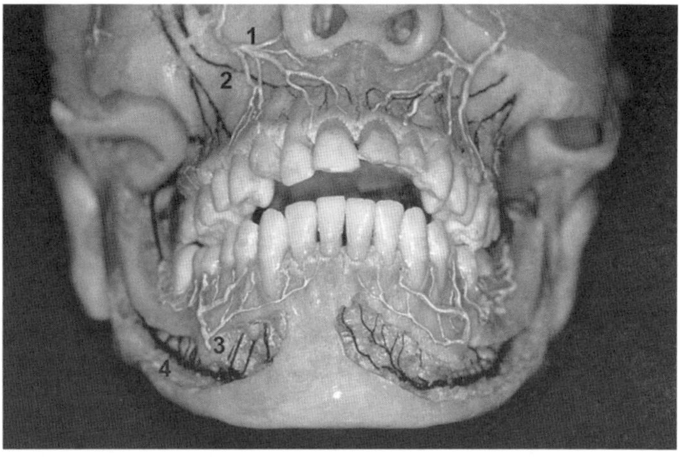

Figura 6-6 – Preparação anatômica mostrando alguns dos nervos estudados neste capítulo.

1. Ramos terminais do nervo infraorbital
2. Nervos alveolares superiores anteriores
3. Nervo mentoniano
4. Nervo alveolar inferior

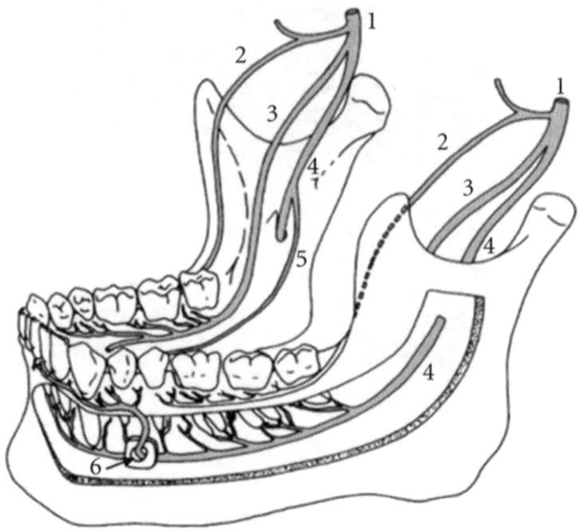

Figura 6-7 – Principais ramos do nervo mandibular (1) relacionados com a inervação dos dentes e estruturas vizinhas; 2, nervo bucal; 3, nervo lingual; 4, nervo alveolar inferior; 5, nervo milo-hióideo; 6, nervo mentoniano.

porte. Este nervo, após curto trajeto na fossa infratemporal, alcança o espaço pterigomandibular (entre o ramo da mandíbula e o músculo pterigóideo medial). O tronco principal penetra pelo forame da mandíbula ocupando toda a extensão do canal da mandíbula. Ao nível dos dentes pré-molares, emite um ramo importante, o **nervo mentoniano**, o qual se exterioriza através do forame homônimo. Este nervo é responsável pela sensibilidade dos tecidos moles do mento e lábio inferior, gengiva vestibular de incisivos, canino e pré-molares inferiores. A direção desse curto canal mentoniano – de dentro para fora, de cima para baixo e de frente para trás – tem importância clínica pela eventual infiltração anestésica na região.

Ramos terminais do nervo alveolar inferior continuam pelo interior da mandíbula a partir do canal mentoniano até atingir o plano mediano.

Ao longo de seu trajeto pelo canal da mandíbula, o nervo alveolar inferior envia **ramos dentais** para a polpa de todos os dentes inferiores, e **ramos peridentais** para o processo alveolar, periodonto e gengiva (Fig. 6-8).

Outro ramo importante do nervo alveolar inferior é o **nervo milo-hióideo**. Este destaca-se do tronco principal próximo ao forame da mandíbula e aplica-se à face medial da mandíbula, ocupando o sulco milo-hióideo. O nervo milo-hióideo é fundamentalmente motor (motricidade para os músculos milo-hióideos e ventre anterior do músculo digástrico), mas aproximadamente 30% das suas fibras são sensitivas, trazendo informação somestésica das porções mais inferiores do mento e, eventualmente, dos dentes incisivos.

A inervação dos dentes decíduos ocorre da mesma forma, uma vez que esses predecessores são inervados pelos mesmos ramos que inervam os dentes sucessores.

Mucosa e gengiva mandibular são inervadas por ramos do nervo mandibular

Além dos ramos motores e do nervo alveolar inferior, o nervo mandibular origina mais dois nervos sensitivos responsáveis por captar a sensibilidade de gengiva lingual (**nervo lingual**) e vestibular na região dos dentes molares inferiores (**nervo bucal**). Outro ramo, o **nervo auriculotemporal** responsável pela sensibilidade de uma extensa área da região temporal, da orelha, ATM e glândula parótida – não será descrito neste capítulo).

Na fossa infratemporal, o nervo lingual coloca-se à frente do alveolar inferior e ambos se encaminham para o espaço pterigomandibular, local onde normalmente é alcançado nas anestesias tronculares. O nervo lingual segue um trajeto junto à superfície medial da mandíbula para frente e para baixo, em direção ao soalho da boca. Na mucosa próxima aos molares inferiores, ele mantém uma posição bem superficial. Depois se aprofunda, contorna inferiormente o ducto da glândula submandibular e divide-se em **ramos linguais** (distribuem-se nos dois terços anteriores da língua) e **nervo sublingual** (para a mucosa da região sublingual e para a gengiva lingual de todos os dentes inferiores). Embora alguns autores afirmem que ramos do nervo lingual podem participar da inervação da polpa de dentes inferiores, estudos rigorosos de dissecação anatômica comprovaram que esta participação de fato não existe.

O nervo bucal, a partir de sua origem no nervo mandibular, tem um trajeto descendente e direção superficial. De dentro para fora, contorna a borda anterior do ramo da mandíbula, próximo aos tendões do músculo temporal ao nível da base do processo coronoide (onde pode ser alcançado em anestesias tronculares), e depois seus ramos atingem a pele e mucosa da bochecha e gengiva vestibular dos dentes molares inferiores. Suas fibras gengivais podem estender-se desde a região de pré-molares até ficarem restritas a uma pequena área dos molares; eventualmente, podem alcançar também a gengiva vestibular dos molares superiores.

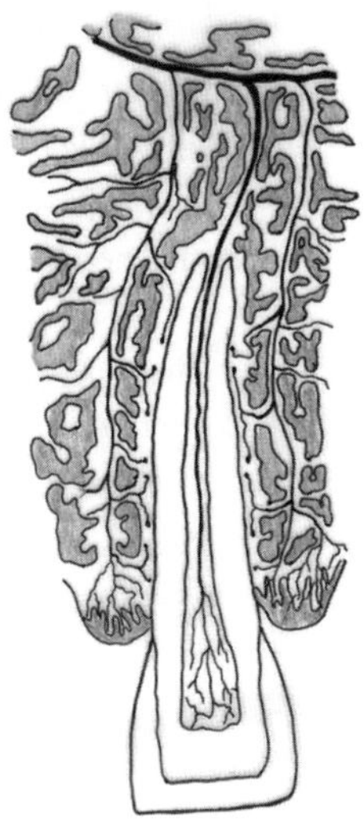

Fig. 6-8 – Depois de se desprender do nervo alveolar inferior, os ramos dentais distribuem-se na polpa dos dentes, após trespassar seus forames apicais e os ramos peridentais seguem um trajeto intraósseo para se disseminar pelo processo alveolar, periodonto e gengiva (principalmente na papila interdental). Na maxila ocorre o mesmo fato, com a difusão similar dos ramos dentais e peridentais, que neste caso são ramos dos nervos alveolares superiores anteriores, médio e posteriores.

Os ramos arteriais percorrem os mesmos trajetos dos ramos nervosos

A circulação arterial em relação aos dentes e seus tecidos de suporte acompanha a distribuição dos nervos. Ramos nervosos e arteriais, via de regra, seguem os mesmos percursos (formando feixes vasculonervosos) e têm a mesma nomenclatura. Exemplo disto é o nervo alveolar inferior que corre no canal da mandíbula ao lado da artéria alveolar inferior e ambos se dividem em ramos de idênticos trajetos e denominações. O mesmo ocorre com o nervo e a artéria bucal. Os nervos alveolares superiores têm origens e ramificações similares dos homônimos arteriais; a exceção é a inexistência de uma artéria alveolar superior média.

Resumo da inervação dos dentes e de seus tecidos de suporte

Os dentes têm suas polpas inervadas pelos ramos dentais dos três nervos alveolares superiores e pelo nervo alveolar inferior. Os mesmos nervos também emitem ramos peridentais, que suprem parcialmente os tecidos de suporte (periodonto, gengiva e osso alveolar). Completam o suprimento nervoso dos tecidos de suporte outros nervos especificados abaixo.

Incisivos superiores – Suas polpas são inervadas pelos ramos dentais dos nervos alveolares superiores anteriores, os quais são ramos intraósseos do nervo infraorbital. Os tecidos de suporte recebem inervação dos ramos peridentais dos alveolares superiores anteriores, tal como já foi mencionado. A quase totalidade da inervação da gengiva vestibular e lingual é proveniente do ramo labial do nervo infraorbital e do nervo nasopalatino.

Incisivos inferiores – Polpa: inervada pelo nervo alveolar inferior (ramos dentais). Tecidos de suporte: inervados pelos ramos peridentais do próprio alveolar inferior e a maior parte da gengiva pelos nervos lingual e mentoniano.

Canino superior – Polpa: nervos alveolares superiores anteriores. Tecidos de suporte: ramos peridentais, nervo infraorbital e nervo nasopalatino.

Canino inferior – Polpa: nervo alveolar inferior. Tecidos de suporte: ramos peridentais, nervo lingual e nervo mentoniano.

Pré-molares superiores – Polpa: nervo alveolar superior médio, ramo do infraorbital. Tecidos de suporte: ramos peridentais, nervo infraorbital e nervo palatino maior.

Pré-molares inferiores – Polpa: nervo alveolar inferior. Tecidos de suporte: ramos peridentais, nervo lingual e nervo mentoniano.

Molares superiores – Polpa: nervos alveolares superiores posteriores, ramos do nervo maxilar (como exceção, a raiz mesiovestibular do primeiro molar pode ser inervada pelo alveolar superior médio). Tecidos de suporte: ramos peridentais, ramo gengival dos alveolares superiores posteriores e nervo palatino maior.

Molares inferiores – Polpa: nervo alveolar inferior. Tecidos de suporte: ramos peridentais, nervo lingual e nervo bucal.

Observação – Para uma intervenção como a biopulpectomia ou um preparo cavitário profundo, a anestesia do nervo do dente é suficiente. Para uma exodontia, além do ramo dental é necessário anestesiar os nervos que se distribuem na gengiva em torno do dente. Exemplo: anestesia somente do nervo alveolar inferior para dentisteria ou para endodontia de um molar inferior; mas, anestesiam-se também os nervos lingual e bucal se houver a indicação da extração do dente.

Apêndice

▌Estudo Dirigido ▌Glossário ▌Índice Remissivo ▌

Estudo Dirigido

Estudo dirigido sobre "Generalidades sobre os dentes"

Dormir bem, comer nas horas certas; buscar o silêncio e colocar-se em ambiente confortável nos momentos de estudo. Equipar-se com todo o material antes de iniciar o estudo, para não ter de interrompê-lo.

Fazer pausas durante o estudo para a reflexão sobre o tema em foco.

Depois de ter assistido a aulas expositivas e ter feito a leitura da introdução ao estudo teórico da anatomia dental, expressa no Capítulo 1, e depois de ter seguido o **Guia de estudo 1** deste livro, tendo respondido perguntas sobre o assunto, faça um novo esforço para a consolidação do seu aprendizado, com este estudo dirigido.

Escolha um local isento de barulho, seja na faculdade, seja em casa, e inicie solitariamente ou, se quiser, na companhia de colegas.

Ligamento periodontal. O Capítulo 1 inicia-se com a informação que o dente não é preso no osso (maxila ou mandíbula), tal como um prego enfiado na madeira, sem espaço entre os dois corpos. Ao contrário, entre o dente e o osso há um espaço que permite mobilidade do dente dentro do seu alvéolo e que é preenchido por um ligamento de tecido fibroso, denso e não elástico. É o ligamento periodontal ou alveolodental, preso de um lado no cemento (tecido duro que reveste a raiz do dente) e pela outra extremidade na cortical óssea alveolar. Vá se acostumando com esses termos e, principalmente, com o vocábulo periodonto (peri, ao redor; odonto, dente) e seu adjetivo periodontal. O ligamento periodontal tem suas fibras dispostas obliquamente (em diagonal) do alvéolo para o dente, deixando este suspenso no alvéolo para evitar que o ápice do dente invada ou penetre no osso e que os vasos dentais não sejam lesados ou ocluídos. Assim, a força da oclusão é parcialmente absorvida pelo ligamento periodontal (e por um sistema de pressão hidráulica, formado por vasos que se dispõem em rede em torno da raiz). O restante dessa pressão mecânica transforma-se em força de tração no osso.

Examine agora as figuras 1-19, 1-22 e 1-23 para entender melhor o que foi escrito. Examine também um ou mais dentes extraídos (recém-extraídos ou preservados em líquido conservador), nos quais muitas fibras podem ser vistas cobrindo a raiz, porque são rompidas junto ao osso.

Dentes secos. Se você estiver estudando no laboratório da faculdade, peça ao técnico de laboratório alguns dentes secos em bom estado de conservação e reconheça os representantes de cada grupo dental. Compare dentes permanentes com decíduos, cujas diferenças morfológicas saltam à vista. Inclua a cor do dente nessa comparação para entender por que os decíduos são popularmente chamados de dentes de leite. Os permanentes são mais amarelados, sendo que o matiz não é único para todos eles. Certifique-se disso comparando um incisivo central e um canino, ambos superiores, e veja que o amarelo do canino é mais carregado. Não tendo a certeza de que os dentes pertençam à mesma boca, comprove examinando os dentes de um crânio dentado ou os de um colega ou ainda os seus próprios ao espelho. Crânios de pessoas idosas devem exibir dentes mais escurecidos que os de jovens.

Coroa. Já que você está com os dentes na mão veja como a coroa anatômica deles é brilhante, característica esta do esmalte, e a raiz (raízes), recoberta pelo cemento, é opaca. Veja que ambos os tecidos não se sobrepõem: onde termina um começa o outro (junção cemento-esmalte), desenhando a ondulada linha cervical, que corresponde ao colo do dente.

Observando-se os dentes (coroas clínicas) dos indivíduos jovens, vê-se que a linha cervical não é aparente: a gengiva a cobre. Nota-se em muitos idosos, entretanto, não apenas a linha cervical, mas também parte da raiz. A exposição do cemento e pelo desgaste deste, a dentina, é causada pelos fatores combinados erupção passiva e retração gengival. Comprove isto nas pessoas, pedindo para ver, por que não?

A dentina não pode ser vista, pois está toda recoberta, mas dentes seccionados longitudinal e transversalmente permitem divisá-la e também o espaço em seu interior, a cavidade do dente, que abriga um tecido mole, a polpa.

Examine agora as quatro faces do dente, opostas duas a duas e perceba que duas delas se tocam. São faces de contato ou faces proximais (mesial e distal). A faces vestibular e lingual são as chamadas faces livres porque não se contatam com dentes vizinhos. Nos incisivos e caninos estas faces se reúnem em uma margem cortante, a borda incisal, e nos prés e molares em vez de borda ou margem apresentam uma superfície larga, a face oclusal, apropriada à trituração dos alimentos no contato com os dentes antagonistas, nas oclusões sucessivas.

Veja agora que todas as faces se encontram em bordas ou margens não agudas, que levam o nome das faces que a compõem: mesiovestibular, distolingual etc. ou então borda mesial da face vestibular, borda distal da face oclusal e assim por diante. A borda incisal, ao se encontrar com as faces de contato, forma os ângulos mesiovestibular ou distovestibular. A Fig. 1-1 o ajudará neste estudo.

Raiz. Uma vez examinada a coroa, faça uma análise da raiz ou das raízes, uma vez que os dentes molares têm mais do que uma raiz. Os inferiores têm duas, denominadas de acordo com suas posições (mesial e distal), e os superiores três (mesiovestibular, distovestibular e lingual). O primeiro pré-molar superior apresenta uma raiz vestibular e outra lingual. Essas raízes múltiplas destacam-se de uma base comum, o chamado bulbo radicular.

Analise as formas cônicas ou achatadas de cada raiz em seus terços cervical, médio e apical. Repare a presença de um pequeno forame, geralmente único e às vezes duplo ou triplo, no ápice da raiz, mas que pode localizar-se também fora desse extremo.

Assim como a raiz pode ser dividida em terços imaginários, para efeito de descrição, posição e localização, a coroa também recebe designação semelhante das partes que a compõem, tanto horizontal (terços incisal ou oclusal, médio e cervical) quanto verticalmente (mesial, médio e distal ou vestibular, médio e lingual), dependendo da vista pela qual o dente é observado. Revendo a Fig 1-2, você entenderá melhor.

Número do dente. Cada dente tem um número que o representa no arco: 1, 2... até 8, de mesial para distal. Mas como temos quatro hemiarcos ou quadrantes, cada um deles leva um número de 1 a 4. Assim, o primeiro dente (incisivo central) será o 11 se estiver no hemiarco superior direito, o canino será o 23 se estiver no hemiarco superior esquerdo, o segundo pré-molar do hemiarco inferior direito será o 35 e o segundo molar inferior esquerdo será o 47. Na prática, você nunca escreverá o nome completo do dente quando for preciso mencioná-lo. Ao encaminhar um paciente ao endodontista pedirá a ele que trate o canal do dente 15, por exemplo.

Elementos arquitetônicos da coroa. A partir de agora, observe a Fig 1-3 para localizar no desenho da coroa dental detalhes anatômicos, que são elevações (cíngulo, cúspide, crista marginal, ponte de esmalte, tubérculo e bossa) e depressões (sulco principal, sulco secundário, fossa e fosseta ou fóssula).

Compare com as figuras do livro os dentes dos crânios ou os dentes soltos que tem na mão para identificar os mesmos detalhes. Demore um pouco mais na análise das cúspides para reconhecê-la como uma figura geométrica, cuja base quadrangular se assenta no dente e os quatro planos ("vertentes") vão se afilando à medida que seguem para se encontrar num ápice. Procure sobre as vertentes da face oclusal ("triturantes") pequenos sulcos irregulares chamados secundários (os primários não ficam nas cúspides, mas separam-nas). As vertentes do lado vestibular ou lingual ("lisas") não mostram sulcos similares, daí seu nome. Tal como em uma pirâmide, os planos são separados por arestas, que na cúspide leva as designações de longitudinais e transversais, conforme a sua posição.

Direção das faces opostas da coroa. As Figs. 1-4, 1-5, 1-6 e 1-10 demonstram, de maneira insofismável, que todas as faces convergem em pares (mesial/distal e vestibular/lingual) em uma determinada direção, seja no sentido vertical, seja no horizontal.

A verificação deste fato pode ser feita em seus dentes secos, sempre comparando com eles as figuras citadas. Será fácil comprovar, pela observação própria, que no sentido vertical as faces vestibular e lingual convergem em direção incisal ou oclusal ou que as faces mesial e distal convergem em direção cervical. E que no sentido horizontal, as faces de contato mesial e distal convergem em direção lingual, e a vestibular juntamente com a lingual convergem em direção distal.

Área de contato. Uma vez que as faces mesial e distal convergem em direção à raiz, a dimensão cervical vista por uma das faces livres será obrigatoriamente menor que a dimensão do mesiodistal do terço oclusal ou incisal. Sacou? Em consequência disso, os dentes irão se tocar em um ponto próximo de oclusal ou incisal (ponto ou então faceta de contato se houver desgaste), formando uma fileira encurvada ou arco (arco dental) de dentes contíguos. Os terços cervicais estarão afastados um do outro, criando um espaço voltado para a cervical, o espaço interdental, que acomoda a papila interdental da gengiva. O espaço menor do lado oposto, perto de oclusal, é o sulco interdental. Tanto os pontos de contato quanto ambos os espaços podem ser vistos nas Figs. 1-7 e 1-8.

Espaços também surgirão nos lados vestibular e lingual dos contatos dentais: são as ameias (Fig. 1-9).

As maiores dimensões mesiodistal (no terço oclusal) e vestibulolingual (no terço cervical) dão à coroa do dente um contorno sinuoso, a linha equatorial (Fig. 1-11). Se quiser reproduzi-la em um dente, acompanhe as áreas mais proeminentes de cada face com um risco contínuo de grafite ou tinta e terá uma linha ondulada que indicará as áreas retentivas e expulsivas da coroa, conforme a direção da força aplicada.

Caracteres anatômicos comuns a todos os dentes. Ainda em consequência das convergências das faces da coroa, duas a duas, no sentido horizontal, a face mesial é sempre mais larga que a distal e a vestibular mais larga que a lingual (Fig. 1-12); como exceção desta regra, a face lingual do primeiro molar superior é maior que a vestibular.

Além de ser mais larga, a face mesial é também mais alta, sendo este mais um caractere comum a todos os dentes.

Confirme isso olhando os dentes em exame por mesial, face esta que tapará todas as outras porções da coroa. A vista distal, ao contrário, incluirá partes das faces vizinhas (Fig. 1-13).

Outra característica comum aos dentes é o fato de a face mesial ser mais plana e mais reta que a distal, o que pode ser confirmado em seus dentes e nas Figs. 1-14 e 1-15. Leia novamente sobre a razão dessa ocorrência e outros detalhes expressos no texto.

A linha cervical sinuosa também é característica de todos os dentes, se bem que nos incisivos a sinuosidade é mais acentuada. Certifique-se contemplando dentes secos, a Fig. 1-16 e relendo o texto para mais pormenores.

São também comuns a todos os dentes, uns mais outros menos, as inclinações da face vestibular da coroa na direção lingual, para facilitar a oclusão, e da raiz na direção distal, resultado do desvio em direção à artéria nutridora durante a formação radicular.

A inclinação da face vestibular em relação ao eixo do dente é mais acentuada nos terços oclusal (incisal) e médio, sendo que o terço cervical fica mais saliente. Esta saliência é conhecida como bossa vestibular. Veja a Fig. 1-17 e sua legenda para mais explicações.

Por vezes, o critério de semelhança, como padrão morfogenético, não obedece ao plano de construção do corpo humano e resultam daí dessemelhanças ou desvios da forma esperada como caracteres comuns a todos os dentes, além de variações outras as mais extravagantes.

Estudo dirigido sobre incisivos superiores

Estudar diariamente e não apenas sob pressão, como nas vésperas das avaliações. Mas estudar com vontade (sem vontade é o mesmo que comer sem apetite) e, se ela estiver sempre distante, tentar transformar-se, traçar metas de aprendizagem, fazer projetos de estudo.

Depois do estudo teórico da anatomia dos incisivos superiores, que introduz e contextualiza o assunto, nada melhor que desenvolver um estudo prático para dar realidade ao aprendizado e consolidá-lo. É o procedimento próprio das aulas práticas de graduação, em laboratório, contando com material didático apropriado.

Tenha ou não participado da prática de laboratório em sua faculdade, providenciamos para você este roteiro de estudo prático, individual. Servirá para complementar aulas assistidas ou para substituir aulas perdidas.

Esteja de posse de alguns espécimes típicos, ilesos (livres de cárie ou fratura), de incisivos centrais e laterais superiores, para acompanhar e aproveitar bem este roteiro. Modelos de boa qualidade também servem.

1. Comecemos pelo incisivo central superior (**ICS**). Segure-o pela raiz, de modo que a coroa fique para baixo, com a **face vestibular** de frente para você.

Repare que a coroa é bastante larga, com suas bordas mesial e distal convergindo para cervical. Em alguns dentes há pouca convergência e as bordas são quase paralelas. Repare também que a raiz não é longa, mas é bastante robusta. Ela é pouca coisa maior que a altura da coroa. Outro detalhe: normalmente a raiz é retilínea, sem (ou com muito pouco) desvio distal.

Pronto; você já fez o primeiro exame do dente pela face vestibular e já reteve na memória sua forma e contorno. Se quiser fazer um desenho desse contorno, seu estudo será mais significativo. Vamos agora aos pormenores.

2. Veja a área do colo e examine os lados mesial e distal da junção cemento-esmalte. Perceba que o lado mesial é retilíneo e o distal apresenta uma pequena angulação entre a coroa e a raiz. Este fato nos remete a uma característica comum a todos os dentes, dentre várias outras, explicada na pág. 16, sob a denominação "Desvio distal da raiz". Ainda que no **ICS** esse desvio seja mínimo, ele existe e faz com que o longo eixo da raiz não coincida com o longo eixo da coroa; daí a angulação.

3. Passemos a outro detalhe: diferenças entre os lados mesial e distal da coroa. Um dos lados é mais reto e alto e o outro é mais curvo e baixo. Isto faz com que a área de contato (veja a Fig. 1-7, pág. 10) fique mais próxima de incisal no lado mesial (porque está mais deslocada para incisal do que para cervical, em comparação com a área de contato distal).

Pois é, lembra-se da teoria? Na relação dos "Caracteres anatômicos comuns a todos os dentes" há dois deles à pág. 13, cuja explicação é acompanhada de sugestivos desenhos (Figs. 1-13, 1-14 e 1-15).

Revendo-os, você entenderá melhor que a angulação distal, no encontro da coroa com a raiz do **ICS**, existe não somente porque há um pequeno desvio distal da raiz, mas também porque a borda distal da coroa é mais convexa ou abaulada.

4. Finalmente note que o ângulo distoincisal é mais rombo (arredondado) que o mesial, conforme se pode ler no primeiro parágrafo da pág. 14.

Imagine só, se um dentista inverter a forma dos ângulos mesioincisal e distoincisal! Que maçada! O paciente ficará com o rosto transformado!

Conseguiu ver todos os detalhes lembrados por nós em seus dentes de estudo? Se a borda incisal dos seus modelos está muito desgastada, é preciso analisá-la bem pelo lado lingual para tentar distinguir os ângulos formados com as faces de contato.

5. Para terminar, vamos para a melhor parte do estudo. Abra o livro à pág. 63 e examine os sete dentes da fileira do alto, da Fig. 2-35. São dentes típicos, selecionados e fotografados pelo Dr. Horácio Faig Leite, da UNESP de São José dos Campos. Veja como os dentes são largos, de raízes curtas e retas. Os dois primeiros mostram, exuberantemente, a diferença entre os ângulos mesioincisal e distoincisal. Reconhecendo esses ângulos você pode determinar com segurança se o dente analisado pertence ao lado direito ou ao lado esquerdo. A angulação coronorradicular do segundo dente está bem acentuada, não é mesmo? E se ela está localizada distalmente, está claro que o dente é direito. Um 11. Enfim, analise bem todo o conjunto e dê um diagnóstico, de acordo com o método de dois dígitos (veja à pág. 6). Ou seja, identifique cada um dos sete dentes e compare as suas respostas com as respostas dadas à pág. 82.

6. Visto o **ICS**, fica mais fácil estudar e entender a forma do incisivo lateral superior (**ILS**). Este é menor e tem um aspecto mais esguio (afilado, mais estreito e alongado) do que o outro. Examinando-o pela **face vestibular**, duas características logo saltam à vista: o arredondamento exagerado do ângulo distoincisal e a raiz adelgaçada, longa, com seu terço apical deslocado para a distal.

Ainda pela vista vestibular do **ILS**, se veem repetidos os caracteres anatômicos comuns aos dentes permanentes, já descritos, como a angulação coronorradicular distal, a borda distal mais baixa e mais curva ou mais convexa que a mesial.

7. Volte agora à Fig. 2-35, da pág. 63, observe os detalhes mencionados, e tente identificar cada um dos sete dentes da segunda fileira. Cheque com as respostas da pág. 82. Faça o mesmo exercício com outros dentes secos, avulsos, que porventura você tenha ou que pertençam ao Laboratório de Anatomia ou a seus colegas.

8. Está na hora de virar o dente e examiná-lo pela **face lingual**.

O contorno lingual é o mesmo da face vestibular porque é o contorno vestibular que se vê ao fundo, em vista da face lingual da coroa ser mais estreita. Leia sobre direções convergentes das faces de contato no sentido horizontal, às págs. 11 e 12, para saber (lembrar?) por que.

O mesmo acontece com a raiz, que também é mais estreita na lingual.

O que mais caracteriza a face lingual do **ICS** é a presença do cíngulo no terço cervical e da fossa lingual ladeada pelas cristas marginais, nos terços restantes. Estes elementos arquitetônicos dentais (cíngulo, fossa, cristas) podem ser sentidos na ponta da língua, em você mesmo.

No limite entre o cíngulo e a fossa lingual não há solução de continuidade. Normalmente, nenhum sulco, fosseta ou fissura se interpõe nesse limite. O cíngulo continua-se insensivelmente com a fossa, formando uma curva suave.

9. Pegue agora um **ILS** para comparar a forma da **vista lingual**. Além das mesmas diferenças de contorno já estudadas na vista vestibular, notam-se mudanças no cíngulo (mais estreito, menos volumoso, menos arredondado), nas cristas marginais (mais salientes) e na fossa lingual (mais profunda).

No limite entre o cíngulo e a fossa, frequentemente aparece uma fosseta ou uma depressão em forma de ponto, conhecida como forame cego.

Conseguiu ver tudo isso? Se os seus dentes não têm forame cego, não fique triste. Muitas vezes eles não são formados. Na Fig. 2-4 aparece um bem formado, mas na Fig. 2-36, dos sete dentes incisivos laterais, ele só aparece em quatro.

10. Aproveite para examinar bem a Fig. 2-36 e faça o exercício de identificação dos 14 dentes. Confira com as respostas à pág. 82. Se você acertou 90% ou mais, está ficando bom nisso!

Os incisivos são mais difíceis porque são os primeiros dentes a serem estudados. Depois, será mais...difícil estudar os outros porque eles são mais complexos. Brincadeirinha! Mais ou menos brincadeirinha!

11. Para terminar o aspecto lingual, note que, no geral, a forma da **raiz** do **ICS** é a de um cone, conforme se pode ver nas fotos das págs. 63 e 64 e na Fig. 2-1. A do **ILS** é mais achatada no sentido mesiodistal. E proporcionalmente mais longa. Na realidade, ambas têm comprimento similar, mas a coroa do **ICS** é maior que a do **ILS**.

12. Se você ainda estiver com o livro aberto na pág. 64, compare os dois grupos de sete dentes enfileirados na Fig. 2-37 (**vista mesial**) e constate a maior proeminência do cíngulo e da bossa vestibular do **ICS**. O cíngulo proeminente do quarto dente debaixo é uma exceção.

Compare também o contorno da borda vestibular e note que ele é mais convexo no **ICS** e mais reto no **ILS**.

Vê-se claramente, por este aspecto mesial, que o terço cervical da coroa é muito maior que o terço incisal, as faces vestibular e lingual naturalmente convergem para a incisal, no sentido vertical, conforme você já leu nas págs. 10 e 11 e que vale a pena reler. Esta característica é comum a todos os dentes.

13. Terminou! Dê uma repassada nos seus dentes-modelo para verificar se todos os elementos descritores foram bem aprendidos. Ao comparar os dois dentes incisivos superiores, confira com os pormenores comparativos que aparecem no quadro da página 62.

Estudo dirigido sobre incisivos inferiores

Revisar constantemente os assuntos para guardá-los na memória de longo prazo. Na realidade, alguns assuntos ficam vivos na memória e outros são dela excluídos. A maior parte do que se aprende, entretanto, fica em uma posição intermediária, como se fosse uma penumbra entre a noite e o dia. Revisá-la sempre é trazê-la para a luz, não a deixando ir para a escuridão do esquecimento.

Para iniciar este estudo dirigido é preciso estar em local adequado, silencioso, em posição confortável, com todo o material de estudo à mão. Assegure que os dentes macerados ou modelos, seus ou do laboratório, estejam à sua disposição. Aproveite a base de conhecimento que já possui, para fazer este estudo prático. Presumimos que já tenha seguido o **Guia de Estudo**, e que já tenha respondido perguntas sobre identificação dos dentes que aparecem nas fotos. Aqui você vai repetir essa identificação, sob uma orientação nova.

1. Terminamos o estudo anterior observando dentes pelo **aspecto mesial** e verificamos que a linha da borda vestibular é menos convexa no incisivo lateral do que no central superior.

Compare agora com a mesma borda dos incisivos inferiores (**ICI** e **ILI**), tal como aparece na Fig. 2-39.

Menos convexa ainda, né? Convexidade quase zero. Bossa vestibular do terço cervical bem acanhada. Essa "retidão" da borda vestibular, vista por uma das faces de contato (mesial e distal), é uma característica forte dos incisivos inferiores.

Outras características, vistas por uma das faces de contato, são o cíngulo pouco elevado e a grande dimensão da raiz no sentido vestibulolingual.

Nota-se ainda, por este ângulo de observação, o maior tamanho do incisivo lateral e o maior desenvolvimento de suas partes constituintes. Pelos demais ângulos de observação, comprovaremos isso.

2. Passemos à **face vestibular**. Segure seu(s) dente(s) **ICI** pela raiz, de modo que a coroa fique para cima, com a face vestibular de frente para você.

É bem mais estreito que o **ICS**, não é mesmo? E o que você nota no contorno? A convergência das faces de contato para a cervical, no sentido vertical (característico comum a todos os dentes, págs. 10 e 11), é bem acentuada? O que acha?

Se os seus dentes o deixam em dúvida se é acentuada ou não, observe as Figs. 2-5, 2-6 e 2-38. Nesta última, detenha-se nos dois últimos dentes da fileira dos **ICI** e perceba que há uma grande tendência ao paralelismo. Bordas das faces de contato quase paralelas. Voltaremos ao assunto.

3. Ainda por vestibular, analise os ângulos incisais. Praticamente são ângulos retos (não obtusos, sem arredondamento) e não há diferença entre um e outro.

Se houver desgaste da borda incisal, é mais provável que o ângulo mesioincisal fique mais desgastado e, portanto, numa posição (nível) mais baixa. Se não houver, os dois ângulos ficam no mesmo nível, mostrando extraordinária semelhança. Realmente, trata-se de um dente de simetria singular, quando se compara suas duas metades, a mesial e a distal.

4. Neste momento cabe uma comparação com a **face vestibular** do **ILI**.

Você, que já assistiu às aulas ou que já estudou a teoria, vai explicar direitinho o que o incisivo lateral tem de diferente do central. Tá? Vamos dar um tempinho para você pensar e organizar suas ideias e dar sua resposta.

Pronto? Se você disse (pensou) que pela vestibular o **ILI**: 1) é de maiores dimensões; 2) as faces de contato apresentam maior convergência na direção cervical; e 3) o ângulo distoincisal é mais arredondado que o mesioincisal, você acertou.

Assim, esse dente tem um contorno que tende para o triangular (no central o contorno é puxado para o retangular), com sinais de assimetria devido a um ângulo distoincisal obtuso e em nível mais baixo.

5. Ainda pelo aspecto vestibular, vejamos a **raiz** do **ICI**. Pedimos para manusear seus dentes de estudo e fixar bem a imagem de uma raiz reta e apertada. A mais estreita dos arcos dentais.

A raiz do **ILI** é só um pouco maior, mas tem a mesma forma. A grande diferença é a tendência de se encurvar em direção distal.

Bem, você já havia visto que a raiz é larga na mesial ou na distal. Tão larga e achatada que tem no meio um sulco longitudinal. Passe os dedos na raiz e sinta que o sulco é mais profundo no **ILI** e principalmente no lado distal.

6. Seu exercício, a partir de agora, é analisar cada foto de dente da Fig. 2-38 e identificá-la, atribuindo números aos dentes. Depois, compare seu diagnóstico com aquele da pág. 82.

7. Na **superfície lingual** não há muita novidade. A anatomia é pobre, isto é, os acidentes anatômicos não são muito evidentes ou desenvolvidos. As cristas marginais e a fossa lingual são vestigiais. O cíngulo é miúdo. Além disso, toda a face lingual é mais estreita que a vestibular. Praticamente não há diferenças entre ambos os incisivos. Como não há muito a mostrar nessa face, nem fotografias dela exibimos no livro.

8. Finalmente, vamos examinar esses dentes pelo **aspecto incisal**, tal como aparece na Fig. 2-40, pág. 65.

Segure um **ICI** pela raiz, de modo que possa ter a visão da borda incisal por incisal, isto é, o eixo do dente deve coincidir com a direção do seu olhar. Bem na vertical; não pode inclinar o dente. A borda incisal deve ficar paralela ao seu tórax ou ao plano anterior ou ventral de seu corpo.

Você já pode, agora, traçar mentalmente uma linha vestibulolingual, que divida o dente exatamente ao meio; uma linha que corresponda ao eixo anteroposterior da coroa.

Verá, então, que esse eixo é perpendicular à borda incisal, ou seja, corta-a em ângulos retos.

Compare o que está vendo com o que é mostrado na fileira de cima da Fig. 2-40. Cruzamento ortogonal.

Este é mais um detalhe para confirmar a simetria dos lados do **ICI**.

Chegou a hora da comparação. Posicione um **ILI** da mesma maneira, faça seu olhar cair a prumo sobre a coroa e note (na maioria dos espécimes, mas não em todos) a falta de simetria. O cíngulo fica deslocado para um dos lados. E este lado é o distal. Como foi ressaltado, o cíngulo do **ILI** pode estar centralizado, sem desvio distal, mas nunca com desvio mesial.

9. Para terminar, comprove esse detalhe anatômico verificando os dentes de baixo da mesma figura e identifique cada um deles. Confira com as respostas à pág. 82.

Aproveite para ver o quadro comparativo entre incisivos inferiores na pág. 64, que é um resumo das diferenças anatômicas entre esses dois dentes.

Estudo dirigido sobre caninos

> *Reconstruir as aulas, recitar o que aprendeu (por exemplo, preparar e dar uma pequena aula em voz alta para uma classe imaginária), cristalizar (fazer algo) com as mãos aquilo que aprendeu ou está aprendendo. É o aprendizado como resultado de uma atividade formadora em que se constrói algo, como na escultura dental, por exemplo.*
>
> *"O que eu ouço, eu esqueço; o que eu vejo, eu lembro; o que eu faço, eu sei".*

Este estudo dirigido fecha o subcapítulo sobre caninos, que você já deve ter estudado de outra forma (assistindo a aulas expositivas com ou sem projeções de figuras, acompanhando explicações laboratoriais, desenvolvendo o **Guia de**

estudo deste livro, examinando macromodelos, fazendo desenhos e/ou esculturas dentais etc.).

O propósito é oferecer a você um momento solitário de aprendizado final do assunto que, ao mesmo tempo, servirá de teste para seus conhecimentos prévios. Portanto, não se começa por este estudo. Termina-se por ele.

1. Dente canino superior (**CS**) na mão! Coroa para cima, raiz para baixo.

Face vestibular de frente para você. Veja que a altura e a largura da coroa são mais ou menos equivalentes, em dimensão.

A borda incisal continua tendo este nome no canino, mas não é reta como no incisivo. É angulosa, com uma ponta no meio. Essa ponta é o vértice da cúspide e fica realmente bem no meio. O longo eixo do dente passa por ela. Passa também pelo ápice da raiz, o que significa dizer que o dente é bem retilíneo e que sua raiz não se encurva, ou se encurva pouco para a distal.

Os limites (bordas) da cúspide, vistos por vestibular, correspondem à aresta longitudinal, cujos segmentos mesial e distal não são iguais. O mesial é mais curto e menos inclinado.

Você está por dentro desses termos? Sabe o que significam ou é melhor consultar o Glossário? Ou recordar o que é cúspide e aresta longitudinal na pág. 7.

2. A face vestibular é bastante convexa em todos os sentidos. No sentido horizontal essa convexidade é maior na metade mesial do que na metade distal.

Duvida? Então posicione o dente tal como você fez com os incisivos inferiores, quando olhou pelo **aspecto incisal** para procurar o desvio do cíngulo. Localize a face vestibular ou o que dá para ver da face vestibular. Abstraia a metade mesial e a metade distal dessa face. Abstrair significa considerar separadamente. Certifique-se de que o dente está em posição vertical e o seu olhar também (a prumo). A linha de visão tem que coincidir com o longo eixo do dente, a partir do vértice da cúspide. Note que a metade mesial é mais convexa e mais saliente, mais projetada para a frente, do que a distal. Esta é mais recuada, menos proeminente. Enquanto a mesial é mais "vestibularizada", a distal é mais "lingualizada".

Entendeu? Não? Então veja o **CS** da Fig. 2-3 (pág. 37). A metade da face vestibular (a de cima) à direita de quem olha é mais robusta e mais proeminente. Ela quase toca a linha superior dos limites da fotografia! Veja também a Fig. 2-7 (pág. 40) que mostra um canino inferior (**CI**) na mesma posição. Repare que a metade à direita de quem olha também é mais proeminente.

No **CI** também, por que não! Isso tem explicação, e você sabe. Só que está adormecida na sua memória. Vamos recapitular. Pág. 8: "direção das faces da coroa no sentido horizontal". São seis linhas e meia. Leia.

Entendeu legal? Vai ficar mais legal se você passar os olhos na Fig. 1-5, logo abaixo, e se detiver no segundo dente, que é um canino. Quer mais? Vá à página 13 e veja a coerência: "Face mesial maior que a distal" (leia da 4ª à 11ª linha).

3. O contorno da **face vestibular** do **CI** é distinto; tem um aspecto alongado com a altura superando a largura. Dizemos que a coroa do **CI** é alta e estreita, enquanto a coroa do **CS** é baixa e larga.

Esse alongamento no **CI** faz com que as bordas mesial e distal convirjam menos para a cervical, isto é, apresentem uma tendência ao paralelismo, conforme se pode observar nas Figs. 2-9 a 2-11 e na Fig. 2-41, pág. 66.

Pronto, quando a gente chega nestas páginas da frente, com os dentes do Prof. Horácio, é que começa a ficar bom. Fica mais fácil fazer as comparações! Veja, por exemplo, o 3º, o 5º e o 7º dente da fileira de baixo. Suas bordas mesial e distal não são quase paralelas?

Fique sondando a Fig.2-41 mais tempo, para distinguir bem as diferenças entre o **CS** e o **CI** e entre os lados mesial e distal de ambos. Lembre-se da regra geral: face mesial mais alta, distal mais baixa; área de contato da mesial mais próxima de incisal e da distal mais próxima de cervical.

Está com dificuldade de determinar a área de contato em cada face do dente? Ora, isto é fácil. Volte à pág. 10 e examine a Fig. 1-7, com as áreas de contato marcadas com um retangulozinho. Para facilitar, vá direto aos caninos e localize o nível do retângulo no lado mesial e no lado distal. Anatomia é fácil, né?

Outra regrinha geral: borda mesial da face livre (vestibular ou lingual) mais reta e borda distal mais convexa, mais arredondada, mais "barriguda", como no 4º dente de cima e no 2º debaixo.

4. Achamos que você já tem elementos suficientes para reconhecer o lado de cada dente da foto. Vamos lá? Para conferir, pág. 82.

5. Foi dito aqui que a **raiz** do **CS** costuma ser retilínea. E é mesmo. A raiz do **CI** é que se desvia mais para a distal. Entretanto, as Figs. 2-41 e 2-42 não mostram bem esse detalhe. Os dentes, que deveriam primar pela tipicidade tanto da coroa quanto da raiz, não são bem representativos. O pior ainda é que na Fig. 2-11 (pág. 44), o canino tem o terço apical da raiz voltado para a mesial e não para a distal! Isso acontece; é raro, mas acontece.

Em parte, foi bom encontrar essa variação anatômica, para lembrar que a anatomia não é matematicamente correta e que a forma básica às vezes se distancia daquele normal estatístico onde se encaixam os típicos, os comuns, os normais.

6. Pela **face lingual**, vamos começar pela **raiz**, já que estávamos falando dela.

Menos larga que na face vestibular. Em termos de largura, a raiz do **CI** é mais estreita. Tanto é que os sulcos longitudinais são mais acentuados na raiz do **CI** do que na do **CS**. E tal como nos incisivos laterais inferiores, o sulco longitudinal distal é bem mais profundo que o mesial. Não aparece bem na Fig. 2-43 porque a tomada fotográfica foi feita pela face mesial.

Em alguns caninos inferiores o sulco é tão profundo que chega a dividir a raiz em duas, a partir do terço médio ou do terço apical. E é claro que o canino inferior birradicular irá possuir dois canais radiculares.

Esta é outra variação para atrapalhar os procedimentos endodônticos, cirúrgicos e até periodônticos! E não pense que isto ocorre uma vez na vida e outra na morte! A prevalência é alta: 5,3%! Muitas vezes com disposição bilateral.

O dentista deve contar com a birradicularidade de antemão. Já começa radiografando com o cone do aparelho deslocado mais para distal ou para mesial a fim de tentar "descobrir" as possíveis raízes sobrepostas. Veja os dados na pág. 110.

7. Continuando este estudo dirigido do canino pela **face lingual**, vamos à coroa. Tal como nos incisivos superiores e inferiores, também o **CS** é mais desenvolvido que o **CI**. Seu cíngulo é bem mais volumoso, o mesmo acontecendo com as cristas marginais. Frequentemente, uma crista de disposição cervicoincisal é notada entre o cíngulo e o vértice da cúspide. Aos seus lados duas pequenas depressões podem ocorrer.

Compare com o **CI** e constate a pobreza anatômica da sua face lingual. Cíngulo e cristas marginais acanhados e crista cervicoincisal ausente. Destaca-se bem no centro da face uma ampla, porém rasa, fossa lingual.

8. Como o contorno da face lingual é praticamente o mesmo da face vestibular, se bem que mais estreito, resulta que a identificação dos dentes da Fig. 2-42 não oferecerá dificuldades (solução na pág. 82).

9. Na última foto (Fig. 2-43), os caninos estão alinhados pela **face mesial** para que seja mostrado o seu perfil. Nele é demonstrável que o longo eixo da coroa se continua com o longo eixo da raiz, de tal modo que não há ângulo entre coroa e raiz (como nos pré-molares inferiores) e os extremos da coroa e da raiz ficam sobre esses eixos, deixando o dente reto. A dimensão vestibulolingual do terço cervical da coroa tem que ser maior no **CS** devido ao enorme cíngulo que ele tem.

Mas veja: essa dimensão do terço cervical da raiz é quase a mesma; no **CI** também. Isto significa que o colo não é estreito ou é muito pouco.

Fazemos esta advertência porque há uma tendência durante a escultura dental em cera, de se reproduzir um colo com depressão circular exagerada, deixando-o superconstrito (coarctado).

10. Mais importante do que examinar as figuras indicadas é examinar os dentes secos naturais. Se tiver poucos, peça emprestados mais alguns.

Aproveite para ver o quadro comparativo entre **CS** e **CI** na pág. 66, que é um resumo das diferenças anatômicas entre esses dois dentes.

Estudo dirigido sobre pré-molares superiores

Lembrar que quanto maior for o número de sentidos estimulados, maior é a chance de aprender; mas aqueles que aprendem melhor pela visão devem ler, fazer anotações, usar esquemas, desenhos, ilustrações, construir imagens mentais, escrever. Aqueles que aprendem melhor pela audição devem ficar atentos às aulas expositivas, às explicações no laboratório, estudar lendo em voz alta, debater com os colegas.

A nossa proposta é permanecer estudando anatomia dental na prática, seguindo o mesmo tipo de roteiro utilizado para o estudo dos incisivos e caninos. Quanto mais espécimes de pré-molares você puder usar, melhor para você.

Se já estudou no laboratório de sua faculdade, com professor e colegas, ótimo. Este estudo dirigido se prestará então como um complemento, para consolidar o seu aprendizado. Se não estudou, ou se faltou à aula, se prestará como estudo prático substitutivo, que pode ser seguido em classe ou em casa.

1. Até este ponto do estudo você só viu bordas incisais para cortar alimentos. A partir de agora, a borda incisal é substituída por face oclusal. O primeiro pré-molar superior (**1PS**) já apresenta uma larga face oclusal para triturar alimentos.

Pela **vista vestibular** ele se parece com um pequeno canino superior, porque seus contornos são semelhantes.

A cúspide vestibular é mais volumosa que a lingual, de tal modo que esta fica totalmente coberta pela primeira por esse aspecto vestibular. Pelo aspecto lingual isto logicamente não ocorre, conforme pode ser visto na Fig. 2-12.

O segundo pré-molar (**2PS**) reproduz a forma do **1PS**, com a diferença de ser menos anguloso nas bordas ou nas uniões das faces. Suas duas cúspides são equivalentes em volume, sendo que na vista lingual nenhuma porção da cúspide vestibular pode ser distinguida ao fundo (Fig. 2-15).

Olhando apenas por vestibular, é uma tarefa árdua reconhecer os lados de contato dos pré-molares superiores. Alguns espécimes exibem uma borda mesial notadamente mais reta e mais alta, o que facilita a tarefa de reconhecimento, mas outros não.

Um detalhe interessante é a presença de um sulco de desenvolvimento entre os lobos central e mesial no primeiro pré-molar; este sulco raso e relativamente largo termina no segmento mesial da aresta longitudinal, promovendo aí uma pequena reentrância.

Este livro não traz nenhuma foto deste detalhe, mas você pode procurá-lo entre seus modelos de estudo ou os de seus colegas e professores.

2. Além do maior tamanho de sua cúspide vestibular, os pré-molares também se encaixam dentro daquela condição geral das faces de contato convergirem para a lingual, no sentido horizontal. Portanto, a **face lingual** tem que ser menor que a vestibular, o que é mais bem notado no primeiro pré-molar.

Submeta a exame dentes secos naturais para comprovar isso e atente também para a Fig. 2-44, que é bastante sugestiva. Veja que a fileira dos segundos pré-molares mostra uma face lingual proporcionalmente maior que as dos primeiros, mas que em cinco dentes não chega a cobrir totalmente o contorno da vestibular. A figura revela também bordas mesial e distal facilmente reconhecíveis. É o caso, por exemplo do 1º, 3º e 5º dentes da fileira de cima.

3. Outro detalhe melhor notado no **1PS** é o vértice da cúspide lingual, que se volta para a mesial e não para a distal. Em outras palavras, o segmento mesial da aresta longitudinal dessa cúspide é mais curto que o segmento distal da mesma.

Você consegue enxergar isso? Diz-se que olhos treinados como o do professor veem e enxergam, mas os dos alunos veem e não enxergam! Ou enxergam e não veem, sei lá.

Esmiúce bem a foto e perceba o desalinhamento entre os vértices das cúspides no 2º, 3º e 4º dentes da fileira superior. Os vértices das cúspides linguais estão mais à direita na foto; mais para a mesial. O 6º dente é impossível de ser reconhecido por este detalhe.

Os **2PS** acompanham essa tendência, mas não muito. No 2º e 4º dentes da fileira inferior dá para sugerir fortemente o deslocamento mesial.

4. Daqui para frente, comece a identificar dente por dente dessa Fig. 2-44, estabelecendo números a eles e confrontando depois com os números das respostas da pág. 82.

5. Ao examinar o pré-molar por uma das **faces de contato**, ocorre-nos dar-lhe uma "dica". Como a face mesial é ligeiramente maior que a distal, ao exame pelo aspecto distal, é possível ver ao fundo pequena porção da crista marginal mesial. Ao exame pelo aspecto mesial não dá para ver nada da distal.

O que se vê pela face de contato é uma coroa alargada, acomodando duas cúspides. Como foi mencionado, a cúspide vestibular é tipicamente mais volumosa e mais alta no **1PS.** Esta conformação é quase imperceptível no **2PS,** porque nele as duas cúspides se equivalem em tamanho. As Figs. 2-12, 2-13, 2-15 e 2-45 não deixam dúvida quanto a isso.

Pelo aspecto mesial vê-se nitidamente um sulco oclusomesial, muito frequente apenas no **1PS**, que cruza a crista marginal mesial (Fig. 2-12) e que não existe no lado distal.

Outra característica diferencial da face mesial do **1PS** é uma depressão circular, em forma de fossa rasa, situada ao nível do colo. Essa fossa invade parte da coroa e parte da raiz. É mais fácil localizá-la nos dentes de estudo do que nas fotos do livro.

Todos esses detalhes do **1PS** confirmam que ele possui uma morfologia mais cheia de detalhes que a do **2PS.**

6. Pela **face oclusal**, nota-se aquele aspecto anguloso do **1PS** mencionado no começo. As Figs. 2-13 e 2-46 são pródigas em evidenciar esta particularidade. Os ângulos formados pela borda vestibular com as bordas mesial e distal são evidentes. O contorno da oclusal fica então puxado para o pentagonal, não é mesmo? No **2PS** os ângulos são mais suaves ou nem existem; o contorno fica sendo oval.

Outra diferença: o sulco central do **1PS** é bem formado, mais longo e fica um pouco deslocado para a lingual porque a cúspide vestibular é maior. No **2PS** é tudo ao contrário, como se pode comprovar nos dentes das mesmas figuras.

Finalmente, vamos observar aspectos já conhecidos como a pequena reentrância formada pelo sulco oclusomesial e o pequeno deslocamento da cúspide lingual para a mesial.

Infelizmente, pela vista oclusal não é possível perceber a maior altura da crista marginal mesial.

7. Com o que você já sabe, por certo acertará a identificação de todos os **1PS** das Figs. 2-13 e 2-46. Porém... os **2PS**... será que conseguirá acertar? Veja nas respostas da pág. 82, que até nós, autores do livro, tivemos dúvidas quanto à identificação.

8. Para terminar, vamos à **porção radicular**. Quando a raiz é única, apresenta-se alargada no sentido vestibulolingual e achatada no sentido mesiodistal.

Tão achatada a ponto de ser profundamente sulcada, como nos incisivos laterais inferiores, e mostrar em secção transversal uma forma de oito ou de haltere.

Quando há duplicidade, a divisão radicular costuma ser no terço médio; às vezes o bulbo radicular é maior e a divisão ocorre no terço apical. Nos dois casos, a raiz vestibular costuma ser maior que a lingual. Tão maior, que não raro ela própria também se duplica no **1PS** (2% de dentes trirradiculares). Duplicada ou não, a raiz vestibular tem três canais em sete dentes entre 100.

A prevalência de pré-molares birradiculares é de cerca de dois terços entre os **1PS** e um terço entre os **2PS**. A prevalência é invertida ao se considerar pré--molares monorradiculares.

Estudo dirigido sobre pré-molares inferiores

Evitar decorar simplesmente os assuntos. Realizar esforços para entendê-los. Melhor ainda, buscar suas próprias conclusões ou sua opinião própria sobre o assunto estudado, após reflexão (construir o seu conhecimento).

Continuamos achando que a melhor maneira de estudar anatomia dental é fazer comparações entre dentes semelhantes ou dentes homônimos. Fica sendo um estudo mais rico, de maiores possibilidades. Mas, de modo algum vá direto ao quadro resumido de diferenças anatômicas e nem às fotos das fileiras de sete dentes. Tenha disciplina consciente; leia o texto explicativo inicial. Primeiro a teoria da pág. 44, depois os característicos diferenciais com as fotos e finalmente este estudo para amarrar o assunto.

1. Os pré-molares inferiores (**1PI** e **2PI**) diferem dos superiores por apresentarem uma face vestibular bastante inclinada para a lingual, cúspide lingual pequena, sulco central curvo ou dividido por uma ponte de esmalte em duas fossetas, presença de sulco oclusolingual e raiz menos aplanada (mais cônica). Estas são suas características principais. Vamos detalhá-las.

2. A **face vestibular** da coroa dos pré-molares inferiores é muito parecida com a dos superiores, mas é mais simétrica. Olhos treinados não conseguem, muitas vezes, distinguir a borda mesial e a distal.

Dentro daquele conhecido princípio da mesial mais reta e mais alta, tente você reconhecer os 14 dentes da Fig. 2-47.

Difícil, não? Foi difícil também para os próprios autores que, por sinal, registraram algumas dúvidas nas respostas da pág. 82. No entanto, deve-se ressalvar que essas respostas foram dadas, tendo em vista apenas a análise das fotografias, sem que houvesse acesso aos próprios dentes.

O desvio distal da raiz ajuda na identificação, mas não se pode confiar nesse recurso porque, como já foi dito, pode haver uma inversão do desvio.

Comparando-se a face vestibular do **1PI** com a do **2PI**, nota-se a tendência deste último em ser mais largo e com cúspide mais baixa, isto é, com as arestas longitudinais menos inclinadas.

Nós tentamos evidenciar isto no desenho da Fig. 2-18. Confira.

3. Nenhum dente mostra tanto de sua face oclusal pelo **aspecto lingual** quanto o pré-molar inferior. Principalmente o **1PI**. A razão disso é a inclinação da face vestibular para a lingual e o tamanho diminuto da cúspide lingual.

Além do maior tamanho de sua cúspide vestibular, os pré-molares também se encaixam dentro daquela condição geral das faces de contato convergirem para a lingual, no sentido horizontal. Portanto, a face lingual tem que ser menor que a vestibular, o que é mais bem notado no **1PI**.

Olhe com atenção dentes secos naturais para comprovar isso e também as Figs. 2-16 e 2-21.

4. Sulcos oclusolinguais são frequentes nesses dentes. No **1PI**, o sulco inicia-se na fosseta mesial, quando esta é formada, e no **2PI** inicia-se no segmento distal do sulco central.

Mesmo que o sulco oclusolingual do **2PI** não seja nítido, em seu lugar sempre aparecerá uma depressão, como se fosse um sulco mais largo. O importante é que haja a depressão, que caracteriza o lado distal.

Portanto, no **1PI,** sulco deslocado para a mesial e no **2PI**, sulco deslocado para a distal.

5. Passe a examinar agora seus modelos pelas **faces de contato**. Utilize as Figs. 2-19 e 2-48 para ajudá-lo(a).

Comprove que a face vestibular é realmente inclinada em direção lingual. Tão inclinada que atrai o ápice da cúspide vestibular para o longo eixo do **1PI**. A inclinação excessiva deixa a face vestibular bastante convexa, com a bossa cervical muito proeminente.

Por esta vista, fica evidente a desproporção entre as cúspides linguais do **1PI** e do **2PI**. O primeiro é caniniforme e o segundo é molariforme. Que bom que você entendeu!

Quem pensa que é fácil identificar a face mesial desses dentes engana-se. No **2PI** ainda pode-se notar uma mesial mais larga e mais alta, mas no **1PI** é comum a mesial ser mais baixa que a distal.

6. A **face oclusal** do **1PI** tem uma periferia oval e a do **2PI**, uma periferia circular.

O sulco central é habitualmente curvo, mas nem sempre é evidente. É muito comum, no **1PI**, esse sulco ser interceptado por uma ponte de esmalte que o transforma em duas fossetas, sendo a mesial menor e mais deslocada para a vestibular e ligada à borda lingual por um pequeno sulco (o sulco oclusolingual já mencionado).

O **2PI** geralmente mostra um sulco central completo, com uma ramificação em direção linguodistal, que lhe dá uma forma de Y. Esse sulco oclusolingual chega a dividir a cúspide lingual em duas, sendo que a distolingual é de menor tamanho que a mesiolingual. Quando essas cúspides linguais são consideravelmente grandes, o **2PI** tricuspidado passa a ter o lado lingual maior que o vestibular, ocasionando uma exceção para a regra da direção convergente das faces de contato para a lingual no sentido horizontal.

As Figs. 2-17 e 2-49 irão ajudá-lo(a) a reconhecer as faces oclusais mais comuns dos dois pré-molares inferiores. Identifique cada um desses 14 dentes e compare, como sempre, com as respostas da pág. 82.

7. Quanta particularidade, não?! Só mesmo com o tempo e com a prática clínica você irá reter na memória todas essas particularidades! Mas, o início está aqui, na Anatomia. Não tem como fugir deste estudo. Imagine só, se você não souber distinguir um molar superior de um molar inferior na disciplina de Dentística ou de Prótese, que vêm vindo aí... Imagine se você não colocar um sulco no lugar certo ou deixar de fazer uma bossa cervical vestibular ao esculpir uma coroa para o seu futuro paciente...

8. A raiz tem sua forma básica cônica, mas é mais estreitada pelo aspecto vestibular ou lingual e mais larga quando observada por mesial ou distal.

No lado mesial do **1PI** é frequente o aparecimento de um sulco longitudinal, muitas vezes transformado em fissura. Comprove isso na Fig. 2-48, nos 3º, 5º, 6º e 7º dentes da fileira de cima. A fissura pode se aprofundar tanto, a ponto de provocar a bifurcação das raízes e isso não ocorre poucas vezes (6,5%).

O mais espantoso é o número enorme de dois canais para esse dente (27,1%). Bifurcação radicular do **2PI** é mais rara (1,7%). Dois canais também (4,5%). Esses dados são próprios e a amostragem beirou 4.000 exemplares de pré-molares.

Mais detalhes podem ser obtidos na pág. 111 em diante.

Estudo dirigido sobre molares superiores

Relacionar os conteúdos novos com os já conhecidos, formando uma ponte entre eles. O conteúdo novo tem sempre como base o antigo.

Não perguntar ao professor "o que é isto?" sem antes ter tentado obter você mesmo a resposta. Depois, é só confirmar com o professor se o resultado alcançado está correto.

Este é o penúltimo roteiro de estudo dirigido desta seção. Lembre-se da advertência do início: não se começa por este estudo; termina-se por ele. O propósito é consolidar o assunto e testar os conhecimentos previamente alcançados.

1. O primeiro molar superior (**1MS**) é trirradicular. A raiz lingual é reta, cônica, mais apartada das outras duas. Estas ficam do lado vestibular, próximas uma da outra, mas não ligadas entre si.

Pois bem, segure um **1MS** pelas raízes, coroa para baixo, e fixe a vista na face vestibular. Compare o seu dente com os dentes das Figs. 2-22 e 2-50 e note o seguinte: 1º) o contorno da coroa é trapezoidal, com grande convergência das bordas mesial e distal para a cervical; 2º) a borda mesial é mais reta e mais alta e, consequentemente, a cúspide mesiovestibular é a mais alta (além de ser a mais volumosa), acompanhando assim aquela regra geral de "face mesial maior que a distal" (pág. 13); 3º) o colo é coarctado, porém muito mais alargado que nos dentes estreitos que você estudou até aqui, e apresenta uma linha cervical quase reta e não mais arqueada.

2. As **raízes** vestibulares são aproximadamente paralelas, bem separadas uma da outra e ligeiramente inclinadas para a distal. Frequentemente elas se mostram encurvadas, de tal maneira que seus ápices se voltem um para o outro.

Olhando a primeira fileira de dentes da Fig. 2-50, você logo diferenciará o lado mesial do distal, de acordo com as características anatômicas mencionadas e identificará dente por dente, conforme o método de dois dígitos. Resultados na pág. 82.

3. A configuração do **2MS** é semelhante à do **1MS**, mas são notórias duas grandes dessemelhanças: 1º) a cúspide mesiolingual é muito maior que a distovestibular; 2º) as raízes vestibulares são muito próximas, quase unidas, paralelas e com acentuado desvio distal.

Constate isto não apenas nos seus dentes de estudo, mas também nas Figs. 2-24 e 2-50. Nesta última foto, veja a desproporção de tamanho entre as cúspides em todos os sete exemplares da fileira de baixo. Veja como as raízes são paralelas e inclinadas. Somente o 2º e o 6º dente não apresentam muita inclinação. Veja também que o espaço entre elas é pequeno e que no 3º e 6º dente quase há coalescência.

Atribua um número para cada um desses dentes e faça a conferência (pág. 82).

4. Vire seu(s) dente(s) **1MS** para o **lado lingual** a fim de deparar com uma forma bem distinta. A cúspide mesial (mesiolingual) obviamente é mais volumosa que a distal (distolingual), mas o sulco que as separa já não é retilíneo como na face vestibular. É curvilíneo porque ele começa na face vestibular em posição distalizada e avança mesialmente até alcançar o centro da face lingual.

Um tubérculo (de Carabelli), de tamanho variado, chama a atenção como agregado da cúspide mesiolingual.

A **raiz** lingual, reta, larga e alta, quase cobre as raízes vestibulares ao fundo; de tão larga, é sulcada longitudinalmente por uma depressão também larga.

Outro detalhe é a maior dimensão dessa face lingual em relação à face vestibular, uma exceção à regra.

5. Ao observar os dentes da fileira de cima da Fig. 2-51, comprovam-se esses detalhes todos. Cúspide mesiolingual mais desenvolvida, sulco principal curvo, tubérculo de Carabelli bem evidente no 1º, 2º, 4º, 5º e 6º dentes, raiz lingual robusta e com depressão linear em forma de sulco bem visível no 1º e no 2º dente e face lingual maior que a vestibular.

Ao comparar as duas faces livres (vestibular e lingual) do **1MS**, repare que na Fig. 2-50, uma pequena porção da lingual pode ser vista ao fundo. Na Fig. 2-51, a lingual tapa toda a vestibular.

É por isso que nós desenhamos o 1º dente da Fig. 2-24, visto pela vestibular, com um pequeno excesso ao fundo.

6. Chegou a hora da comparação com o **2MS**. Comparando, aprende-se melhor. A todo o momento fazemos comparações nas descrições do livro. Veja, por exemplo, o quadro comparativo da pág. 72 que você irá consultar no final, para resumir e coroar o seu estudo.

Primeira particularidade do **2MS** que chama a atenção: cúspides linguais de tamanhos desproporcionais. A distolingual é pequena e em razão disso o sulco que a separa da mesiolingual não termina no centro da coroa como no **1MS**; é deslocado para a distal. Às vezes, a cúspide nem se forma. Nem existe.

Estes arranjos determinam uma face lingual menor que a vestibular e, por esta razão, uma raiz lingual menos larga e sem sulco longitudinal.

Examinando a fileira debaixo da Fig. 2-51 você comprovará tudo isso. Atente para o 2º, 5º e 6º dentes, nos quais falta a cúspide distolingual. Em seguida você verá como a face oclusal fica modificada em razão da ausência da cúspide (Fig. 2-52, 1º e 2º dentes da fileira debaixo).

Finalmente você deve divisar o contorno da face vestibular, ao fundo, na maioria desses sete dentes da Fig. 2-51 e aproveite para identificá-los.

7. As **faces de contato** são muito parecidas em ambos os molares. No entanto, o **2MS** não possui tubérculo de Carabelli.

A mesial é sempre maior (as faces livres convergem para a distal no sentido horizontal, conforme menção feita à pág. 9, Fig. 1-5). Na vista mesial dos dentes das Figs. 2-22 e 2-26, a face mesial cobre toda a face distal, como seria de se esperar.

O interessante é que a raiz mesiovestibular também cobre completamente a raiz distovestibular. Essas **raízes**, que são estreitas no sentido mesiodistal, se alargam no sentido vestibulolingual. Principalmente no **1MS**. De tão larga, a raiz mesiovestibular do **1MS** abriga dois canais. Leia sobre isso o texto "Molares superiores" à pág. 111 e veja a Fig. 4-2 à pág. 107.

Que tal? Está checando cada figura ou página indicada por nós? Está entendendo tudo direitinho? Se tem alguma dúvida ou não compreendeu algo, retome o texto, consulte o livro, verifique os dentes e se for o caso converse com o professor.

8. Vamos completar este estudo com o exame da **face oclusal**. Naturalmente você já leu (e entendeu) o texto das págs. 54 a 56 e tem uma boa noção da disposição dos componentes anatômicos na face oclusal.

O contorno oclusal no **1MS** é voltado para o "quadrado", com a borda lingual ligeiramente maior que a vestibular, enquanto no **2MS** o contorno é romboide, com a borda vestibular maior que a lingual.

O tubérculo de Carabelli, quando muito desenvolvido, altera o contorno acrescentando um ângulo agudo na união das bordas mesial e lingual (veja 3º e 4º dentes da Fig. 2-52). Em ambos **1MS** e **2MS** a borda vestibular tem a mesma peculiaridade: a cúspide mesiovestibular, por ser maior, é mais proeminente;

isto é, adianta-se mais vestibularmente do que a distovestibular. Na realidade, a maior cúspide do molar superior é a mesiolingual porque avança muito distalmente em vista do reduzido tamanho da cúspide distolingual.

9. Com isso, toda a porção mesial da face oclusal é mais ampla que a porção distal: as cúspides mesiais são maiores, a crista marginal mesial também é, enfim, toda a face mesial é mais larga e mais alta.

Talvez por ser mais larga ela seja também mais plana. Você consegue distinguir isso nas Figs. 2-23, 2-25 e 2-52? E nos seus dentes de estudo? Não são todos os exemplares que apresentam essa característica bem distinguível. Mas, com boa vontade e senso de observação você consegue ver e enxergar esse detalhe, como dissemos antes.

Vistos o contorno "quadrado", o tubérculo de Carabelli, a cúspide distolingual de tamanho relativamente grande e a grande dimensão da borda lingual, que são descritores próprios do **1MS**, falta ver um último elemento próprio desse dente. Trata-se da ponte de esmalte disposta entre as cúspides mesiolingual e distovestibular. A definição de ponte de esmalte está na pág. 7 e também no Glossário.

As Figs. 2-23, 2-25 e 2-52 oferecem bons exemplos de ponte de esmalte. O **2MS** não possui ponte de esmalte. Em vez disso, apresenta um sulco que vai da fosseta central à fosseta distal, dividindo ao meio alguma elevação que pretendesse passar por ponte de esmalte. No 6º dente da fileira de baixo da Fig. 2-52 houve desgaste da face oclusal, o suficiente para apagar o sulco, dando a falsa impressão de ponte de esmalte.

10. Termine esta verificação dos molares superiores, identificando os dentes das figuras mencionadas e checando suas respostas na página 82.

Estudo dirigido sobre molares inferiores

Preparar-se para as avaliações de modo a alcançar suficiência com competência e não apenas boas notas.

Reconhecer que seu esforço, interesse e dedicação são mais importantes que a quantidade e a qualidade das aulas a que você assiste.

Este estudo prático só pode ser feito se você estiver com alguns molares inferiores naturais, macerados, à mão. Modelos industrializados também servem.

1. Os dois principais molares inferiores (**1MI** e **2MI**) diferem dos superiores por apresentarem: 1º) apenas duas raízes; 2º) maior dimensão mesiodistal, que lhes dá um contorno oclusal e vestibular alongado (retangular); 3º) face vestibular inclinada para a direção lingual; 4º) sulco vestibulolingual completo; 5º) cinco cúspides no **1MI**.

Estas são suas características principais. Vamos detalhá-las.

2. A **face vestibular** dos molares inferiores é inclinada para a lingual, mais ou menos (menos do que mais) como nos pré-molares inferiores. Esta disposição favorece o trespasse horizontal dos molares superiores na oclusão porque suas cúspides vestibulares ultrapassam vestibularmente as cúspides vestibulares dos molares inferiores, conforme você verá no Capítulo 3. Essa inclinação pode ser percebida na vista mesial dos dentes das Figs. 2-29 e 2-33.

Na vista oclusal dos dentes da Fig. 2-30 pode-se também notar que, devido à inclinação, uma porção maior da coroa dental fica aparente do lado vestibular e não do lado lingual. Conseguiu ver isso? Mais vestibular e menos lingual, devido à inclinação. Entendeu?

3. Agora fica fácil você distinguir a face vestibular de seus dentes-modelo.

1º) Ao examiná-la, comprove o que já foi citado: maior dimensão mesiodistal ("comprimento") do que sua dimensão oclusocervical ("altura"); maior ainda no **1MI** porque este tem três cúspides vestibulares enfileiradas e não apenas duas como o **2MI**.

2º) Repare que a convergência das faces de contato é mais acentuada no **1MI** em relação ao **2MI**. O sulco mesiovestibular do **1MI** é maior e mais profundo que o distovestibular e termina abruptamente em fosseta.

3º) O sulco vestibular do **2MI** termina da mesma forma. Sulcos e fossetas profundos são predispostos a cárie.

4º) Para terminar o exame da face vestibular, observe a maior altura e volume da cúspide mesiovestibular e a inclinação distal das raízes.

4. Todos esses detalhes podem ser vistos nos dentes da Fig. 2-53, sendo que cáries são mais facilmente detectadas nos 3º, 5º e 6º dentes da fileira de cima e nos 1º, 2º e 3º da fileira debaixo.

A identificação desses 14 dentes é de acerto obrigatório. Não há como errar. Se errar um dos dois últimos **2MI** ainda vá lá! Se errar mais que isso, alguma coisa está errada com você!

5. A **face lingual** de ambos os molares em estudo é mais estreita que a vestibular e as cúspides mesiolingual e distolingual são separadas por um sulco mais discreto, em tamanho e em profundidade.

6. A **face mesial** é maior que a distal, como nos demais dentes, de tal modo que, olhando por distal, parte da face mesial pode ser vista ao fundo. Esta maior dimensão também pode ser percebida por oclusal, que é a próxima face a ser analisada.

7. A **face oclusal** do **1MI** é alongada no sentido mesiodistal. Seu contorno é caracterizado por dois aspectos: 1º) a borda mesial é maior e mais reta que a distal; 2º) a borda vestibular é maior e mais curva que a lingual.

O fato de as faces vestibular e mesial serem maiores que suas oponentes corresponde aos "caracteres comuns a todos os dentes", não sendo novidade, portanto. Face distal curva, também.

Mas, face vestibular bem encurvada e lingual quase reta é fato novo; não ocorre no contorno oclusal de nenhum dos demais dentes. Talvez, um pouquinho do molar superior e é só.

As Figs. 2-30, 2-32 e 2-54 mostram esses dois aspectos muito bem. Somente o 2º **1MI** da Fig. 2-30 não possui borda mesial bem marcada. O 6º dente, da Fig. 2-54, também não. Mas, o segmento de círculo, que é a borda vestibular, é reconhecido em todos os dentes das fotos.

8. Das cinco **cúspides** do **1MI**, as mais volumosas são as duas mesiais, seguidas da distolingual, da vestibular mediana e da distovestibular, que é a menor de todas. Os sulcos que as separam formam desenhos de aspectos variados, o que faz variar também o número de fossetas da face oclusal. Geralmente são cinco, mas podem ser quatro.

As quatro cúspides do **2MI** têm um arranjo constante: duas mesiais e duas distais separadas por um sulco vestibulolingual reto; duas vestibulares e duas linguais separadas por um sulco mesiodistal reto, que cruza o primeiro formando ângulos retos.

Esse aspecto exatamente cruciforme raramente deixa de ocorrer, como no caso do 5º dente da fileira inferior da Fig. 2-54.

9. As **raízes** do molar inferior se encaixam no alvéolo, de tal modo que o espaço entre elas fique ocupado pelo septo inter-radicular. Às vezes, as raízes do **2MI** estão muito próximas (no **3MI** chegam, não raro, a se fusionarem). Note este fato no 1º e no último dente da fileira debaixo da Fig. 2-53. Note também que todas as raízes se voltam, acentuadamente, para a distal, principalmente as dos **1MI**.

Uma terceira raiz aparece no **1MI** em mais de 5% dos casos. Nas exodontias, elas são repetidas vezes fraturadas e nas endodontias podem ser causa de insucesso no tratamento. Saiba mais sobre essa raiz extra, consultando o capítulo "Anatomia interior dos dentes".

10. Outros aspectos do 2MI – O **2MI** também é alongado mesiodistalmente como o **1MI**, mas a face vestibular não é muito convexa ou encurvada e nem muito maior que a lingual. Quase não há diferenças entre as suas duas faces vestibular e lingual.

Quanto ao conhecido fato da face mesial ser mais larga e mais reta, apresenta muitas exceções no **2MI**.

Veja a dificuldade que se tem para diferenciar as bordas mesial e distal da face oclusal dos dentes da fileira debaixo das Figs. 2-30 e 2-54. A rigor, bordas mesiais retilíneas podem ser vistas nos 2º, 3º e 4º dentes e maiores que as bordas linguais somente no 1º dente da Fig. 2-30 e 1º, 4º, 6º e 7º da Fig. 2-54.

No **2MI,** até mesmo a diferença de volume das cúspides mesiais (maior) e distais (menor), no aspecto oclusal, não é muito evidente nesses dentes das fotos.

Em vista desses fatos, a tarefa de identificar um **2MI** pode ser árdua. Felizmente, restam os aspectos inclinação da face vestibular da coroa para a lingual e das raízes para a distal.

A propósito, você reparou bem todos os detalhes dos dois **2MI** da Fig. 2-30? Viu parte da raiz distal sobressaindo-se distalmente?

11. Acreditamos que você tenha examinado as figuras aludidas, mas tenha também examinado, o que é mais importante, os seus dentes de estudo. Para terminar, veja o quadro da pág. 74, que resume as diferenças mais marcantes entre o **1MI** e o **2MI**.

Glossário

A

Abrasão – Desgaste do dente por ação mecânica exagerada ou forte atrição. Bruxismo ou briquismo: ato de ranger os dentes de modo recorrente, mesmo durante o sono, geralmente associado a estados de neurose ou de ansiedade. Ver "atrição".

Alvéolo – Cavidade do processo alveolar que contém a(s) raiz(es) de um dente ou na qual se prende um dente.

Ameia – Espaço livre, piramidal, situado entre as faces de contato de dois dentes. Seus vértices encontram a área de contato (ver "área de contato") e suas bases voltam-se para a vestibular ou para a lingual. Ver "espaço interdental". Ver "sulco interdental".

Ângulo diedro – Linha de ângulo formada por duas faces da coroa dental.

Ângulo triedro – Ponto de ângulo formado pelo encontro de três faces da coroa dental.

Anomalia – Anormalidade. Quando o desvio da normalidade é maior que uma variação, perturbando uma determinada função. Ver "variação".

Anquilose – A união direta de ossos que formam uma articulação (anquilose óssea) ou de dente com osso pela continuidade de tecido calcificado (anquilose dental).

Antagonista – Dente que tem ação de oposição.

Ápice – A ponta ou extremidade da raiz de um dente. Apical: relativo ao ápice. A ponta da cúspide também é conhecida por ápice.

Arco dental – Arcada dental. Fileira de dentes contíguos em forma de arco, implantada no maxilar ou na mandíbula. Daí os termos arco dental maxilar (superior) e arco dental mandibular (inferior).

Área de contato – Ponto de contato. Área de contato de um dente com o seu vizinho no mesmo arco, geralmente pela face mesial com a distal.

Aresta – É a denominação que se dá às margens que separam as vertentes de uma cúspide. A aresta longitudinal acompanha a longitude do arco dental e separa as vertentes triturantes das lisas e a aresta transversal, disposta vestibulolingualmente, separa as vertentes mesiais das distais. Ver "cúspide". Ver "vertente".

Atrição – Desgaste. Processo de desgaste normal da coroa dental pelo uso continuado dos dentes. É produzido pelo atrito de um dente contra o outro. Ver "abrasão".

Axial – Relativo a eixo. A linha ao redor da qual gira um corpo. Paralelo ao longo eixo de um corpo. Faces axiais: as faces do dente que se dispõem no sentido vertical ou paralelo ao eixo maior do dente. A face oclusal não é axial.

B

Bicuspidado – Bicúspide. Dente com duas cúspides.

Bifurcação – Divisão em dois, duas partes. Divisão do bulbo radicular em duas raízes. Bifurcação apical: divisão radicular em nível apical. Trifurcação: Divisão do bulbo radicular em três raízes. Ver "furca".

Birradicular – Dente com duas raízes. Ver "trirradicular". Ver "multirradicular".

Bisel – Borda cortada obliquamente como no cinzel ou no formão. Biselar: dar o corte de bisel ou cortado (desgastado) como bisel.

Borda – Margem, bordo. Borda ou margem incisal: parte cortante dos dentes anteriores.

Bossa – Saliência larga do terço cervical da face vestibular dos dentes, próxima à gengiva.

Bulbo radicular – Tronco radicular. O terço (às vezes dois terços) cervical radicular dos dentes multirradiculares. Ver "bifurcação".

C

Câmara pulpar – Parte da cavidade pulpar situada no interior da coroa do dente (ver "cavidade pulpar").

Canal – Um forame com comprimento. Conduto que possui um orifício de entrada e outro de saída. O diminutivo é canalículo.

Canal radicular – Canal no interior da raiz do dente, que se estende do forame apical à câmara pulpar. Canal supranumerário: canal suplementar, canal extra, geralmente no interior de uma raiz supranumerária (ver "raiz supranumerária"). Ver "canal secundário".

Canal secundário – Canal acessório. Pequeno canal pulpo-periodontal que pode abrir-se longe do ápice, mas quase sempre no terço apical da raiz.

Canalículos dentinários – Canalículo: canal diminuto. Pequenos canais ou túbulos da dentina, que se iniciam na polpa irradiando-se para a periferia, dentro dos quais se encontram os processos odontoblásticos, extensões dos odontoblastos, células formadoras de dentina localizadas na periferia da polpa.

Cavidade pulpar – Cavidade ou espaço no interior do dente, circundada pela dentina e preenchida pela polpa. Divide-se em câmara pulpar (ver "câmara pulpar") e canal ou canais radiculares (ver "canal radicular").

Cemento – Tecido duro em camada que reveste a dentina da raiz do dente.

Cervical – Região do colo. Os terços da coroa e da raiz que formam o colo são chamados terço cervical. Ver "colo". Ver "linha cervical".

Cíngulo – Elevação abaulada no terço cervical da face lingual dos dentes anteriores. Corresponde ao lobo lingual.

Colo – A área de constrição do dente, que corresponde à transição coroa e raiz. Ver "linha cervical".

Contato prematuro – Contato precoce de um dente ou de um grupo de dentes durante a oclusão, deslocando a mandíbula ou tirando-a de sua posição de oclusão central. Provoca trauma oclusal (injúria provocada pela maloclusão).

Corno pulpar – Prolongamento ou pequena extensão da câmara pulpar que lembra a forma de um corno ou chifre. Ver "divertículo da câmara pulpar".

Coroa anatômica – A porção do dente recoberta por esmalte. Seu limite corresponde à junção cemento-esmalte. Ver "coroa clínica". Ver "raiz anatômica".

Coroa clínica – A porção do dente exposta (que visível na boca), limitada pela gengiva. Ver "coroa anatômica".

Cripta – Cripta óssea. Espaço no interior do osso alveolar, que contém um germe dental. Corresponde ao futuro alvéolo desse dente em desenvolvimento.

Crista marginal – Aresta romba e larga que delimita, nos lados mesial e distal, a face oclusal de molares e pré-molares e a face lingual de incisivos e caninos.

Cúspide – Formação piramidal com sua base quadrangular voltada para o centro do dente. Suas faces (ou planos inclinados) são chamadas vertentes lisas e triturantes (ver "vertente") e suas arestas são chamadas arestas transversais e longitudinais (ver "aresta").

D

Dentição – Organização ou arranjo geral dos dentes, considerados como um todo. Dentição mista: estado de permanência de dentes permanentes e decíduos ao mesmo tempo.

Dentina – Tecido calcificado que forma a maior parte do dente e circunscreve a polpa. É recoberta pelo esmalte na coroa e pelo cemento na raiz.

Dentina primária – Dentina elaborada pela polpa durante a fase formadora do dente.

Dentina secundária – Dentina de estímulo. Dentina pós-eruptiva. Elaborada rápida e intensamente pela polpa em resposta a um estímulo como abrasão, cárie, fratura. Constitui uma reação de defesa para a proteção da polpa.

Desgaste – Ver "atrição". Ver "abrasão".

Diastema – Espaço entre dentes vizinhos. Falta de contato entre eles.

Difiodonte – Animal que troca de dentes apenas uma vez. O homem troca a dentição decídua pela permanente. Alguns animais são monofiodontes (dentição única), outros polifiodontes (trocas sucessivas de dentes).

Direção – Conjunto de vetores que indicam o trajeto, sem discriminar o sentido.

Distal – Mais afastado da raiz de um membro ou do tronco de um vaso. O contrário de proximal. Face distal: face do dente mais afastada do plano mediano, seguindo a curva do arco dental.

Divertículo da câmara pulpar – Pequena e aguda reentrância do teto da câmara pulpar, que aloja o corno pulpar. Ver "corno pulpar".

E

Erupção – Erupção ativa. Movimento da coroa do dente de dentro do osso para fora, por meio dos tecidos circunjacentes, para irromper aos poucos na cavidade bucal. Erupção passiva: condição em que a gengiva retrai-se e o dente é parcialmente extruído do alvéolo devido a deposição continuada de cemento na região apical, aumentando assim as dimensões da coroa clínica se não houver compensação por desgaste. Ver "irrupção dental".

Esmalte – Tecido altamente calcificado, formado por ameloblastos, que cobre a dentina da coroa do dente.

Espaço interdental – O espaço situado entre as faces de contato de dois dentes do mesmo arco, cervicalmente à área de contato. É preenchido pela papila interdental. Ver "sulco interdental". Ver "ameia".

Exfoliação – Rizólise. Reabsorção da raiz, seguida de queda dos dentes decíduos.

F

Face – Ver "distal". Ver "lingual". Ver "mesial". Ver "oclusal". Ver "vestibular".

Faces de contato – As faces mesial e distal da coroa do dente. Alguns autores chamam-nas de faces proximais. Ver "proximal".

Faces livres – As faces de dentes que não estão em contato no mesmo arco. As faces vestibular e lingual.

Fissura – Fenda. Falta de fusão (normal ou anormal), linear, entre duas partes de tecido duro ou mole. Fenda profunda na face vestibular ou oclusal, resultado da fusão imperfeita do esmalte na junção dos lobos. Ver "lobo".

Forame apical – Abertura ou orifício na área do ápice da raiz do dente que permite a vascularização e inervação da polpa pela passagem de vasos e nervos. Pode haver um ou mais do que um forame apical em cada raiz.

Forame cego – Forame cego em Anatomia é aquele que não se comunica com o outro lado – é fechado. Fosseta ou pequena cavidade típica do incisivo lateral superior. Situa-se na face lingual entre o cíngulo e a fossa lingual.

Fossa – Uma depressão larga, circular, rasa em uma face do dente. Exemplos: fossa lingual dos incisivos superiores, fossa central dos molares.

Fosseta – Fóssula. Fóvea. Uma pequena fossa em forma de furo ou buraco, formada pela junção de dois ou mais sulcos ou na terminação de um sulco vestibular do molar. Fosseta principal: formada pela junção de sulcos principais (ver "sulco principal"). Fosseta secundária: menos profunda que a principal, formada pela junção de sulco secundário (ver "sulco secundário") com sulco principal.

Furca – Local de união de duas ou três raízes com seu bulbo radicular ou o ponto de divisão das raízes. Ver "bulbo radicular".

G

Gengiva – Mucosa especializada da boca que circunda o dente e o processo alveolar. Gengiva livre ou marginal: reveste o dente, mas a borda que não se adere ao dente forma com ele o sulco gengival. Gengiva inserida: reveste o osso alveolar.

Germe dental – O órgão do esmalte e a papila dental, que constituem o dente em desenvolvimento.

Giroversão – Condição em que o dente erupciona girado em relação ao seu longo eixo, fugindo assim da sua posição ideal no arco. Por exemplo, a face vestibular pode estar voltada para a mesial do dente vizinho.

Gonfose – Articulação fibrosa entre o dente e o osso.

H

Hemiarco – Hemi: prefixo que significa meio, metade. Portanto, hemiarco significa meio arco ou metade de um arco.

Hipodontia – Oligodontia. Ausência de dentes por distúrbio do desenvolvimento. Anodontia: ausência (agenesia) de dentes. Hipodontia é também usada para a falta do desenvolvimento completo de um dente.

I

Iatrogenia – Dano não intencional causado ao paciente por imperícia, erro ou incúria do profissional. Também por efeitos colaterais de drogas receitadas.

Intercuspidação – Engrenamento. Relação das cúspides dos dentes inferiores com as dos dentes superiores durante qualquer relação oclusal.

Irrupção dental – Ato de irromper, romper, surgir, emergir, como um dos eventos do complexo processo da erupção dental. Corresponde ao surgimento da coroa dental no meio bucal.

J

Junção cemento-esmalte – Linha de união do esmalte da coroa com o cemento da raiz. Corresponde à linha cervical. Ver "linha cervical".

L

Ligamento periodontal – Ligamento alveolodental. Desmodonto. Impropriamente chamado membrana periodontal. Fibras colágenas inseridas na raiz do dente e na cortical óssea alveolar, ligando uma à outra.

Lingual – Face da coroa do dente voltada para a língua. Alguns dão o nome de palatina a esta face dos dentes superiores e estendem a denominação palatina à cúspide, à raiz etc.

Linha cervical – Linha do colo. Formada pela junção do esmalte com o cemento. Ver "colo".

Linha equatorial – Equador do dente. A maior circunferência da coroa do dente. Esta linha de maior contorno passa pelos pontos mais proeminentes das faces livres e das faces de contato.

Lobo – Porção ou extensão recurvada ou arredondada de uma formação anatômica. Lobo dental: porção do dente formada por um dos centros de desenvolvimento que iniciam a calcificação do dente. Suas extensões, como aquelas da borda incisal do incisivo recém erupcionado, levam o nome de mamelões ou lóbulos (pequenos lobos). Ver "mamelão".

M

Maloclusão – Oclusão anormal dos dentes.

Mamelão – Uma das três elevações arredondadas ou lóbulos da borda incisal de incisivos recém-erupcionados. Ver "lobo".

Margem – Borda. Ver "borda".

Maxilar – Ambas as maxilas.

Mesial – A face do dente oposta à distal. O que se encontra do lado mesial, por exemplo, raiz mesial. Medial seria mais correto, mas o termo já está consagrado pelo uso.

Mordida aberta – Condição em que os dentes antagonistas não se tocam durante a oclusão. Na mordida aberta anterior permanece um espaço entre os incisivos superiores e inferiores.

Mordida cruzada – Alteração da relação vestibulolingual entre os arcos superior e inferior, com inversão do trespasse: os dentes inferiores trespassam vestibularmente os superiores. Pode ser anterior ou posterior.

Multirradicular – Dentes com mais de uma raiz.

O

Oclusal – Face da coroa do dente que oclui com a do dente antagonista. O que seria face oclusal dos dentes anteriores é reduzida a uma borda cortante (borda incisal).

Oclusão – Relação estática de contato entre dentes superiores e inferiores. Inoclusão: ausência de contato ou de oclusão.

P

Papila interdental – Papila gengival. Extensão da gengiva que se insinua entre os dentes, cervicalmente à área de contato. Ver "área de contato".

Periodonto – Tecidos de suporte que circundam o dente ou conjunto de estruturas que protegem e fixam o dente no alvéolo. Alguns autores distinguem o periodonto de proteção (gengiva) e o periodonto de inserção (cemento, ligamento alveolodental e osso alveolar).

Plano oclusal – Vista lateral das superfícies oclusais. Linhas retas que unem as cúspides vestibulares às cúspides linguais dos dentes posteriores.

Polpa – Tecido conjuntivo "gelatinoso" altamente vascularizado (sangue e linfa) e inervado, contido na cavidade pulpar. Contém, na periferia, odontoblastos, células formadoras da dentina.

Ponte de esmalte – Crista elevada que interrompe um sulco principal. Crista que se dispõe obliquamente na face oclusal do primeiro molar superior ou que une as cúspides do primeiro pré-molar inferior.

Proximal – Em Anatomia é o contrário de distal. Em Odontologia, é sinônimo de distal (!), porque se refere às faces de contato dos dentes, a mesial e a distal. Ver "faces de contato". Interproximal: localizado entre as faces de contato (ou proximais) de dentes vizinhos no arco.

R

Raiz anatômica – A porção da dentina recoberta por cemento. Seu limite corresponde à junção cemento-esmalte. Ver "raiz clínica". Ver "coroa anatômica".

Raiz clínica – A porção da raiz que, em condições de erupção passiva (ver "erupção"), fica exposta na boca.

Raiz supranumerária – Raiz extra. Raiz suplementar.

Reabsorção – Remoção fisiológica de tecidos ou produtos ósseos, como as raízes de dentes decíduos ou de parte do processo alveolar depois da perda dos dentes permanentes. Reabsorção óssea: remodelação óssea passiva.

Relação central – Relação da mandíbula com o maxilar por meio dos arcos dentais, quando os côndilos mandibulares estão em sua posição mais superior com a mandíbula em sua posição mais posterior.

Rizogênese – Gênese ou formação da raiz do dente durante sua erupção, a partir do germe dental.

S

Sentido – Orientação vetorial da direção ou do movimento produzido. Quando um corpo cai sob a ação de seu próprio peso, segue a direção vertical de cima para baixo. O peso de um corpo é, pois, uma força de direção vertical, cujo sentido é de cima para baixo.

Sulco – Uma depressão linear, uma ranhura. Sulco central: cruza a face oclusal de um dente da mesial para a distal e a divide.

Sulco gengival – Sulco de cerca de 1mm de profundidade situado entre a gengiva livre e o dente, portanto contornando todo o dente, em nível com a junção cemento-esmalte à qual se adere.

Sulco interdental – O espaço situado entre as faces de contato de dois dentes do mesmo arco, voltado para o plano oclusal (oclusalmente à área de contato). Ver "espaço interdental". Ver "ameia".

Sulco principal – Estreita depressão linear do esmalte que marca a união dos lobos (ver "lobo") da coroa. Separa as cúspides de um dente. Pode ser sulco principal mesiodistal, sulco oclusovestibular e sulco oclusolingual.

Sulco secundário – Depressão linear do esmalte, mais estreita que o sulco primário, situada sobre cúspides, na face oclusal dos dentes.

T

Terço – Divisão imaginária da coroa ou da raiz. Terço distal: em oposição ao terço mesial. Terço médio: entre dois outros terços (terço médio da raiz, da coroa). Terço apical: região do ápice do dente. Ver "cervical".

Trauma oclusal – Trauma: traumatismo, injúria, choque causado por agentes físicos, que produz uma lesão ou degeneração. Trauma oclusal: injúria trazida pela maloclusão.

Trespasse horizontal – *Overjet.* Uma condição durante a oclusão central, na qual as bordas incisais dos dentes superiores colocam-se vestibularmente em relação às bordas incisais dos dentes inferiores.

Trespasse vertical – *Overbite.* Uma condição durante a oclusão central, na qual as bordas incisais dos dentes superiores colocam-se abaixo das bordas incisais dos dentes inferiores.

Tricuspidado – Tricúspide. Dente com três cúspides. Tetracuspidado: dente com quatro cúspides.

Trirradicular – Dente com três raízes. Ver "birradicular". Ver "multirradicular".

Tubérculo – Uma pequena elevação do esmalte parecida com uma cúspide, se bem que menor e mais globosa. Tubérculo de Carabelli: saliência de forma cuspoide (às vezes apenas vestigial) associada à cúspide mesiolingual do primeiro molar superior.

V

Variação – Pequenas diferenças morfológicas (desvios do normal estatístico) que aparecem em qualquer dos sistemas. Não perturba a função. Ver "Anomalia".

Vertente – É o lado ou plano inclinado da cúspide. Como duas vertentes situam-se na face oclusal, elas são chamadas de oclusais ou triturantes. As outras duas vertentes situam-se na face vestibular ou na lingual e são chamadas vertentes lisas, porque sobre elas não há sulcos secundários que as tornem rugosas e não lisas. Ver "cúspide". Ver "aresta".

Vestibular – Relativo a vestíbulo (espaço entre os lábios e as bochechas, de um lado, e os processos alveolares, de outro). Face da coroa do dente voltada para o vestíbulo da boca.

Índice Remissivo